中医师承学堂

李赛美《伤寒论》临床十讲

编 著 李赛美

中国中医药出版社
·北 京·

图书在版编目（CIP）数据

李赛美《伤寒论》临床十讲 / 李赛美编著 . —北京：中国中医药
出版社，2017.5（2024.1 重印）

（中医师承学堂）

ISBN 978 - 7 - 5132 - 4123 - 6

Ⅰ . ①李… Ⅱ . ①李… Ⅲ . ①《伤寒论》—研究 Ⅳ . ① R222.29

中国版本图书馆 CIP 数据核字（2017）第 066998 号

中国中医药出版社出版

北京经济技术开发区科创十三街31号院二区8号楼

邮政编码 100176

传真 010 64405721

保定市中画美凯印刷有限公司印刷

各地新华书店经销

开本 710×1000 1/16 印张 16.5 字数 237 千字

2017 年 5 月第 1 版 2024 年 1 月第 4 次印刷

书号 ISBN 978 - 7 - 5132 - 4123 - 6

定价 55.00 元

网址 www.cptcm.com

服务热线 010 64405510

购书热线 010 64065415 010 64065413

微信服务号 zgzyycbs

书店网址 csln.net/qksd/
官方微博 http：//e.weibo.com/cptcm

淘宝天猫网址 http：//zgzyycbs.tmall.com

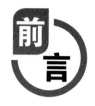

伴院校教育与师承教育话成长——我的学医心路

　　《伤寒论》是广州中医药大学博士班开设的唯一经典课程，也是临床型专业学位研究生之必选。本人自 2000 年担任博士班《伤寒论》课程主讲已 16 年。由于伤寒团队教学任务重，加之病区医疗工作繁忙，往往采取分片主讲包干制，博士班课程自然由本人全力担纲。关于博士班 30 学时课程设计，原来多是专题讲座＋探讨自学，后来《伤寒论》渐受博士生重视，选此课程人数越来越多。学员背景各不相同，部分还未曾接触或未系统学习过《伤寒论》，听课时也遇到不少困难，为了在已学和未学者之间平衡，又不失《伤寒论》系统性、完整性，后改为以《伤寒论》温习为轴线，融个人临床经验和体会，进一步提炼其临床运用思路和技巧，并加上部分专题讲座，大受欢迎。

　　本书稿即是由团队拍摄博士班《伤寒论》授课全过程，并根据视频翻录整理而成的。共十次课组成十讲。其中授课内容由魏德全、刘煜洲、李日东等博士拍摄，邓烨博士组织学生团队进行文字翻录，由王慧峰、邹若思博士协助统稿整理，最后由中国中医药出版社刘观涛主任严格把关指导。此书历经三载，终于面世，是集体智慧和团队共同协作的结果。正值本书出版之际，谨向各位贡献者致以衷心感谢和敬意！

　　回想本人学医成长之路，启蒙老师应是我的外婆。由于父母工作忙，我出生 8 个月后就由外婆"领养"。幼时身体弱，几乎小朋友患的病我都"体验"过，如麻疹、水痘、百日咳、急性肾炎等。除急性肾炎，当时注射过 1 周青霉素外，其余疾病都是中医"土办法"解决的。如百日咳用鸡胆炖冰糖治愈；麻疹、水痘，则注意护理，避风，服中药透疹；患脓疱疮疖，用生甘草、金银花煮水服，脓溃时用麻线搓拿出脓头引流；消化不良用鸡内金焙黄研末煮粥。当地有"三月三，荠菜煮鸡蛋"，"五月五，饮雄黄、大蒜酒败毒"，冬月狗肉煲桂皮、附片，夏月六一散、人中黄冲泡当茶饮，还有金银花煮甘草、蚕豆、黄豆治疮疖，蒿叶饼醒胃助消化，皮肤痒用枫球艾叶煮水洗澡，补钙用鱼骨头焙焦黄食用，小儿腹痛用荷叶蒂炖水鱼肠；小儿发烧，将白酒点燃，直接将火苗引入局部皮肤，全身揉搓擦抹，并捂被发汗退烧；夏天用马齿苋煮菜治腹泻，或生大蒜子捣烂加醋，直接食用。平日常看到外婆治头痛脑热及目赤肿痒，用石膏块在火上烧热，入盛于清水的铜制面盆中，并加适量醋，头盖青布进行熏蒸。诸多"土方法"不但解决了大问题，也让儿时的我耳濡目染了中医。还记得外婆患风湿病，服了舅舅在外购买的中药"十滴酒"，因多用了1滴出现中毒昏迷，还在上幼儿园的我急呼邻居叔叔帮忙救治的情形，因而了解了中药过量可中毒。

从事会计工作的父亲，在新中国成立前曾在中药店当过学徒，所以识药也懂些中药材加工炮制。外婆带孙儿辛苦，父亲常配些阿胶、鹿胶给老人家补养身体。我在外婆家长大，与父亲老家亲戚接触不多。考上了中医学院，得知父亲的叔父也是当地一位老中医，曾去拜访过老人家。毕业后因工作在外地，与叔公联系不多，听说叔公曾留了一套陈修园《医学三字经》给我作纪念，并存放在老家。大概这些就是我与中医的早期结缘吧。

1977年恢复高考后，正值我应届高中毕业，十分幸运参加了首届高考并中榜，被湖南中医学院（现湖南中医药大学）录取，在医疗系本科学习。由于十年未举行过"国考"，当时百废待兴。首届高考生背景和年龄相差悬殊。当时入学的应届生属"稀有群体"，不到百分之几，绝大部分是老三届生。他们上山下乡，或招工入职，或已是医务工作者，部分还有"卫校"或"七二一大学"学习经历，其社会与人生阅历十分丰富，上大学只是再提高阶段。而我们这些刚出高中校门的应届生，则显得稚嫩和浅薄，但我们记忆力强，刻苦好学，不懂就问，常与师兄师姐结对子，互补助学，其乐融融。

刚入学，《中医学基础》《中医诊断学》《中药学》《方剂学》等课程打基础，强调理解＋背诵，但学到经典课程，如《黄帝内经》《伤寒论》《金匮要略》等尚难一时理解。记得老师曾说，能理解的要背，不能理解的也要背，我觉得有些苦恼。当时就不停画示意图，帮助理解和记忆。晨读和晚自习，也少不了背诵，考试还常能获高分，也算班上的小小学霸，其实能理解的内容确实不多，毕竟从小学、初中到高中，未接触过太多的中国古代文化，几乎连繁体字都不认识，也不愿意看竖排的文章。当时也懂得，中医许多理论可能要到临床时才能慢慢参透，先背着，像牛吃草一样，先吃，然后再"反刍"消化。现在看来，这种学习方法是可行的。一方面，学中医强调"童子功"，即背诵、印记，积累知识；另一方面，学中医又十分重视临床经验积累和悟性，即知识活用与临床思辨性。只理解而不记忆，则根基不牢，无物可用；只记忆而不理解，则知识不活，难以变通。理解与记忆，相辅相成，理解的知识掌握更牢，记忆加理解的知识掌握更深。

由于老师严格要求，在本科阶段打下了良好的中医根基。进入实习阶段则来了一次飞跃。当时我中医实习在长沙市中医院，西医实习在长沙市三医院。在中医院，内科张志强主任对我们病房查房、病例讨论及病历书写要求十分严格。尤其记得儿科实习跟诊的石老医师身材高大，面善眉慈，年近八旬仍坚持每天出诊，老人家身边常围坐着几位徒弟抄方。亲眼见石老诊治儿科常见病，如感冒发热、肺炎咳喘、麻疹、水痘、湿疹、疟腮及小儿消化不良。尤其新生儿先天胆道闭锁症，用纯中医中药，益气健脾，利湿退黄，取得显著疗效。患者很多由西医院介绍而来。部分治疗经验由其徒弟整理发表在《上海中医药杂志》，令人十分敬佩！当时石老对我们说了一句话"不要吹毛求疵"，非常不能理解。后来慢慢领悟到，作为临床医师，一辈子能积累一点经验，或提出一点学术见解，或在某病治疗方面有一些特殊疗效，实属不易，中医理论博大精深，后学对先贤前辈应心怀敬意！也说明中医成才、成就之不易！这些体会和感悟是我后来逐步认识到的。常言"初生牛犊不怕虎"，敢想敢干敢挑战，年轻气盛，有时也是浅薄的表现。

1982年底，我大学毕业，有幸分配到衡阳市中医院工作。1981年全国中医卫生工作会议现场会就在该院召开，可见其实力与影响力非同一般。衡阳市中医院以中医特色突出、名中医众多、中医实力强为口碑，吸引了近20名本科同学"落户"。作为恢复高考后毕业的首届大学生，医院寄予极大期盼，并实施"师带徒"培养模式，以科主任、名中医为指导团队，不同专科、定点培养。本人十分有幸受教于内科曾自豪主任，重点做中医内科急症临床研究。记得当时参编的《中医内科急症手册》作为中医内科急症诊疗规范，荣获衡阳市科技进步三等奖，也算是不小的鼓励。医院强调能中不西，先中后西。如急诊高热病人先用三棱针针刺十宣穴放血，病房遇高热病人，先用中医中药，若用抗生素需经科主任签字方可。想起近30年来从抗生素滥用，多强调预防性用药，到近年强调严控抗生素的理念，当时是何等高明和不易。曾主任治咳嗽有高招，我侍诊学习了两招：一是用止嗽散治疗支气管扩张咯血，二是治咳善养阴。我从模仿到临床运用，慢慢体会到止嗽散治咯血，意在镇咳以止血，如唐容川之用大黄黄连泻心汤治火热迫血妄行，提出止血必降气，降气必降火之重病因源头治疗，如出一辙；治咳宜养阴，仿增液承气汤之增水行舟，意在排痰以止咳。临床干咳最辛苦，一般由干咳少痰转变为痰多，痰由黄稠转清稀，痰滑易咳则是邪有出路，痰尽咳自止。看似化痰与养阴有相悖之理，实则相反相成。非临床独立思考，此法难以合一。我在儿科轮科也学习了齐利辉老师治疗小儿消化不良善用乌梅，一是酸甘养胃阴助消化，同时乌梅安蛔抗敏止腹痛。工作期间，我作为湖南中医学院衡阳函授站指导老师，担任方剂学和《内经》教学。在师资培训期间得到了熊继柏教授指导，深深爱上了《内经》，喜欢熊老师从案例入手的教学方法。

1985年9月我考入湖南中医学院（现湖南中医药大学）温病学专业硕士研究生。师承李培荫教授，开展中医辨治乙型病毒性肝炎临床研究，进行中医辨证与辨病不同治法疗效比较，并运用肝血流图、血液流变学等观察指标，阐述病机与治疗机制。提出急性病毒性肝炎血瘀证存在和佐用活血化瘀法的优势。相关论文在《中医杂志》等核心期刊发表，并译成日文版。临床中对温肾解毒法治疗乙型病毒性肝炎及温阳退黄法治疗瘀胆型肝炎有了新的认识上的提升。李老师对慢性结肠炎及慢性细菌性痢疾运用寒温并用法取得很好疗效。

1988年7月研究生毕业，我留在湖南中医学院（现湖南中医药大学）第一附属医院肝病科（传染科）工作，并兼肝病重点学科秘书，担任部分温病学课堂教学与临床带教。当时还参加了由北京302医院汪承柏教授主持的国家"八五"攻关课题，即中西医结合治疗慢性重症肝炎研究。记得科室每周1次的教授指导查房获益匪浅。谌宁生主任、李培荫教授、刘伟士教授经常针对临床疑难病进行会诊讨论，尤其将温病之湿热瘀毒理论贯穿于肝病诊治全程。如对于淤胆型肝炎，重用活血化瘀、清热利湿疗效不显时，佐用少量辛温之品，即能迅速退黄，就是在讨论过程中迸发的思维火花。

1994年3月我调入广州中医药大学第一附属医院，加入熊曼琪教授引领的伤寒论国家中医药管理局重点学科团队，并担任学科秘书。熊教授施教有方，压担子，给平台，先从临床锻炼入手，再到教学培养，干中学，学中干，贡献、分享、成长。熊教授打造的学科平台，包括病区、教研室、实验室一体化伤寒论团队建设模式，及关于桃核承气汤治疗糖尿病理论与临床、实验创新思维与成果，使我的视野和思维提升到了一个新高度。尽管当时困难不少，如由温病转为伤寒教学，临床由肝病转为内分泌糖尿病，但在熊曼琪教授、林安钟教授关心指导和团队鼓励下，我勇于挑战，迎难而上，较快适应了新环境，并步入良好的发展态势。1997年接任伤寒论教研室主任，秉承前辈团结、拼搏、创新的优良传统，教研室各项工作始终保持稳步、持续发展。1998年我入选广东省"千百十"人才工程省级培养骨干，熊曼琪教授担任指导老师。2002年我考入广州中医药大学温病学博士研究生，师承林培政教授，重点研究从湿热病机探讨2型糖尿病临床辨治规律，2005年获博士学位。

2004年至2007年我入选全国首批优秀中医临床人才研修项目，并获优秀学员称号（当时全国入选215名，结业时30名学员获优秀称号），仿佛进入师承教育巅峰期。由国家中医药管理局组织的3年学习，每年4次全国集中培训，全程12次培训项目，一半研修经典，一半研修临床。当时入选的学员多数已是当地名医。入选条件也十分严格，包括年龄不超过50岁，正高职称，临床工作15年以上，由单位推荐，经各地市、省级考试，最后参加全国统考，成绩由高到低排序，录取前215名。十分难得，当时授课专家都是全国相关专业领域顶级教授，我们亲身聆听了首批国医大师王绵之、任继学、朱良春、张琪、张学文、何任、周仲瑛、郭子光等面授，谆谆教诲，语重心长，激动而幸福的场景仍历历在目！第二届国医大师孙光荣担任我们班班主任。目前全国优才班已主办了三届。我受孙光荣教授推荐，担任第二届、第三届全国优才班《伤寒论》主讲老师。孙老说：你是我们首届全国优才班推出的第一位老师，希望给大家争气，以便推出更多优秀学员担纲全国优才班授课。我记住了孙老的话！

受熊曼琪教授推举，我担任全国仲景学说专业委员会副主任委员，及广东省第二届、第三届仲景学说专业委员会主任委员。从协助主持全国经方班工作到2010年创办国际经方班，至今已举办全国经方班共16期，国际经方班共6届，并适时创建经方班全国移动及跨境、跨国推广的广州新模式，受到海内外经方爱好者广泛关注并积极响应参与，成为享誉海内外继续教育品牌项目。其坚持不懈的强大精神动力是源自对中医、经典、经方、经验的追求、热爱和感动！搭建国际经方班平台，海纳百川，荟萃名家，实现学经典、拜名师、重实践、求创新的目标理念，实施过程所带来的惊喜和震撼，以及我参与授课之输出，听课之输入，共分享、伴成长，是主持经方班最大的收获！

2005～2013年，我主持《伤寒论》专科病区教学查房，每周1次疑难病讨论，连续8年的查房视频拍摄；2013～2016年进行了我的门诊全程录像。从专注于经典与临床，从糖尿病、心脏病变研究深化，从"湿热"向"火热"辨治思路转变与疗效提升，由专科向全科发展的历程，即由内分泌代谢病（糖尿病、甲状腺功能亢进症、代谢综合征）向咳嗽、风湿病、肝病、情志病、不孕症、肿瘤、皮肤病等拓展研修，突出"伤寒诠百病"理念，渐入一种佳境、一种状态，多了一份中医自信、疗效自信、文化自信。

疗效就是话语权！而今教学、临床与科研三结合，三不误。从临床疗效进一步探索作用机制，反思中医病机理论，并反哺中医教学。尤其运用纯中医中药方案治疗早中期2型糖尿病取得临床疗效，令人倍感欣慰和惊喜，因而有了专利申请，有了知识产权保护，进而期待高水平论文问世，希望更多同道分享经验，让更多糖友们分享中医方案所带来的良好效果，指导研究生和师承弟子们将《伤寒论》、经方种子播撒海内外……于是就有了将讲稿整理分享的初衷和冲动，以及不亦乐乎的"忙碌"……

中医强，中国强，中国人更强！谨以此为志为序，共勉之！

李赛美

2016 年 12 月 1 日于羊城

目 录

第一讲　伤寒六经与传变，寒温学术理相传 …………………………… 1

一、博士班《伤寒论》的教学 …………………… 1

二、经方团队介绍 ………………… 1

三、《伤寒论》的版本沿革 ………………… 2

四、学习《伤寒论》的原因 ………………… 3

五、《伤寒论》的作者 ………………… 5

六、《伤寒论》与温病学 ………………… 6

七、《伤寒论》的学术渊源 ………………… 7

八、《伤寒论》的学术成就 ………………… 9

九、伤寒的含义 ………………… 10

十、六经辨证体系 ………………… 12

十一、六经传变的规律 ………………… 14

第二讲　太阳本证重风寒，开表还需兼证详——太阳病本证………… 17

一、桂枝汤证及兼证 …………………… 17

　　1. 桂枝汤证 ………………… 17

　　2. 自汗证 ………………… 20

　　3. 桂枝汤禁例 ………………… 22

　　4. 桂枝汤证兼证 ………………… 23

二、麻黄汤证及兼证 …………………… 29

　　1. 麻黄汤证 ………………… 29

　　2. 麻黄汤证兼证 ………………… 31

三、表郁轻证 33

第三讲 太阳变证最多端，热化寒化虚实列——太阳病变证 37

一、伤阴热化证 38

  1. 栀子豉汤类证 38

  2. 麻黄杏仁甘草石膏汤证 41

  3. 白虎加人参汤证 44

  4. 葛根芩连汤证 45

  5. 黄芩汤、黄芩加半夏汤证 47

二、伤阳寒化证 47

  1. 心阳虚证 47

  2. 脾虚证、肾阳虚证 49

  3. 阴阳两虚证 50

第四讲 蓄水蓄血气血分，结胸无虚脏结险——太阳病变证 59

一、蓄水证、蓄血证 59

  1. 五苓散证 59

  2. 桃核承气汤证 62

二、结胸、脏结 66

  1. 大陷胸汤证、大陷胸丸证 66

  2. 小陷胸汤证 69

  3. 寒实结胸证 70

  4. 脏结 71

第五讲 痞在中焦升降逆，上热下寒病机异——太阳病变证 75

一、痞证 75

  1. 热痞证 76

  2. 寒热错杂痞证 79

　　　　3. 其他痞证 ·············· 84

　二、上热下寒证 ·············· 87

　三、太阳病类似证 ·············· 88

　　　　1. 十枣汤证 ·············· 89

　　　　2. 瓜蒂散证 ·············· 90

第六讲　阳明热实主清下，发黄血热兼湿瘀 ·············· 93

　一、阳明病本证 ·············· 93

　　（一）阳明病外证表现 ·············· 95

　　（二）阳明病热证 ·············· 97

　　　　1. 栀子豉汤证 ·············· 97

　　　　2. 白虎汤证、白虎加人参汤证 ·············· 98

　　　　3. 猪苓汤证 ·············· 103

　　（三）阳明病实证 ·············· 105

　　　　1. 攻下法 ·············· 105

　　　　2. 润下法 ·············· 110

　　　　3. 润导法 ·············· 111

　二、阳明病变证 ·············· 113

　　（一）阳明病发黄证 ·············· 113

　　　　1. 茵陈蒿汤证 ·············· 113

　　　　2. 栀子柏皮汤证 ·············· 114

　　　　3. 麻黄连轺赤小豆汤证 ·············· 115

　　（二）阳明病血热证 ·············· 115

第七讲　少阳枢机胆三焦，和解变通柴胡剂 ·············· 117

　一、少阳病本证 ·············· 117

　　　　小柴胡汤证 ·············· 121

　二、少阳病兼变证 ·············· 132

1. 柴胡桂枝汤证 ·· 132

2. 大柴胡汤证 ·· 135

3. 柴胡加芒硝汤证 ······································ 136

4. 柴胡桂枝干姜汤证 ··································· 137

5. 柴胡加龙骨牡蛎汤证 ······························ 138

第八讲　太阴脏寒四逆辈，肢疼腹痛桂枝变 ·············· 139

一、太阴病本证 ·· 139

（一）太阴病提纲证 ································· 141

（二）太阴寒湿证 ···································· 143

二、太阴病兼变证 ··· 147

（一）太阴病兼表证 ································· 147

（二）太阴病腹痛证 ································· 149

三、太阴病预后 ·· 153

第九讲　少阴虚衰分阴阳，兼表兼里也可开 ·············· 155

一、少阴病本证 ·· 155

（一）少阴病提纲证 ································· 157

（二）少阴病寒化证 ································· 158

1. 四逆汤证 ·· 158

2. 通脉四逆汤证 ······································ 160

3. 白通汤证 ·· 162

4. 白通加猪胆汁汤证 ······························ 163

5. 真武汤证 ·· 164

6. 附子汤证 ·· 166

7. 吴茱萸汤证 ··· 167

8. 桃花汤证 ·· 168

（三）少阴病热化证 ································· 170

  1. 黄连阿胶汤证 ·· 170

  2. 猪苓汤证 ·· 171

 二、少阴病兼变证 ·· 173

  （一）少阴病兼表证 ·· 173

  （二）少阴三急下证 ·· 175

  （三）阳郁致厥证 ·· 176

 三、咽痛证 ·· 176

第十讲　寒热错杂厥阴象，厥逆呕利宜细辨 ················ 179

 一、厥阴病本证 ·· 179

  （一）厥阴病提纲证 ·· 180

  （二）厥阴病寒热错杂证 ······································ 181

   1. 乌梅丸证 ·· 181

   2. 干姜黄芩黄连人参汤证 ···································· 184

   3. 麻黄升麻汤证 ·· 185

  （三）厥阴病寒证寒证 ·· 188

   1. 当归四逆汤证 ·· 188

   2. 吴茱萸汤证 ·· 189

  （四）厥阴病热证 ·· 189

 二、厥热胜复证 ·· 190

 三、四肢厥逆证 ·· 191

 四、呕哕、下利证 ·· 194

学术交流（一） ·· 197

学术交流（二） ·· 203

学术交流（三） ·· 215

学术交流（四） ·· 219

学术交流（五） ·· 223

学术交流（六）·· 229

学术交流（七）·· 233

案例教学（一）·· 241

案例教学（二）·· 245

李赛美《伤寒论》临床十讲

第一讲　伤寒六经与传变，寒温学术理相传

一、博士班《伤寒论》的教学

在座的各位同学有来自于本校的，也有来自于全国各地的，专业各异，知识基础不同，有的在本科、硕士阶段已经学习过《伤寒论》，而有的可能还没有接触过《伤寒论》，那么如何有效地开展本门课程的教学，是我们这门课程教学所面临的一个重要问题。我觉得重点还是在于普及，在此基础上温习、提高、提炼。在这 30 个学时中，重点还是对《伤寒论》做一个梳理，提出重点，并谈谈我自己的心得。

在博士阶段学习《伤寒论》，已不仅仅是简单地去学习理解原文，更重要的是培养一种思路，回归到中医的原点。修这门课，不仅仅是为了拿到学分，更为关键的是要通过学习这门课而喜欢上《伤寒论》，这是我的想法，也是对同学们的要求。

如果是临床型的博士生，那么应该是必选《伤寒论》的。有人可能会觉得，搞骨科、搞外科，好像学习《伤寒论》并没有太大的用处，为什么要做这么硬性的要求？我觉得通过对本门课程的学习，能够改变这种想法。因为你会认识到，在临床各科，内、外、妇、儿中，都能用《伤寒论》的思维模式去解决问题。

二、经方团队介绍

广州中医药大学（以下简称广中医）所举办的继续教育项目"广州经

方班"现在在全国也是很有名气的，国医大师郭子光教授专门为广州经方班题字，国医大师邓铁涛教授则是我们的领头人。在每一期的经方班中，我们更多的是邀请校外专家来开展专题讲座，因此也可能有人会觉得广中医的中医经典团队实力不行，没有很叫板的老师。其实不是，广中医的经典团队在全国是赫赫有名的，但我们希望能够包容更多的学术思想，希望能够海纳百川、博采众长。我们自己的经验是丢不掉的，但外面的经验就不容易获得了，所以我们每次经方班都是以邀请校外专家为主。当然我们也不保守，我们也希望能够逐渐把我们的学术思想与经验传递给全国的同仁，现在这本书也算是其中之一吧。

广中医的"伤寒""金匮""温病"三个教研室，还有一附院的八内科，组成了中医经典研究所，邓铁涛教授是我们的荣誉所长。《伤寒论》和《温病学》课程是国家级的精品课程，《金匮要略》是省级的精品课程。同时，我们还是国家级的教学团队。我们的中医糖尿病专科也是一附院最早的国家卫生和计划生育委员会（原国家卫生部）的重点专科。国家规划本科教材"十一五""十二五"都有我们团队的成员作为主编。我们还曾于1997年和2005年两次获得国家教学成果奖，2010年还获得了国家科技进步奖。我们的病区还是国家优势学科继续教育基地。

三、《伤寒论》的版本沿革

关于《伤寒论》的成书与版本流传，在本科教学中就已经讲过，大部分有关于《伤寒论》的讲义也都会在开篇提到这个问题，我们这里就不铺开讲了。重点提一下现在我们学习的《伤寒论》所依据的蓝本，也就是"宋本《伤寒论》"。

宋本《伤寒论》已知存世的有5部，其中日本有1部，中国台湾有1部，中国大陆有3部。虽称"宋本"，其实是明代赵开美翻刻的，但因为他翻刻时逼真于宋本原貌，故后世尊称赵开美本为"宋本《伤寒论》"。

我自己也没有见过宋本《伤寒论》原书，因为这些书都是国宝，只有当进行一些大规模的古籍修订时，才有可能拿出来使用。伤寒大家刘渡舟老师是见过这本书的，他所著的《伤寒论校读》，就是以宋本《伤寒论》为底本，所以刘老这本书也非常重要。现在编著的大多数教材，也都是以此为蓝本的。

四、学习《伤寒论》的原因

为什么要学习《伤寒论》？各位都是博士生，有的人会说，我读了几遍了，本科读，硕士读，现在博士阶段又要读，这样反复读有意义吗？

有意义！每次读《伤寒论》都能读出新意，《伤寒论》不是读一遍就可以领悟其深意的。我们作为专业的老师，每讲一遍《伤寒论》，都是重新读了一遍《伤寒论》，都能有新的体会、新的领悟。所以宋代文学大家苏东坡说的话是非常有道理的："旧书不厌百回读，熟读深思子自知。"

我讲课时经常会提到张步桃老先生，他是台湾地区非常具有影响力的中医大家。他读《伤寒论》读了多少遍？至少3000遍！而张老读《内经》，至少全文亲手抄过50遍！耗费大量的时间来读《伤寒论》值得吗？当然值得，下足水磨工夫，换来的是对《伤寒论》精髓的深入体悟，换来的是临床上快速而准确的看病速度，张老曾有一天看700多病人的记录，而且疗效很好。《难经》中说"望而知之谓之神"，看来张老就达到这个地步了。

当然，张老看病快，也得益于他们有一套很好的电脑管理系统，能快速调出病人资料，同时又有非常熟练的助手帮他录入处方。但最重要的还是张老非常快的思维反应，听他讲课就是一种享受，他从来不需讲稿，授课时娓娓道来，这就是《伤寒论》读到3000遍的功夫。在座各位，如果能够静下心来读，即使只读到30遍，我想你必然有所领悟。

当然也并不是提倡看病越快越好，因为还有一种快是看得非常马虎，或者是路径化、标准化，用事先组好的规定处方。我不太赞成这种做法，因为这种做法不符合中医的理念，中医并不是没有什么标准，而是有天地人的大标准，有医理的大标准，但这个标准对每个人是不一样的。

老祖宗留下来的东西都是宝。当然，识货的人看到的是宝，不识货的人看到的也就是一堆纸而已。大家不要以为经典很土，不要总是认为中医老是向后看而不向前看，其实中医就是特别强调经验的积累，前人已经积累下的东西，我们直接拿来，经过甄别，再结合临床，会一下子就站得很高，看得很远，掌握起来肯定要比全凭自己总结快得多。

所以我们一定要回到经典。《伤寒论》一直作为中医学相关专业的必修课程，也是必考课程，这是它的学术地位决定的。它是经典著作，是第一部辨证论治的医著。中医的特色就是辨证论治和整体观念，如果没有辨证论治，就不是中医了。现在的路径化方式，把辨证论治抛开，还算不算中医？所以现在很多专家对这种路径化的方法表示了反对。辨证论治永远是中医的核心，这是从《伤寒论》开始就提出的规则。

《伤寒论》更是临床医学著作。很多院校把"伤寒""金匮""温病"课程放在基础医学院，其实并不好，不在临床上使用，就体现不出《伤寒论》的价值。打开《伤寒论》，有多少内容是在单纯地讲理论？很少！大部分内容都是在讲症候、辨证、治法、用方，还有疾病发展、转化规律等，理论则隐藏在方药里面，等待后人去体悟，个别地方张仲景也会重点点拨一下，比如说"此为胸有寒也""小便色白，此里虚"等。在治疗上，也常常用"当温之""可发汗"等语言，给你一个大方向，引导你去思考。

唐代医生考试，必考《伤寒论》，那时没有什么中医学基础、中医诊断学的课程，这些都是中医高等教育建立以后，按照西医的培养模式和课程设计模式，从《黄帝内经》等医学典籍中分割出来的。《伤寒论》是讲临床的，其中大部分方药都被后世所沿用，我们今天仍然在用，而且仍然有很好的疗效，所以《伤寒论》又被称为"方书之祖"，并成为培养中医人才的必修、必考课程。

《伤寒论》对外国医学的影响也非常大，尤其是日本，我曾听日本的学生说过："日本没有哪个人不知道张仲景。"这也许有点夸张吧，但中国有几个人能知道张仲景呢？日本人对《伤寒论》的重视程度的确远远超过了我们，而且他们学习《伤寒论》很较真。

有一次我给留学生班上课，其中有两个日本人，有一个年岁还蛮大，他在下了第一堂课后跟我说："老师，你把你临床觉得应用得最多的 20 个方列给我，我要把这些方一一去尝试一下。"于是我列了给他。

过了几天再次上课，我问他："你吃了什么方？""我吃了麻黄汤，按照《伤寒论》原书的剂量和煎服法。"我又问他："有什么感受？""我头好晕，想吐。《伤寒论》里并没有说喝麻黄汤会头晕想吐啊，老师，这是为什么？"我反问他："你自己想想，你有麻黄汤证吗？""没有。""所以啊，中医讲的是方证对应，方证如果不对应，那么产生的就是副反应。"

除了日本，《伤寒论》对于东南亚、朝鲜、韩国的医学影响也是非常大的，甚至正在走向世界。各种《伤寒论》的书、教材被翻成了各种语言的版本。所以张仲景的《伤寒论》是我们的骄傲，学好《伤寒论》，我们才能非常自豪地走出去。

五、《伤寒论》的作者

既然讲到《伤寒论》，就不能不提它的作者。也许大家觉得这个问题很简单，但曾经有一年也是博士班的第一节课我们做了次试卷摸底，结果发现居然还有很多人不知道《伤寒论》的作者是谁，真是有点汗颜了。

我们广中医的三元里校区，曾经有一面影壁，上面有一些中医名家的浮雕像，其中张仲景是最醒目的。现在我们大学城校区图书馆的前面，也矗立着一尊张仲景的坐像，非常有气势，是台湾的张步桃老先生捐赠的，汉白玉材料从北京运来，由广东最有名的雕刻家雕刻，再由国医大师邓铁涛教授题字。在全国很多中医院校里面，都立有张仲景的雕像，张仲景可以说是我们的精神支柱。

张仲景，名机，字仲景，生卒年大约在公元 150—219 年，在战乱频繁的三国时代，应该已经算高寿了。张仲景写《伤寒论》的时候，大概是公元 200 年，这时他大约已经 50 岁了，已经积累了丰富的临床经验。明代以前，张仲景被医学界称为"亚圣之才"，但从明代方有执第一次把张仲景称为"医圣"之后，这一称号就一直延续至今，由此也说明了张仲景在医学界的地位之高。

南阳，也就是现在的河南南阳，东汉时应属于荆州范围内。这是一个人杰地灵的地方，除了我们熟知的医圣张仲景，还有商圣范蠡、智圣诸葛亮、科圣张衡，他们都是南阳人或曾隐居于南阳，被称为南阳四圣。今天我们去张仲景的故乡拜谒，仍然能感觉到张仲景遗风犹在。现代著名作家二月河不也是南阳人吗？河南省的高考状元，也有很多出自于南阳。

张仲景之所以有如此高的成就，并非仅凭一己之力，他也是站在巨人的肩膀上。其实张仲景所处的时代医学已经相当发达，据《汉书·艺文志》的记载，汉以前在理论方面就有医经七家，包括《黄帝内经》《黄帝外经》《扁鹊内经》《扁鹊外经》《白氏内经》《白氏外经》和《旁篇》。这些书中，我们现在能够看到的只有《黄帝内经》，其他的都已亡佚。但在汉代当时，张仲景应该是能够看到其他几部的。除了医学理论，当时的临床也很发达，已经有经方十一家，这里的经方指的是经验方，包括了《神农本草经》。

现在还有另一种观点，认为在张仲景之前可能就已经存在许多有关于伤寒和六经辨证的理论，但还不够完善和全面，而张仲景结合自己的临床实践经验，对这些内容进行发展与扩充，使之更加系统，更趋完善，由此形成了《伤寒论》。当然，之后的王叔和又做了一些调整，形成了我们今天所见的《伤寒论》。而张仲景在其中居功至伟，集汉以前医学之大成。所以我们学习《伤寒论》，实际上是对一个时代的继承。

六、《伤寒论》与温病学

《伤寒论》是"温病学"形成的基础，"温病学"的形成又对发展《伤寒论》做出了很大贡献，正如吴鞠通所说"实可羽翼伤寒"。《伤寒论》主要讲六经辨证，而温病学则发展出了卫气营血辨证和三焦辨证体系，由此对外感病的辨证论治更加全面和完善，当然这些辨证方法同样适用于外感病之外的许多疾病。

《伤寒论》的辨证体系是大基础，后世所有的辨证论治体系都可溯源于《伤寒论》的六经辨证，温病学中的卫气营血辨证、三焦辨证也都与

《伤寒论》有很深的渊源，营卫、气血在《伤寒论》里面不是都经常提到吗？阳明清法三证不是有偏上、偏中、偏下的吗？不同之处在于不同的辨证方法中所采用的辨证纲领不同罢了。

广义伤寒其实是包括了温病在内的，然而《伤寒论》中由于受到历史条件限制，大部分主要讲狭义伤寒，还有小部分不属于狭义伤寒，例如描述了太阳温病，没有把温病区分开来，仍融在太阳病里面。

温病学继承了《伤寒论》中许多的方和法，最值得一提的是承气汤。《伤寒论》有大承气汤、小承气汤、调胃承气汤、桃核承气汤四个承气汤，而到了温病学，发展出来一大类承气汤，如宣白承气汤、牛黄承气汤、导赤承气汤、增液承气汤、新加黄龙汤等，还有诸如凉膈散一类的方子，虽然不称承气，但都跟攻下法有关。在《伤寒论》中运用攻下法的时候，一般是下不厌迟，非常谨慎，而且得下利就立即止后服，这是因为张仲景非常关注保胃气，只有当病情危急的情况才用急下之法。但是温病学中从温邪的危害性出发，提出下不厌早，使邪有出路，正如吴鞠通所说的"治外感如将""兵贵神速"。

又如炙甘草汤在《伤寒论》中是一个阴阳双补的方，但温病学中把它变通了，将诸温药去掉，再加上白芍，形成了加减复脉汤，并在此基础上形成了一甲复脉汤、二甲复脉汤、三甲复脉汤、大定风珠等复脉辈方剂，也是对《伤寒论》的重要发展。

所以温病学本身就是对《伤寒论》最好的发展，是中医史上的一个标杆，中医学术的一个里程碑，是后世继承、发扬《伤寒论》一个很好的典范。温病学家们有如此成就，也是站在巨人的肩膀上，也是以《伤寒论》为基础的。

七、《伤寒论》的学术渊源

中医学术必定是有一定传承的，不可能是空中楼阁，《伤寒论》的理论渊源在何处？一般认为是在《内经》。当然也有观点认为，《伤寒论》不是源自《内经》，而是源自于《汤液经法》，其所形成的叫经方派，而《内经》传下来的是医经派，主要是针灸。但我们还是认为，张仲景能成为后代奉以为"医圣"的大家，不可能仅在于对某一流派的继承，而应该真正如其自己所说的"勤求古训，博采众方"。更何况其自序中说："撰用《素问》《九卷》《八十一难》《阴阳大论》《胎胪要录》。"《素问》《九卷》不就是《内经》吗？而且《伤寒论》中很多地方都体现出《内经》的观点。《内经》主要讲理论，虽然也有方，但只有 13 方，而且现在用得也很少。《伤寒论》的出现，则标志了由理到治的飞跃，其中重点讲看病的方法，及如何辨证论治。

在四大经典中，《伤寒论》可以说是枢纽，上承《内经》，下启"温病"，又旁连《金匮》。《金匮要略》与《伤寒论》出自一家之手，原本就是一本书。《伤寒论》与"温病学"又是源和流的关系。所以张仲景被称为"医圣"当之无愧。

《伤寒论》和今天的临床各科又有什么样的关系？我们广中医的伤寒教研室有自己管理的一个病区，叫内分泌科，内分泌科跟伤寒又有什么关系？张仲景并没有说过内分泌科跟《伤寒论》有什么关系，只是我们选择了这类病而已。其实，所有的病都可以结合《伤寒论》找到它们的规律，内分泌科只是作为一个示范、一个窗口而已。《伤寒论》其实是跟临床各科、各学术层面都有联系的。

中医现在分科很细，也好也不好。好的一面，老百姓大多有现代科学的基本知识，所以生病之后知道大概属于哪个部分的问题，方便去找专科。但另一方面，对于中医来讲，又非常不适合分科，这也是我们选择内分泌科，选择糖尿病作为主攻方向的一个原因。治疗糖尿病就是个小全科，需要掌握各个大内科的知识，因为糖尿病什么并发症都有，常伴有高血压病、冠心病、肝功不全、肾功不全、糖尿病足等，从里到外，跟人体每个环节都有关系，难道我们能够只管降血糖，然后让病人再去找心内科、肾内科、神经内科、外科吗？

有时真有这样的病人，各个系统的问题都有，去看了好几个专科，每个科都开出自己专科的用药，一大堆药，好像是面面俱到，实际最后效果可能并不像想象中的那么好。其实，中医是从整体层面辨治病人，首先是当成一个病来治的，而不是分割开来。所以我认为，尽管现在分科细，但我们中医的基本特色不能变，就是应该把他看作一个人，看成一个病，开一个方，针对主要矛盾，兼顾次要矛盾，尽量让病人少受折磨，同时也减轻了病人的经济负担。

八、《伤寒论》的学术成就

首先，《伤寒论》创造性地提出了六经辨证体系。其实在《素问·热论》就已经有了六经的说法，张仲景借用过来，加以延伸，用以对疾病做综合、归纳、提炼。《内经》里讲的六经病多是热证、实证，治法局限在清下法。而《伤寒论》中则发生了变化，治法也扩展到八法俱备。

第二，《伤寒论》确立了辨证论治的原则和方法。比如表里先后、治病求本、标本缓急、阴阳平衡等治疗原则，在现在的中医临床中仍然是非常重要的。

例如，表里先后，在临床中经常会遇到一些本来血糖控制得很好的糖尿病人，因为感冒而血糖升高，而且很多病人认为感冒没什么事，来就诊多半是为了调整血糖。而作为医生，我们却要知道，《伤寒论》告诉我们的一般原则是：表里同病，当先解表，表解乃可攻里。本来血糖控制得很好，为什么突然之间血糖升高？从西医角度来看，是感冒引起的血糖应激性升高，感冒不好，血糖肯定降不下来，如果加大降糖药用量，很可能在感冒控制后出现低血糖，这就更危险了。从中医角度来讲，表病、新病，病浅易治；而痼疾久病则需要"治内伤如相"，在潜移默化中应对。所以遇到这种情况，我一般是不去调整降糖药物，而主要去治疗他的外感，外邪解除，血糖自然恢复正常。

第三，《伤寒论》创制和保留了大量疗效卓著的方药。我们知道《伤寒论》有113方，但这些是不是都是张仲景创造的呢？不一定，很多注家认为《伤寒论》跟更早的《汤液经法》（传说为伊尹所著）有密切的关系，《伤寒论》中有相当一部分的方是从《汤液经法》摘取过来，并做了一些调整。除此以外，也收集了当时民间的验方，当然也有自己创制的方，正如张仲景自己在序中所说的"博采众方"。

最后一点是《伤寒论》对制剂学的贡献。当时的药物剂型已经是比较全面了，当然还是汤剂最多，桂枝汤、麻黄汤之类；还有散剂，如五苓散；肛门栓剂，如蜜煎导、猪胆汁导、苦瓜根导；含咽剂，如苦酒汤；丸剂，如麻子仁丸、理中丸等。

九、伤寒的含义

我们都知道"伤寒"有广义与狭义之分。其中广义伤寒是一切外感热病的总称；狭义伤寒则是指外感风寒，感而即发的疾病。那么《伤寒论》中涉及的伤寒是广义的还是狭义的？应该说，张仲景所讨论的更侧重于狭义伤寒，但也涉及了广义伤寒，由此也就给我们临床治疗许多外感病提供了一种辨证思路，许多外感病都可以通过六经辨证和《伤寒论》方而完全解决。

中西汇通以来，很多医家都在关注《伤寒论》所讲的伤寒到底是个什么病，观点很多，有的学者认为伤寒是一种立克次体病，也有学者认为伤寒应该是流行性出血热。仁者见仁，智者见智，他们的探讨都有各自的道理，有各自的依据，都是结合西医学所描述的这个疾病的发生发展转化以及证候表现的特征，认为与《伤寒论》所论述的比较吻合。当然我们首先要承认《伤寒论》中所讲的伤寒病是一个传染病，因为原序中讲到当时疫疾的大流行，但张仲景其实可能是把很多的状况都包含在一起，没有单纯如西医般很分明地讲一个病的发展，所以这也是为什么《伤寒论》指导价值如此之广的原因。

我有一次参加中医内科学教学的督导，正好那节课讲感冒，但整堂课听下来，我却感觉很遗憾，因为整篇内容竟然没有麻黄汤、桂枝汤，张仲景用来治疗太阳病的辛温发汗、调和营卫的方都没有。这就有点奇怪了：现在《伤寒论》《金匮要略》中的方，好像只有搞《伤寒论》《金匮要略》的老师才会去使用，跟其他的老师好像没关系，是不是编内科学教材的这些老师，没用过麻黄汤、桂枝汤，对这些方没感觉，所以也不会写进去？这是很不妥的。现在很多老师讲伤寒时大部分都是讲一些疑难病或者是常见病的诊治思路，包括一些危急重症的诊治思路，却往往忽略了《伤寒论》对外感病的指导价值。

其实，《伤寒论》最开始的定位就是外感，如果在外感病中把《伤寒论》这块拿掉，那还能有什么？"温病学"跟《伤寒论》有关系，寒温一体，形成一个完整的中医外感病辨治体系，《伤寒论》又是"温病学"的理论源头，如果把《伤寒论》的内容抽掉，不仅是外感病辨治体系只剩下一半，更是舍本逐末、数典忘祖了。

现在很多人都慢慢认识到，感冒跟"伤寒"有关系，属于"伤寒"的范畴。在第七期经方班举办的时候，正好"甲流"流行，而那次经方班的主题正好是"经方与肺系疾病"。第一节课请的是李可老中医来讲授，他就认为"甲流"应该是属于寒疾，主张用《伤寒论》的小青龙汤来治疗。当时东莞一所医院的院长是李可的徒弟，他就用李可的方法，用小青龙汤治疗"甲流"，效果非常好。前几年出了一个非常出名的治疗流感的成药，连花清瘟胶囊，效果也很不错，这个方里除了连翘、金银花，核心成分也有经方在内，就是麻杏甘石汤，当然这个方偏于寒凉，用于属温热性质的流感。

除感冒以外，很多病毒性的疾病也都可以归属于"伤寒"的范畴，例如 SARS、禽流感等。"非典"流行时期，我们广州的中医，大多是从温病学角度介入，而在北方，一些伤寒学家发现，北方 SARS 疾病的发生发展过程与《伤寒论》六经病高度吻合，可以用六经辨证来治疗。西医是同一个疾病，但发生在不同的地区，中医证候的表现与发展呈现不同的趋势，因此需要采取不同的辨治方法，应该说这也是中医因地制宜的体现。中医辨治不仅仅局限在致病因子，而更重视致病因子作用于人体以后的反应，因此同一种病毒所致疾病具有寒热的不同。中医的治疗是通过调整人体来达到治病的目的，而不仅仅是局限在抗病毒。

其实很多西医所说的流行性传染病都跟中医的外感有关，而且有些好像并没有随着经济的发展、社会的进步而减少，甚至还有新型的流行性传染病出现，对于这些，我们都可以从《伤寒论》里面找到方法和思路。

十、六经辨证体系

《伤寒论》讲六经辨证，是包含了脏腑、经络、气化、阴阳、正邪斗争、疾病发展阶段、治法方药、调服在内的综合性的辨证体系。现在有一些学者认为，"六经辨证"这个名称不妥当，应该改为"六病辨证"，因为六经辨证的内容不仅仅包括经络，还涉及包括脏腑在内的很多内容，叫"六经辨证"可能就局限在经络辨证了，这种说法当然是有道理的。

但很多搞伤寒的老前辈，仍然特别强调六经辨证的概念。第一，六经虽然不局限于经络，但也的确是离不开经络的，太阳、阳明、少阳、太阴、少阴、厥阴六经，还有手足之分，加起来十二经脉，经络中有气血津液的运行，都在六经辨证中体现出来。第二，六经首先是一个生理性概念，而六经病是病理性概念，单讲六经病则只体现了病理的概念。第三，六经辨证的说法已经约定俗成，从古代到现在，都在讲六经，如果一下子改变了，可能就与既往的知识系统断层了，给大家查找文献造成了很大的困难。所以我们认为这个名称不适宜改，当然具体的表达方法可以调整，以便让学习的人更好地领会六经辨证的内在含义。

六经辨证，仍是以《内经》为理论依据，对当时人体感受寒邪后的各种症状进行分析、归纳、提炼，并给予相应治疗，观察治疗效果，从而总结出的一套辨治方法。六经病之间是独立的，有明确的界限划分，每个病都有自己的特定的诊断标准。同时它们之间也是能相互影响和传变的，可以互为因果。

我们说六经辨证体系是综合性的临床辨证体系，其中特别强调的是"综合"。也由此可以将它看作是所有辨治体系的基础，后世的辨证论治体系大都是在《伤寒论》六经辨证的基础上演化的，因此也都可以和六经辨证融会贯通。

六经辨证体系有什么作用呢？首先是可以诊病，能够对疾病进行定位、定性、定向、定量，因此可以作为一个诊断体系。总的来讲，三阳病是以腑病为主，强调邪实而正气不衰，实证为主；三阴病是脏病为主，病位较深，病情较重，邪气可能还很盛，但是正气已经衰竭，是疾病的后期阶段。

太阳病是六经病的初期阶段，我常喜欢以一条类似抛物线的线条来比喻伤寒六经病的发生发展过程，因为任何疾病的发生、发展、转归都应该有这样的一个共性，不是一开始就很严重，也不是一下子消失，都会有一个过程，只是长和短的问题。太阳病初始阶段，病邪从外而来，由皮毛进入，所以一定有一个表证阶段。其病位比较表浅，从腑讲的话是在膀胱，病机是感受外邪、营卫失调，所以治法要用汗法，"其在表者，汗之可也"，因势利导，很容易解决问题。

阳明病则是极盛阶段。"极"是极端的极，是疾病过程中比较亢奋的阶段，正邪的交争剧烈，邪气很盛，正气不衰。涉及腑的话，是胃和肠。病机是阳明炽盛、胃肠实热，所以治疗用清法和下法。

少阳病，相对阳明病来讲，已经进入衰减的过程，但机体仍然有反应性，所以我们称其为亚急性阶段。此时正气逐渐地衰竭，病位在半表半里，涉及的腑是胆和三焦，病机是胆气内郁、三焦失疏。这时既不能用汗法，也不能用下法，其病理状态决定了只能用和解的方法，和枢机，解郁结。

太阴病，一般是局部的正气不足，病位主要是在脾，病机是脾阳不足、寒湿内阻，所以治疗用温阳散寒、健脾祛湿的方法。太阴病没有涉及手太阴肺，肺的部分病证放在了太阳病中，因为肺主皮毛，皮毛腠理又属表，与太阳有关。

少阴病非常危险，有很多危重证、难治证、死证。病位在心和肾，都在脏，从西医来说两者是重要的脏器，中医的认识也一样，心肾的虚衰代表了全身的虚衰。治疗有两条路，阳虚寒化则回阳救逆，阴虚热化则育阴清热。

厥阴病是疾病的终末期，其结果无非两种，要么死，要么活。病位主要在厥阴肝，有学者认为跟厥阴心包也有关联，但主要还是应该在肝。病机比较复杂，即使病人能活过来，也不可能完全正常，多是形成寒热错杂、虚实夹杂，所以治疗是寒温并用、攻补兼施。

六经辨证的体系，其特色是以六经为纲，汤方证症为目。六经病下面皆有汤证，比如太阳病下有桂枝汤证、麻黄汤证。这种编排方式的好处就是可以一步到位，你辨证的结果是桂枝汤证，那么开出的方药肯定就是桂枝汤，非常便捷。

十一、六经传变的规律

前面说过，六经病之间可相互影响和传变，总的来说其发展趋势有阴证转阳和阳证转阴，阴证转阳体现了病情的好转，阳证转阴体现了病情的恶化。有的同学可能会觉得奇怪，这种转化在临床上真的存在吗？我们下面以一个案例来说明这个问题。

我们病房里曾经同时来过两个淤胆型肝炎患者，一个是老人家，一个是小朋友。小朋友的机能比较旺盛，表现出来的是阳黄，从六经来讲是病在三阳。老人家机能减退，表现出来的是阴黄，从六经来讲是病在三阴。西医诊断一样的病，中医看来是有阴和阳的不同。小朋友好得快，两个星期就出院了。老人家好得慢，住院一个多月都没什么太大的变化。

适值过年，这个病人请假回家，在家里洗了个澡，然后发起了高烧。病人自己很紧张，赶紧回来住院，当时他对医生说："我长了六十几岁，从来没有发过烧。"当时查黄疸指数200多。我们仔细一看，这个老人家出现了典型的少阳证：往来寒热，默默不语，心烦喜呕，胸胁苦满，口苦、咽干、目眩。少阳的症状全有，非常典型的小柴胡汤证。于是就用小柴胡汤，3天以后，奇迹发生了，不仅烧退了，连黄疸也全部退掉了。

那么大家就要思考了，前面住院一个多月，医生都白干了？既然小柴胡汤这么厉害，前面为什么没想到用小柴胡汤呢？

答案很简单，因为前面他没有小柴胡汤证。前面是病在肝，从六经辨证来讲是病在厥阴，所以治从厥阴。现在出现了少阳证，是脏病返腑，阴证转阳，是正气恢复、能够抗邪的好现象。为什么他会出现阴病转阳呢？正是由于前面一个多月的治疗，虽然表面看来没有什么变化，但潜移默化中，人体的正气已经逐渐恢复，也因此出现了邪气借表里两经而阴证转阳的机转。所以没有前面一个多月的铺垫，也不可能有小柴胡汤这样好的效果。

我们在临床上有时也可能遇到另一种情况，病人一直是虚寒的表现，吃了几剂温补的药后却出现了发热，其实这可能不是感冒发烧，而是服药后正气充盛，邪气由里达表了，阴证转阳，是好现象，这时可以继续原来的治疗方法，或者再加上三阳的药物，帮助驱邪外出，这就是《伤寒论》中所体现出来的理念。

疾病的发生发展转化过程有纵向的规律，始发阶段是最激烈的阶段，之后则是一个逐渐衰减的过程，严重的最后可能走向功能的衰竭，是一个由阳转阴的过程。发展转化过程中的关键问题是机体正气的强弱，同样是感受外邪，因为机体正气强弱有别，所以反应性也有所不同，因此同一个疾病在不同病人身上呈现了不同的发展过程，但总的来说，都遵循一个由表入里、由阳入阴的过程。开始于太阳，表寒证，然后由寒化热，最后又由热转寒，这是个共性的过程，不仅仅是伤寒病，很多外感类病都有可能，甚至一些杂病、慢性病时间比较长，都可能呈现这样一个过程。总的来说，《伤寒论》不仅为外感病提供了有效的方法，还为临床各科疾病提供了一般的规律，所以它的价值有普适性，非常重要。

第二讲　太阳本证重风寒，开表还需兼证详

太阳病本证部分主要包括了太阳中风、太阳伤寒和太阳温病。我们重点讨论太阳中风和太阳伤寒。

原文第 6 条主要描述太阳温病，与后世温病学家的认识基本上是一致的，而且把愈后转归描写得非常清晰，但十分遗憾没有给出方药，后世温病学家填补了这些空白，从而形成了温病学说。

一、桂枝汤证及兼证

1. 桂枝汤证

太阳中风，阳浮而阴弱。阳浮者，热自发；阴弱者，汗自出。啬啬恶寒，淅淅恶风，翕翕发热，鼻鸣干呕者，桂枝汤主之。（12）

桂枝汤方

桂枝三两，去皮　芍药三两　甘草二两，炙　生姜三两，切　大枣十二枚，擘

上五味，哎咀三味，以水七升，微火煮取三升，去滓，适寒温，服一升。服已须臾，啜热稀粥一升余，以助药力。温覆令一时许，遍身絷絷微似有汗者益佳，不可令如水流漓，病必不除。若一服汗出病差，停后服，不必尽剂；若不汗，更服依前法；又不汗，后服小促其间，半日许，令三服尽。若病重者，一日一夜服，周时观之。服一剂尽，病证犹在者，更作服。若汗不出，乃服至二三剂。禁生

冷、黏滑、肉面、五辛、酒酪、臭恶等物。

中风表虚证主要是讲桂枝汤证，以桂枝汤解肌祛风、调和营卫，这些我们都很熟悉了。这里重点要提的是桂枝汤的煎服法，也就是在原文后面的一大段话，这段内容要求同学们一定要背得滚瓜烂熟。仲景所处的时代，字是写在竹简之上，写文章是惜墨如金的，仲景能够花如此多的笔墨来写这段文字，绝对不会那么简单，后面很多条文在煎服法中讲到"如桂枝法""如前法"，都是以本条的煎服法为基础，因为这里写的详细，后面就简略了。这段文字虽然讲的不是方证，但是讲到桂枝汤怎么样煎服，怎么样调护，以及服桂枝汤证的禁忌，这些都是需要临床医生注意的非常重要的问题！

首先，服用桂枝汤后对发汗的要求。第一是药后"啜热稀粥"，就是说喝完桂枝汤以后，要趁热喝一碗热粥，可以帮助振奋胃气，补充汗源。第二是要"温覆"，就是说喝桂枝汤和热粥以后，还要捂上被子帮助发汗。第三是发汗的时间"令一时许"，一个时辰，也就是现在的两个小时。还有就是发汗的具体要求——"遍身絷絷微似有汗者益佳，不可令如水流漓，病必不除"，就是说遍身都要出汗，身上要出汗，手脚也要出汗，而且所出的汗只能是微汗，不可以出大汗。这些都是对发汗的基本要求。

接着是剂量的问题，根据考证，汉制一两为今天的 15.625 克，一升约为 200 毫升。在原书用量中桂枝、芍药各用三两，也就是要用到 45 克多，那么大家就要思考了，桂枝和芍药我们现在经常开到 45 克吗？当然很少这样开，所以有的人就会觉得是不是张仲景用的量太大了，是不是现在的人体质就弱一些？那么再仔细看，煎法中讲到"煮取三升""服一升"，那么每次用量仅为一剂的三分之一，也就是说每次的桂枝、芍药用量是各 15 克，而我们现在开 10~15 克算是常规量，所以我们现在跟仲景原方的用量是差不多的。

三分之一的量喝完之后，通过啜粥、温覆，如果能得微汗，则"停后服，不必尽剂"，也就是中病即止，一剂药不用都喝完。如果没有出汗，则"更服依前法"，可以再服三分之一，仍然要啜粥、温覆。如果还不出汗，"后服小促其间"，也就是说第三次服药要缩短给药的间隔时间。如果还不好的话可以再开一剂，"一日一夜服，周时观之""乃服至二三剂"，仲景的一剂相当于今天的三剂，仲景的二三剂也就相当于今天六到九剂的量。

反观现在中医治疗感冒，常常就仅仅是开药，除此之外没有更多的医嘱，病人拿药回去后一副药煮两次，一天就一副药，然后就会觉得："中药没效，不退烧，还是西药快。"所以我们平常开桂枝汤没有效果的原因是什么？第一，调护法没到位，没交代病人要啜热粥、盖被子；第二，没有交代病人，在病情不好的时候要连续给药，西药都有"tid"，为什么中医就只能一天服一副呢？所以我在遇到桂枝汤证的病人时，通常都会开两到三剂药，而且要交代服药后喝热粥、盖被子，如果没出汗要继续喝，这样效果就会非常好。还有就是，如果汗出了，不能任其自然干，应该把汗擦干净，否则风一吹又会再次外感。

有一个病例给我的印象很深刻，是我带的一个博士生，当时我查房时他在病房值班，跟我说："老师，我感冒了十多天都没好。"我问他："你喝了药吗？"他说："喝了桂枝汤，但好像没效，不过没有喝粥，我没时间。"我跟他说："你今天服药后一定要喝粥、温覆。"第2天查房时他告诉我："老师，我昨天晚上喝了药，又喝了碗粥，之后盖被子发了汗，今天就好了。"

所以调护法很重要，有人说中药不退烧，中药治急症没效，此言差矣！如果能够严格按照《伤寒论》的煎服法，退烧效果是非常好的，你们可以尝试，有很多这种案例。

最后说的是戒口："忌生冷、黏滑、肉面、五辛、酒酪、臭恶等物。"中医常讲戒口，老百姓也知道开完药后问医生是不是要戒口。外感病人的戒口，张仲景罗列得很多，我们也不容易记住，总的来说就是清淡饮食。有人觉得感冒发烧时人体很弱，需要煲点鸡汤给他喝，如果这样做的话，烧就很难退了，为什么？因为不容易消化，油腻碍胃。卫气是起源于下焦、滋养于中焦、布散于上焦，现在有外邪侵袭，人体卫气要走向体表去打仗，抗邪于外，这个时候还要给胃肠那么多负担，正气哪有力量向外走？由此就导致疾病缠绵难愈，所以要强调清淡易消化的饮食。

本条之后，仲景还有一些条文讲了桂枝汤证的灵活运用。比如说有时喝了桂枝汤后不仅没有汗出病解，反而出现一些"负面反应"：有些病人"反烦不解"，有些病人可能会衄血，甚至有的病人还可能出现脉洪大、脉数。这时还可以继续用吗？要辨证，如果其他的脉证都没变，就仍可以使用桂枝汤，数也好、洪大也好，都可能是得了药物的资助后，机体的正气回复，是能够抗邪的表现。"脉浮弱者，当以汗解，宜桂枝汤"这条是说体质比较弱的人外感也可以直接用桂枝汤，桂枝汤里生姜、大枣、甘草都是养胃气的。

桂枝汤作为《伤寒论》的第一方，作为群方之冠，除了疗效确切，应用广泛，还因为它与我们的饮食有关。生姜、大枣都是生活中常用的食材；桂枝也许生活中不用，但桂皮是常用的调味品，现在冬天了，天冷了，很多人煲羊肉、狗肉，都要放些桂皮，温补阳气；芍药没吃过，芍药花是见过的，一些酒店菜品用萝卜雕成芍药花装饰，因为它赏心悦目、增进食欲，仍然是和脾胃有关系。

桂枝汤这条方，合起来五味药，含有几个方元，或者叫方根、方元素。桂枝配芍药、桂枝配甘草（桂枝甘草汤）、芍药配甘草（芍药甘草汤），还有生姜、大枣、甘草，可以养阳、养阴、养胃气、调和营卫、调和脾胃。由这条方加减演化、延伸出来的方，在《伤寒论》里边有二十多首，如桂枝加桂汤、桂枝去芍药汤、桂枝去桂加茯苓白术汤、桂枝去芍药加蜀漆牡蛎龙骨救逆汤，所以桂枝汤作为群方之魁是当之无愧的。

2. 自汗证

病常自汗出者，此为荣气和，荣气和者，外不谐，以卫气不共荣气谐和故尔。以荣行脉中，卫行脉外。复发其汗，荣卫和则愈。宜桂枝汤。（53）

病人脏无他病，时发热，自汗出而不愈者，此卫气不和也。先其时发汗则愈，宜桂枝汤。（54）

除了治疗感受风寒之邪的太阳中风表虚证的自汗出，桂枝汤还可以治疗杂病中属于营卫不和的自汗证。这两条原文中所说的"病"是广义的，一个是"常自汗出者"，一个是"脏无他病，时发热而自汗出不愈者"，两者都是营卫不和而出现的自汗，桂枝汤重在调和营卫，尤其是使卫气归位，然后营阴就能内守，"营在内，卫之守也；卫在外，营之使也"。

营卫之间的生理关系要协调，在卫气失位的状态下，营阴就可能失守，就容易出汗。53、54条分别讲了两种情况。53条讲的是门关不住，总是打开状态，所以营阴容易跑掉；54条讲的是门总是关闭，阳热郁在里面，到一定程度郁而化热，热就迫津外泄，也会出汗。两者都是"门"出了问题，要么开而不合，要么合而不开，表象虽然不同，但内在病机相似，所以都用桂枝汤调和营卫。

单纯的常自汗出，其服药是不拘时的；如果是"时发热自汗出"，仲景则强调了"先其时发汗则愈"，提前把门打开，门打开后阳热就不郁闭，也就不会迫津外泄，所以汗就止住了。因为不是用于解表，不是为了解除外来的邪气，所以不需要啜热粥，也不需要盖被子。

那么桂枝汤证和中风表虚证是什么样的关系？可以画等号吗？哪个概念大呢？从刚才这两条原文中可以看出，桂枝汤证的概念更大，中风表虚证只是桂枝汤的适应证之一，桂枝汤既可以治疗中风表虚证，也可以治疗营卫不和的自汗证，当然还有很多其他的杂病也可以使用。

一般来说，《伤寒论》中"某方证"和六经病证基本上应该是吻合的，比如伤寒表实证就是麻黄汤证，非常典型。但桂枝汤证不一样，它的应用范围十分广阔，从太阳病开始到霍乱、阴阳易、差后劳复，都有用到桂枝汤的。所不同的是，因治疗疾病的不同，调护法有所不同，桂枝汤所发挥出的功效也是有所改变的。

所以说桂枝汤的解表，用于治疗中风表虚，特别强调两个必要条件：啜热粥、盖被子。否则这条方不但不发汗，还可能止汗。关于桂枝汤的双向调节作用，现代研究非常多，如对体温的调节、对汗腺的调节、对血压的调节、对胃肠的调节、对免疫的调节。汗多的人可以止汗，不出汗的可以发汗；血压高的可以降压，血压低的可以升压；脾胃运化过亢的可以用它，脾胃运化太慢的也可以用它。这方面研究做得最深入的应该是中国中医科学院，研究人员总结了 7 类关于桂枝汤的作用并深入研究了机理，有大量的论文。

3.桂枝汤禁例

太阳病，下之后，其气上冲者，可与桂枝汤，方用前法；若不上冲者，不得与之。（15）

太阳病三日，已发汗，若吐、若下、若温针，仍不解者，此为坏病，桂枝不中与之也。观其脉证，知犯何逆，随证治之。桂枝本为解肌，若其人脉浮紧，发热汗不出者，不可与之也。常须识此，勿令误也。（16）

若酒客病，不可与桂枝汤，得之则呕，以酒客不喜甘故也。（17）

凡服桂枝汤吐者，其后必吐脓血也。（19）

这 4 条讲桂枝汤的禁忌证。

16 条中讲桂枝汤不能用于伤寒表实证。伤寒表实证是外邪郁闭腠理，桂枝汤中有芍药的酸敛、酸收，于外邪郁闭不利。同时表郁又往往容易产生里热，而桂枝又偏于温阳。另外，对于伤寒表实证，桂枝汤的发汗力度不够。所以，伤寒表实证不能用桂枝汤。反过来，桂枝汤证能不能用麻黄汤呢？同样不行，病轻药重。

17 条讲经常喝酒、嗜酒的人不能服桂枝汤，主要原因是嗜酒之人常内蕴湿热。这里的重点应该放在湿热，而不是嗜酒。从来不喝酒的人是不是就没有湿热呢？当然不是，尤其是我们东南沿海地区，几乎每个人都或多或少夹有湿气，即使平常不喝酒的人，也常有舌苔黄腻的湿热征象。湿从哪里来？内生的很多，但也有很多人吃得很清淡仍然有湿象，这就与地域、环境有关了。而有些长期饮酒的人，也有可能舌苔比较干净，看不到湿象，这与体质因素有关。所以"酒客"的真正含义，并不是在于这个人喝不喝酒，关键是有没有湿热。因为桂枝甘温，甘能恋湿、温能助热，所以桂枝汤对于有明显湿热的人不适合，即使要用，也是需要适当加减的。

19条反映的是阳热内盛、脓毒内蕴的人不可以服用桂枝汤。15条讲误下后正气不振、不能抗邪者不能再用桂枝汤。

我们知道，"是药三分毒"，药都会具有偏性，没有偏性的就不是药。有偏性的东西如果使用得当、使用对证，就是正能量；如果使用不得当，就会产生负面影响，发生不良反应。所以任何药物都会有一定的适应证和禁忌证。但是我们现在的中成药，经常是适应证写了很多，而禁忌证写着"尚未发现"，这非常不妥！不科学！不严谨！就桂枝汤来说，张仲景在《伤寒论》里就已经把适应证和禁忌证讲得清清楚楚、明明白白了。

4. 桂枝汤证兼证

所谓的兼证，就是指病人的主证还在，但是由于病情不同，病人的体质有差异，其具体表现可能有些变化。

（1）桂枝加葛根汤证

太阳病，项背强几几，反汗出恶风者，桂枝加葛根汤主之。（14）

这里说"项背强几几"，应该是目前的主要矛盾或者病人的主诉，是病人目前感到最痛苦的症状，主要表现为颈部的拘急感、不柔顺。几乎每个读书的人都有过项背强几几的经历，电脑看久了自己摸一摸脖子，很硬、很僵。很多病人一来看病自己就会说："我这个脖子很难受，可能是最近加班太累了。"所以这个症状是非常常见的。

本条提到了项部的拘急症状，又提到了恶风的症状，而太阳病提纲中本来就有"脉浮，头项强痛而恶寒"，怎么理解呢？从提纲证来看，仲景写的是很符合临床的、很真实的。当天气突然变化时，有些人可能没什么感觉，但有的人会说"好像感觉有点冷"，这个就是感冒的前奏，也是最早的表现，一旦感觉到有点怕冷了，此时外邪就已经附在身上，卫阳就受到损伤、抑遏，卫阳不能敷布，所以会感觉恶寒。还有一个最早的表现，就是脖子的不舒服。在临床上有病人感冒发烧头疼，如果详细询问他头疼

第二讲 太阳本证重风寒，开表还需兼证详——太阳病本证

的部位，有相当多的病人会说"脖子后面疼痛"。仲景的六经病提纲证实际上也是在无形之中体现了一种不自觉的循证医学，西医学中讲循证医学好像很时尚，而实际上中医这种经验的积累就是循证医学的一个体现，仲景肯定要通过大量的筛选、归纳、提炼，才知道哪些症状是核心，哪些是最能够反映病机病位的症状。

所以"头项强痛"是太阳病表证必备的症状，而这里的"项背强几几"则是突出其症状的严重性，或者说是突出其首发和最典型的表现。后面的"反汗出恶风"当然是中风表虚证的表现。

"强几几"与筋脉失养有关，我们常说"不通则痛""不荣则痛"，其实两者是有联系的，不通是过程，失荣是结果。譬如心肌梗死，冠脉栓塞，介入治疗后，血脉被打通，心肌得到血和氧的供给，疼痛也就缓解了，这里的不通和失荣就是联系在一起的。一般来说，不通多与寒有关，寒性收引凝聚，但这种疼痛一般是无汗的，仲景在这里用了一个"反汗出"，说明这个证候跟常规不一样，因为它感受的是风邪，风性开泄，与寒性的收引不一样，所以病人有汗出、恶风。治疗上用桂枝汤原方解肌祛风调营卫，再加葛根的升津舒筋达表。

有一年我家里买了很多鲜葛根，一时没吃完，有些就发芽了，于是种在花盆里，由此我对葛根的性状有了很深刻的体会：它的根扎得很深，它的藤长得非常漂亮、非常茂密。由此联想到它的作用，它的根很长、很深，能够将深藏于下的阴气升提起来，使津液达表。它是藤类药，藤蔓药物具有通络的作用。因此葛根对于经络的阻滞、经脉的失养，能够起到升津液、舒筋活络的作用，可归纳为"升津舒筋"。

在临床上我有两类方用得最多，一个是桂枝汤的加减方，另一个是小柴胡汤的加减方，桂枝加葛根汤作为桂枝汤的加减方，我也是非常常用，下面介绍我的一个医案。

这是我一个病人的朋友，当时是 2002 年的 7 月份，夏天天很热，我的这个朋友跟我讲："李教授，你有空的时候能不能帮我看看我的朋友，他住院了，在急诊留观，也搞不清是什么病。"于是我下班后去看了那个病人，当时急诊条件很差，没有空调，只有吊扇，一个房间住着三个人，这个病人住第一张病床。我见到这个病人的时候，首先注意到的是他盖着一床厚厚的棉被，于是问他："怕冷？"他说："怕冷！"把被子掀开，摸他的身体发现都是汗。其他的症状还有：只能躺下，不能坐、不能站、不能走，脖子很硬，他自己说腰背就像被人用手抠得紧紧的，不能动，所以只能躺下，舌质淡，苔白腻稍厚，脉缓。此外，三天前曾有过呕吐。当时急诊考虑是脑膜炎，留观期间做了一系列检测，还做了两次腰穿，但没有抽到东西。

于是我跟当时的值班医生说，这个病人非常符合《伤寒论》的原文"项背强几几，反汗出恶风者"，也就是说是桂枝加葛根汤证，建议用桂枝加葛根汤来治疗，同时加些杏仁、白蔻仁、薏苡仁，仿三仁汤意，因为舌苔稍腻，提示夹有湿邪。这个病人大概过了两三天就出院了，症状改善很多，已经能够走路了，但还是怕风，常用手捂着脖子。但始终也没有弄清楚是什么病，出院也没有诊断。在复诊时，我在桂枝加葛根汤里加了一点附子。

后来我向中山医学院的一位教授讨教，他说他也曾遇到过一例类似病证，可能是颅内低压综合征。我于是查了12版、13版的《实用内科学》，都没有提到这个概念，可能直到14版才出现。西医的治疗，主要是用生理盐水静脉滴注，或直接硬膜外腔滴注。我反思这个病人，为什么两次穿刺都没有抽到东西，应该是与颅内压低有关。站着、坐着时，体位高，脑脊液压力更低，只有当平卧的时候才能得到一些滋养，所以病人只能躺着。

所以说中医的宏观科不科学？有疗效就是最大的科学，有疗效就是硬道理！没有疗效的话，即使道理讲得再清楚、再漂亮，也解决不了问题。所以学习《伤寒论》时条文重不重要？太重要了，如果不熟悉条文就不可能想得到用桂枝加葛根汤，这个病例非常符合原文。

（2）桂枝加厚朴杏子汤证

喘家，作桂枝汤，加厚朴、杏子佳。（18）

太阳病，下之微喘者，表未解故也，桂枝加厚朴杏子汤主之。（43）

第二个桂枝汤证的兼证是兼喘，包括原文的第18、43条。这两条原文讲了一个方证，但表达却有所不同，一个是用"加厚朴、杏子佳"、一个是"桂枝加厚朴杏子汤主之"。"主之"说明疗效可能非常好，非常对证；而"佳"则表示可以考虑使用。

因为病人有咳喘痼疾，类似于西医学的老慢支、肺气肿，这种既往有咳喘病史的人，新感引动痼疾，可以考虑用桂枝加厚朴杏子汤，外感容易祛除，但长期的喘疾却不是这几剂药就可以彻底治愈的，所以张仲景用个"佳"字。但如果是新感风邪袭表，肺气不宣而出现的咳喘，随着外邪的消除，肺气的宣发肃降也就会恢复正常，这种咳喘是能够很快彻底治好的，所以用"主之"，由此体现出《伤寒论》中的用词非常的斟酌。大家可能看这个方很平淡，但其实疗效非常好，在临床上只要病人符合桂枝汤证，而最近又同时有咳喘的，我肯定首选这条方。

我在做主治医生的时候遇到一个让我一直难忘的病例。这是一个有哮喘病史很多年的老人家，来看病时主要是感冒，而且喘得很厉害，整个肺部满布哮鸣音，病人汗也多，同时又怕风，于是我开了桂枝加厚朴杏子汤。开完以后，我觉得他肺部的干啰音实在太严重，怕这个方的力度不够，于是想起来加一味麻黄，理由就是根据现代研究认为麻黄具有扩张支气管的作用。

过了几天病人来复诊了，结果出人意料，吃了药以后不仅咳喘没有好，而且出现大汗淋漓，吓得病人不敢继续再喝药了。桂枝汤怎么可能大汗淋漓呢？我把上次的方拿过来一看，马上就意识到我犯了什么错误，桂枝加厚朴杏子汤再加麻黄，方中就同时具有了麻黄、桂枝、杏仁、甘草，也就是说合成了一个麻黄汤，麻黄汤肯定不能用于表虚的病人。但我原来并不是这样想的，我原来是在以中医理念辨证论治以后，加了一个特异性的、西医研究得比较透彻的一味药，想把现代的研究成果融在里面，但是在中医理论范围内，却违反了中风表虚证的治疗禁忌。后来把麻黄撤掉，病人的症状很快得到缓解。这个病例给我一个教训，就是以不同的理念组方后，最后一定要整体上进行把关。

现在秋天到了，天凉了，季节对人体影响很大，在夏天看到很多舌苔厚腻，湿邪严重的病人，现在再看，会发现舌头偏干，皮肤很干、皱褶，呈现出缺水的征象。秋在五行属金，肺在五脏属金，肺气通于秋，二者同气相求，所以在秋天呼吸系统的疾病非常多，尤其是一些老慢支、肺气肿的病人，天一旦变凉、变燥就开始发作，所以这个时候本方用得也是非常多的。

刚才下课一位同学跟我聊天，提到刚才我用桂枝加厚朴杏子汤又加麻黄而病人出现不良反应的病案，他考虑说是不是用量的问题，量用得小一些是不是可能就没这些反应了。但是在《伤寒论》中，中风表虚证不能用麻黄汤，这是仲景有明确交代的，而我也正好遇到了这样的不良后果。在《伤寒论》中包含有麻黄汤的方子还有桂麻各半汤、桂二麻一汤，这两个方中麻黄汤的用量都比较小，但这两个方证的特点仍然是无汗！所以有汗不能用麻黄汤，这是基本的。现代研究可以参考，但还是要通过临床实践，还是要遵循中医的理论。

（3）桂枝加附子汤证

太阳病，发汗，遂漏不止，其人恶风，小便难，四肢微急，难以屈伸者，桂枝加附子汤主之。（20）

第三个兼证就是阳虚漏汗。除了汗漏不止，还有"四肢微急、难以屈伸"，即筋脉的拘急，手脚拘急、发僵发硬，阴虚不能濡养筋脉比较多见，阳虚也可以出现，"阳气者，精者养神，柔者养筋"，阳虚寒凝，寒则收引，天冷的时候，即使正常人都可能出现手指运动不灵活。还有小便不利，这里的小便不利，是由于汗出过多，津液不足，也可以由阳虚而致膀胱气化功能不利。所以这个病证因于发汗太过，而汗多既会伤阳又会伤阴，最终出现阴阳两虚。

治疗重在固阳以复阴。虽然是阴阳两虚，但仲景的治疗方法只是在桂枝汤的基础上加一味附子，因为从阴津和阳气来讲，有形之阴津难以速生，而无形之阳气需当急固。又因为阴阳两虚是由阳虚漏汗所继发的，尽快把阳气补起来，让阳气迅速发挥固摄作用，让津液不再继续外泄，也就不会再继续伤阴伤阳。

《伤寒论》中的附子有两种炮制方法：生用的作用是回阳救逆，像四逆汤、干姜附子汤都是用生附子；如果是温阳固表就用炮附子。曾经有一段时间，大家用附子的量都比较大，应该是和扶阳理念的流行有关，很多人都比较崇拜这一流派，但《伤寒论》中附子的用量到底有多大呢？

其实《伤寒论》中附子的用量并不算大，一般是用附子一枚，一枚附子大概 15 ～ 20 克，大者一枚可能会更大一点，最大的用量是用到附子两枚，绝对没有用到现在很多人用的上百克。当然近现代有很多名老中医以大剂量使用附子起死回生而闻名，但这种用法应该是在特殊的环境中形成的，并且有严格的适应证和配伍关系，并不是说这种方法可以全面推广。再加上今天的药物资源有限，如果小量能解决问题，就没有必要用很大剂量。

我前段时间回老家，我母亲中风在西医院住院，跟医生沟通后，我开了中药。方药里面就用了附子 10 克，因为她精神不太好，经常讲着讲着眼睛就眯起来了，符合仲景原文中所讲的"但欲寐"，脉象尽管比较弦大，但重按是空的，提示阳气浮在上面，舌象比较干净，没有浊腻苔。药是开好了，但是抓药遇到了麻烦，一般药店竟然拿不到附子，这就有点奇怪了，正常剂量的附子应该是没问题的，这么重要的药物药店竟然没有。所以现在经常就是走了两个极端，一个极端是怕出问题、怕担风险，全面封闭它，以至于一般药店拿不到；另一个就是过于大胆，用量非常大，这些应该都是个别情况。

使用附子确实是仲景的重要理念之一，扶阳的理念，重视扶阳气、存津液、保胃气，但一定要斟酌用量，要恰到好处。

在《伤寒论》的条文中，对于阴阳两虚有三种处理方法，或者说三种模式。

第一种模式就是刚刚所讲的阳虚漏汗证，用固阳以复阴的方法，尽管病人有阴液的不足，但不用很多的养阴药，以扶阳气为主，这是特殊病因决定的, 抓住了证候的主要矛盾。

第二种模式是先扶阳后复阴, 是后面要讲到的甘草干姜汤证和芍药甘草汤证, 先针对四肢厥逆, 用干姜甘草汤, 阳回厥逆消除后, 再用芍药甘草汤治疗脚挛急。

第三种模式是阴阳双补, 如芍药甘草附子汤证。

三种模式中, 更多的是注重阳气, 这是仲景的用药特点, 不是见到阴阳两虚的人就用大量的养阴药。张仲景的方药之所以这么精练, 就是他抓住了病证的核心、本质。

所以有些人开方不能叫开方, 只能叫开药, 抓不住重点, 病人讲一个症状就开几味药, 再讲一个症状又加几味药, 最后的方子就只是若干味药的堆砌, 没有丝毫规矩可言。所以我们要做一个明白的中医人, 开方要讲究规范, 要有理有法, 要让内行人一看就能读懂你开的这张方子的意思。

二、麻黄汤证及兼证

1.麻黄汤证

太阳病, 头痛发热, 身疼腰痛, 骨节疼痛, 恶风, 无汗而喘者, 麻黄汤主之。(35)

太阳病, 脉浮紧, 无汗, 发热, 身疼痛, 八九日不解, 表证仍在, 此当发其汗。服药已微除, 其人发烦目暝, 剧者必衄, 衄乃解。所以然者, 阳气重故也。麻黄汤主之。(46)

太阳病, 脉浮紧, 发热, 身无汗, 自衄者, 愈。(47)

伤寒脉浮紧, 不发汗, 因致衄者, 麻黄汤主之。(55)

原文35条讲的是典型的麻黄汤证, 可以结合原文的第1条太阳病提纲和第3条伤寒表实证的分类提纲来理解, 大家对麻黄汤证的证治应该都比较熟悉, 这里就不重点提了。

这里特别要提的是另外三条原文: 47条所讲的是伤寒表实证, 没有及时发汗, 病人出现了衄血, 而随着衄血的出现, 病也得到痊愈; 46条也是伤寒表实证, 虽然服用了麻黄汤, 但并未从汗而解, 同样也出现了衄血，衄血之后同样也得以痊愈；55条所说的是病人先有衄血，但衄血后表证仍在，所以又继续使用麻黄汤。

这三条原文的共同点是都提到了"衄血"这个症状，前人也把这种衄血称为"红汗"。由于汗血同源，邪气可随汗而解，同样也可随衄而解。所不同者，有未经服药，自衄而解者；有药后汗不解，衄乃解者；有衄少不足以解，仍需发汗者。这种衄血的情况，可以理解为一种特殊的祛邪反应，当然也可以理解为喝了麻黄汤之后的一种不良反应，张仲景原文中所记载的是十分真实的，对于我们的临床有重要的指导价值。

我去年10月份去澳门科技大学讲课，澳门的气候和广州差不多，但是上课的地方特别冷，因为那一层是他们的重点实验室，空调开到16℃。课间一个男同学就问我："老师，我感冒了一个多月还没有好，你上课所讲的麻黄汤证的症候，我都有了，我是不是可以喝麻黄汤？"我说："符合麻黄汤证的症候，当然就可以用麻黄汤来治疗。"过了两三天，这个同学跟我讲："我鼻子有点出血，但是好像症状也轻松了点，但还没全好。"我说："这就是《伤寒论》所讲的'衄不解'，再汗解，因为其他病症没有改变，所以还可以继续使用麻黄汤。"大概又过了一两天，这个同学正在上课的时候跑到洗手间去，怎么呢？鼻子出血了，量还较多，矿泉水瓶子接了三分之一。血出了，症状也解除了，他问："老师，我还能喝麻黄汤吗？"我说："你现在是衄解，既然已解，当然就不用再喝了。"

还有另外一个病例，也是在澳门的时候，我的一个学生在那里有个诊所，请我去看了他的一个病人。这个病人是一位修女，年纪比较大，当时也是发烧感冒，但除了外感因素，她当时应该还有工作上的事情导致心情很烦闷，我建议这个学生给她使用柴胡桂枝汤。一段时间后，这个学生发电子邮件给我说了后续的情况：病人喝第一剂后没有什么感觉，症状有些减轻；喝了第2剂药后出现了吐血，吐了两口鲜血，但吐完血之后症状也消除了，而且没有继续吐血，就这样病就好了。这个同学就叫我给他说说其中的道理，我就讲了衄血和汗法的关系。

所以不仅仅是服麻黄汤后可以出现邪从衄解，其他解表方药同样也有可能出现邪从衄解的机转。而且也不一定都从鼻衄而解，其他途径的出血也是有可能的。有时讲课的时候，有的同学会提出是否真的存在这种情况，那么这里就拿上面两个案例和同学们分享。这种情况在临床上应该说也不少见，留心的话可以经常观察到，所以在最近这次经方班上我讲的主题就是血证，这是有感而发。当然也要和温病热入血分的出血相区别，如果出血持续且量很大，那就肯定不是这里所说的衄解了。

2. 麻黄汤证兼证

麻黄汤证有四个兼证：寒包火的大青龙汤证；寒包水，外寒内饮的小青龙汤证；太阳阳明合病，无汗恶风，项背强紧的葛根汤证，葛根汤也用于太阳与阳明合病下利；太阳与阳明合病，不下利但呕的，葛根加半夏汤证。

（1）大青龙汤证

太阳中风，脉浮紧，发热恶寒，身疼痛，不汗出而烦躁者，大青龙汤主之。若脉微弱，汗出恶风者，不可服之。服之则厥逆，筋惕肉瞤，此为逆也。大青龙汤方（38）

虽然说麻黄汤是峻汗的方剂，但其实发汗最厉害的应该是大青龙汤，这个方中的麻黄用量也是《伤寒论》中最大的，原载剂量是六两，也就是现在的90克。大青龙汤证最具特征性的症状是不汗出而烦躁，提示其病机是寒包火，寒邪闭表，里有郁热，表越闭则热越甚，所以一定要辛温发汗，解除表闭，让邪有出路，所以发汗力度最大。当然方中也用了一点石膏，如鸡子大，用来清里热。表里同病，表里双解。

我们教研室的研究生在很早的时候曾做过一些有关大青龙汤的实验研究，发现这个方不论在调节免疫方面，抗病毒方面，还是在退烧方面，与西药相比都有一定优势，后来在这条方的基础上开发为我们医院的院内制剂，叫退热宁，退烧效果非常好。也正由于这个方的发汗力度很大，所以使用时要十分谨慎。

我门诊上有个女性病人，有一次她带她儿子来看病，孩子发高烧，其实来看病的时候烧已经退了。因为我前两天没在门诊，她就用原来开给她的方抓了药给她儿子吃，我当时就批评了她，年龄不同，性别不同，药怎么可以乱用？而我上次给她开的方，就正好是一个完整的大青龙汤，幸好她儿子体质比较壮实，否则很有可能发汗过度，发生变证。当然另一方面也说明了这首方退烧效果非常好。

（2）小青龙汤证

伤寒表不解，心下有水气，干呕发热而咳，或渴，或利，或噎，或小便不利，少腹满，或喘者，小青龙汤主之。（40）

大青龙汤和小青龙汤，一个寒包火，一个寒包水，一火一水，"水火者，阴阳之征兆也"，体现了对立统一的思路。

小青龙汤是一个临床上非常常用的方，治疗咳喘效果很好，主要针对外寒内饮，而以内饮为主，外寒较次要。大青龙汤证则是以外寒为主，里热较次要。尽管两者都是表里同病，但偏重不同。主要表现在吐痰稀薄，痰吐出来放置稍久就化成水一样的，病人怕冷也很明显。

有外寒就需要辛散，所以这个方用了很多辛散的药物，如桂枝、麻黄、细辛，但散得太过也会损伤阳气，所以他原方里面还加了一味五味子，加五味子的原因一个方面是考虑前面几味药过于辛燥，另一个方面，五味子本身有收敛、止咳的作用。

方中用的是干姜，没有用生姜，当然如果加用生姜也没有很大的错误，但前面辛散的药已经很多了，应该没有必要再用。而干姜在这里是作用于里，用来固本，所以干姜在这个方中是最重要的，没了它就固不了本，病也收不了尾，达不到最好的效果。

下面以几个病案来学习。

我门诊上有个老病人，有糖尿病、再生障碍性贫血，在我这里看了好几年，但这里要说的病人是她的孙子。她孙子几个月的时候，因为咳嗽在西医院诊断为肺炎，抗生素用到了最高档的，已经用掉了接近一万块钱，但仍然没有好完全。抱来给我看后，从症状上来看还是非常符合小青龙汤证，开了三剂小青龙汤，服一剂咳喘就消失了。当然也不能说前面的治疗都是错误的，因为发病的时候我没见到，也不能确定发病时就是外寒内饮，也可能原来是一个热证，但经过了一段时间的发展和治疗干预，到了我看的这个阶段已经表现为小青龙汤证，所以用小青龙汤来收尾，效果非常神奇。

另一个病例是山西的一个老师讲给我的，发病是在夏初，她的儿子三岁多，在喝完冰水以后躺在公园的石凳上睡着了，当天晚上就开始发烧，《内经》说："形寒饮冷则伤肺。"而一般医生经常见发烧就用清热解毒，就用抗生素，所以打吊针很久都没有好，吊针本身也是寒凉之品，用得不妥就是水饮之邪。最后也是用小青龙汤一剂退烧。

我还记第七届经方班，正好是"甲流"的流行时期。第一堂课是李可老先生讲的，他认为"甲流"应该定义为寒邪，所以他用的主打方就是小青龙汤，他的一个弟子实践了他的理论，在东莞的一所医院用小青龙汤来治疗"甲流"，取得很好的效果。

治疗"甲流"在国际上公认的药是达菲，而这个药的生产原料是提取自八角茴香。从中医角度来看，八角茴香是辛温之品，既然能用辛温药治疗，看来这个病邪应该是个寒邪。但后来又推出了一个连花清瘟胶囊，其治法核心是清热解毒，这样来看这个病邪好像又属于热了。

这就很奇怪，从西医来看是同一个病毒，但从中医理论出发，却又有寒又有热。更奇怪的是，寒热两类药物还能起到疗效，为什么呢？西医关注的是致病因子，当然中医也关注致病因子，比如伤寒强调感受的是寒邪，温病强调感受的是温热病邪，但两者是有区别的，中医除了问诊求因以外，更重视审证求因，所以中医所关注的致病因子就包含了病邪作用于人体以后的综合反应，年龄不同、性别不同、地域不同、时间不同，所形成的证候就有可能不一样，也因此治法就不同。

三、表郁轻证

太阳病，得之八九日，如疟状，发热恶寒，热多寒少，其人不呕，清便欲自可，一日二三度发。脉微缓者，为欲愈也；脉微而恶寒者，此阴阳俱虚，不可更发汗、更下、更吐也；面色反有热色者，

未欲解也，以其不能得小汗出，身必痒，宜桂枝麻黄各半汤。（23）

服桂枝汤，大汗出，脉洪大者，与桂枝汤，如前法。若形似疟，一日再发者，汗出必解，宜桂枝二麻黄一汤。（25）

太阳病，发热恶寒，热多寒少。脉微弱者，此无阳也，不可发汗。宜桂枝二越婢一汤。（27）

任何事物都具有对立的两面性，而不是极端的只有一面。从《伤寒论》来讲，既有中风表虚有汗的桂枝汤证，也有伤寒表实无汗的麻黄汤证。麻黄汤证兼证里面，既有寒包火的大青龙汤证，又有寒包水的小青龙汤证。在后面讲利水剂时还会提到，既有苓桂系列，又有苓芍系列。

但更重要的是，并非所有病证都是非黑即白、非阴即阳、非虚即实的，中间状态更为多见，表郁轻证就是这种状态，介于两者之间的状态。

为什么说它是表实呢？因为它无汗。但它和伤寒表实的麻黄汤证又有所区别，因为病久邪微，生病的时间长了，邪气已经不很盛了，这时候虽然无汗，好像应该用麻黄汤，但实际上用麻黄汤是病轻药重了。但如果用桂枝汤又太轻了，邪气虽微，却仍是寒邪闭表，无汗不用桂枝汤，是张仲景有原文说明的。于是用一个折中的方法，采取了合方运用的思路，把麻黄汤、桂枝汤合在一起，但把剂量减少，所以出现了桂麻各半汤证、桂二麻一汤证、桂二越婢一汤证。

更加细致地讲，桂麻各半汤是桂枝汤和麻黄汤各取三分之一，其中有桂麻相配可以辛温发汗，但量很少，所以是发小汗。桂二麻一汤，桂枝汤在方中的比例是三分之二，麻黄汤占三分之一，实际是取桂枝汤的十二分之五，麻黄汤的九分之二，发汗力度就更小了，所以称为发微汗。从桂枝、麻黄的比重不一样可以发现很多问题，本身桂枝汤的发汗力比较弱，就叫取汗；麻黄汤发汗比较强，就叫峻汗。两方合起来以后，剂量减轻，而且桂枝汤占的比例较多，说明发汗力更小。

如果还积有内热的话，用的是桂枝二越婢一汤，即桂枝汤和越婢汤的合方，越婢汤是由麻黄、石膏、生姜、大枣、甘草组成。实际上这个方相当于大青龙汤的小量运用，所以寒包火的证候，严重的用大青龙汤，较轻微的用桂枝二越婢一汤。

表郁轻证首先是表证，原文中说道"发热恶寒""如疟状""一日二三度发"或"一日再发"，既感觉到发热，同时又感觉到怕冷，这是太阳病的发热特点，但这里的这种发热又是间歇性的，一天发作几次，还有相当多的时间是正常的，所以叫表郁轻证。表郁轻证除了有表证，同时由于阳气内郁，还有面色赤、身痒等症状，这是阳郁在内，不能发越。

我记得有一次用桂枝汤，病人服用后出现了皮肤瘙痒，这是不是过敏？详细询问后，发现病人并没有正确地服用这个方，因为他不吃辣的，所以把桂枝汤里的生姜去掉了。后来要求病人把生姜加进去，继续使用桂枝汤原方后，身痒消失，感冒也好了。这就是由于去了生姜以后，发汗力度减弱，发汗不及，阳气欲出而不出，郁于皮下所导致的。所以我们为什么反复强调桂枝汤证后面的调服法，发汗太过不行，发汗不及也不行。而表郁轻证的形成除了病久邪微以外，也跟发汗不及有关。

这几个方临床上用得比较多的情况是感冒的后期，常常在感冒后还留了一点尾巴，没有完全好，可以从表郁轻证来治疗。还有一种用得比较多的情况是运用于皮肤科，所以《伤寒论》对于皮肤科的指导价值也是非常大的。

在座的各位，如果从你们自己不同的角度或者不同的专业去思考的话，可能会有不一样的火花，可能会更有创意。我们搞伤寒的一直是一代一代的传承下来，基本的观点是我们首先要接受的，所以有时候就可能跳不出固有思维，这时候就特别需要批判性思维的方法，我觉得这是作为研究生阶段所应该具备的。

第三讲　太阳变证最多端，热化寒化虚实列

——太阳病变证

太阳病变证也叫坏病，简单地说就是病治坏了。形成坏病的原因多种多样，尤其是受当时医生医疗水平的限制，失治误治很多，导致疾病离开太阳之表，不再属于太阳病，但也不在其他五经，而且其发展变化也没有规律性可言，所以称为坏病。坏病也可以理解为我们今天所说的疑难杂病，所以这一部分内容对临床的指导意义也非常大。

《伤寒论》中所讲的辨治体系是六经辨证，是以六经为纲目对外感病进行辨治，那么按刚才太阳病变证的定义，如果病变已脱离六经本证，又如何进行辨证呢？其实《伤寒论》中还体现了很多用于补充的辨证思维，比如八纲分证、卫气营血分证、三焦气血津液分证，张仲景虽未提出具体的辨证体系，但在变证的处理中，的确已经体现出了具体方法的运用。"伤阴热化，伤阳寒化""气阴两伤""阴阳两虚"这些概念都体现了八纲的理念；"蓄水""蓄血"体现了气血分证；还有按照部位来分的，如结胸、痞证、上热下寒证，都是按部位分证。

所以临床的辨证模式应该是多样化的，虽然有人强调统一，但我觉得很多东西如果过于规范，到了临床上可能得不到那么好的疗效，从理论上看很漂亮、很严密，但临床上也许并不太好用，所以应该根据所遇到的病证，灵活的选择适用的辨证方法。

《伤寒论》变证的部分内容，跟本证比较起来好像是比较次要的方面，但实际在临床上的使用价值也非常大，应用广泛，疗效也非常好。

一、伤阴热化证

热化证按上、中、下焦归类，上焦有热扰胸膈的栀子豉汤类证，邪热壅肺的麻杏甘石汤证；中焦有白虎加人参汤证；下焦主要是以下利为主症的葛根芩连汤证和黄芩汤证，下利兼呕的黄芩加半夏生姜汤证。

学习《伤寒论》，不能仅仅局限在扶阳气，不能一提《伤寒论》就是"麻附桂"，应该要打破这个观念。《伤寒论》其实对温病学有很好的奠基作用，其中用到大量的寒凉之品。《伤寒论》是八法皆备的，千万不要把扶阳法和《伤寒论》对等起来。

伤阴热化这一部分，对于我们临床的启发很大，对于后世温病学的发展影响也很大。同时我们也看到了《伤寒论》中不仅仅讲到狭义的伤寒，寒凉之品的使用也不少。

1. 栀子豉汤类证

（1）栀子豉汤证、栀子甘草豉汤证、栀子生姜豉汤证

发汗后，水药不得入口为逆，若更发汗，必吐下不止。发汗吐下后，虚烦不得眠，若剧者，必反覆颠倒，心中懊憹，栀子豉汤主之；若少气者，栀子甘草豉汤主之；若呕者，栀子生姜豉汤主之。（76）

发汗若下之，而烦热胸中窒者，栀子豉汤主之。（77）

伤寒五六日，大下之后，身热不去，心中结痛者，未欲解也，栀子豉汤主之。（78）

凡用栀子汤，病人旧微溏者，不可与服之。（81）

这几条讲到栀子豉汤类证。为什么叫类证呢？因为是包括了栀子豉汤证、栀子甘草豉汤证、栀子生姜汤证、栀子厚朴汤证、栀子干姜汤证几个证候在内的一大类方证，也有人把差后劳复病篇的枳实栀子豉汤证也包含在内。

这个病症怎么得来？既然是放在太阳病篇中，作为太阳病的变证，说明它的形成跟太阳病有关，是由于太阳病误治，或是误下，或是汗不得

法，导致邪气内陷。这个证候也见于阳明病篇，是由于阳明热证误用下法之后，热邪未尽，留扰胸膈。

其症候表现有轻、中、重的不同。

轻度的，表现为虚烦不得眠。这里的关键词是虚烦，什么叫虚烦？"虚"字容易误导大家，如果望文生义，会误认为是正气不足。其实虚烦不是指虚证，它是一个实证，特指栀子豉汤证的烦，这种"虚"是相对于燥屎、水饮、痰、虫积这类有形实邪，它是无形的，是无形之邪热内扰胸膈所引起，属于实证。

中度的，不仅有虚烦不得眠，还有反覆颠倒，心中懊憹。懊憹，烦闷殊甚，不可名状。病人感觉烦，别人问他烦什么，他自己也不知道烦什么，问他哪里不舒服，他自己也讲不清楚。反覆颠倒，坐也不是，站也不是，走也不是。

重度的，可以表现为胸中窒、心中结痛。胸中窒，是感觉有东西堵住，窒塞的感觉，从临床来看，有一部分心脏病人可能有这种表现，由于热郁气滞，最后导致血瘀，不通则痛。

尽管症候表现有轻中重之不同，但是仲景的治疗方法没变，都是栀子豉汤主之，两味药，栀子、淡豆豉，清热、宣郁、除烦，从烦到失眠，到出现心脏的症状，都是用这条方。

由此我们就想到一个问题，为什么仲景的方这么精简？为什么我们开方常常收不住手？为什么我们不能把方子精简下来？其中的关键是辨证，关键是病机的核心，病机的上游抓不到、抓不准，开方就很难具有针对性。栀子豉汤证的症候那么多，但治疗上始终是这两味药，因为张仲景知道病机的核心在哪里，最关键的问题就是郁热内结。用栀子豉汤，能够清热宣郁除烦，能够解除病机的关键问题。所以尽管表现很多，甚至影响到心血管，出现血瘀，但抓住了关键，即使不用活血化瘀药，也仍然有效，因为这种瘀是由于气郁导致，而气郁是由于热郁而导致，所以核心问题是郁热，郁热清除了，气机自然调达，血瘀自然就改善或者消除。

所以一个水平好的中医主要体现在哪里呢？一个是用药有特色，另一个就是诊断辨证的准确，善于抓到主要矛盾，能够不被病人牵着鼻子走。仲景用药精当就是因为能够不被症状所迷惑，而始终抓住关键病机，抓住源头。

我没有单独地用过这个方，也就是没有在某一个处方中只放这两味药。我常常是在相应的方里合上这个方，如果病人有相应症状，加这两味药，加上去以后病人的相应症状是百分之百的改善。

《伤寒论》的方药配伍是非常考究的，根据病情加减是可以的，仲景也有加减，比如桂枝汤证、麻黄汤证的兼证就体现了加减运用，但是加减是应该有规则、有规范的，不是无限制的。所以这个方临床上也可以加减，根据张仲景的方法：少气的，用栀子甘草豉汤；呕的，用栀子生姜豉汤；腹胀满的，用栀子厚朴豉汤。栀子厚朴汤是栀子豉汤去掉淡豆豉，再加厚朴、枳实，其治疗重心就由上焦转移到了中焦。此外还有下文就要提到的，上热中寒的栀子干姜汤。

还需要特别讲到的是，治疗兼有少气的用栀子甘草豉汤，为什么不用人参呢？少气就是气虚，为什么会少气？是因为火盛，壮火食气，这和白虎加人参汤的机理是一样的，火太盛可以伤阴，也可以耗气，这里的重点是耗气，但人参的补气力量过强，"气有余便是火"，而这里的热势显然不如白虎汤证，其伤气的程度应该也较轻，所以叫"少气"。炙甘草也具有补气的作用，我们选择补气药时往往想到人参和黄芪，但不要忘了炙甘草也是张仲景常用的补气药，甘草和黄芪本都是豆科植物，所以有一定的相似性，品质好的甘草，切成饮片后也很像黄芪，甘草、黄芪同用，有时也经常起到协同作用。

刚才课间有一位同学问我："栀子豉汤的原文讲到若呕者用栀子生姜豉汤，但是原文方后又讲若呕者要止后服，一个是说有呕的加生姜来治疗，另一个说有呕的不应继续用栀子豉汤类方剂，这不是矛盾了吗？"我觉得学习《伤寒论》不能脱离临床，不能纠结于对原文的片面解读。张仲景所讲的"得吐者，止后服"讲的是喝了栀子豉汤的一个不良反应，这个时候就不要再喝了，但其实在临床上我并没有见到过这类反应，也没见到有关的临床报道。仅仅从原文病机上来理解的话，这种服药后引起的呕吐，有可能是一种祛邪反应，是邪有出路，可能是个好现象，所以不需要处理。而"若呕者，栀子生姜豉汤主之"是在没有栀子豉汤之前就存在了呕的症状，既有热扰胸膈的心烦、反覆颠倒、心中懊侬，同时又有呕吐，所以在清热的同时，加上生姜效果更好。所以这两个呕吐是两回事，一个是使用之前的呕，一个是使用之后的吐。

还有就是禁忌证，脾胃虚寒的人是不能用的，也就是原文第81条所说的"病人旧微溏者"，毕竟本方属于寒凉之剂。但如果病人是中焦脾胃虚寒，上焦仍然有热扰胸膈，怎么办呢？那就不能单纯地使用栀子豉汤，可以用下面的栀子干姜汤。

（2）栀子干姜汤证

伤寒，医以丸药大下之，身热不去，微烦者，栀子干姜汤主之。（80）

栀子干姜汤是《伤寒论》寒温并用方中的一个非常精彩的方，就两味药，一寒一温，分得非常清楚，栀子清热，干姜温中，治疗的是上热中寒。

栀子豉汤类证从76条到81条，六条原文中，热扰胸膈是一个突出的主要矛盾，在此基础上有轻中重的差别，在治疗中仲景谨守病机，有症候不同而守方不变，也有加减运用的方法，以及这一类方的禁忌证，整类方证的论述非常完整。

2. 麻黄杏仁甘草石膏汤证

发汗后，不可更行桂枝汤，汗出而喘，无大热者，可与麻黄杏仁甘草石膏汤。（63）

下后不可更行桂枝汤，若汗出而喘，无大热者，可与麻黄杏子甘草石膏汤。（162）

讲到邪热壅肺的麻杏甘石汤证，我们可以把麻黄汤证、大青龙汤证、麻杏甘石汤证、白虎汤证几个方证串起来看。麻黄汤证是太阳病伤寒表实证；大青龙汤证是寒包火，表里同病，表证为主；麻杏甘石汤证是邪热壅肺证；白虎汤证，是阳明热盛。正好是一个疾病由表入里，从寒发展到热的过程，麻黄证是完全的表寒证，没有里热，发展到大青龙汤证出现了里有郁热，但仍以表寒为主，发展到麻杏甘石汤证就成为一个完全的里热证，再发展到白虎汤证是热势更盛，而且由上焦转入了中焦。

其中有方药的比配变化，尤其是麻黄和石膏的关系。麻黄汤证是完全的外寒，所以用麻黄配桂枝，辛温发汗解表；大青龙汤证是寒包火，外寒多，里有郁热，治疗重点在开表，麻黄、桂枝、生姜合用，且麻黄的用量大，同时用石膏清里热；麻杏甘石汤证，麻黄虽然用四两，比麻黄汤中麻黄用量多，但不配桂枝，而配半斤的石膏，石膏的用量倍于麻黄，重点在于清里热，麻黄发汗的作用完全被制约；再发展到白虎汤证，白虎汤中的石膏用到了一斤，热势更盛。所以方药的配伍也体现了这样一种动态的发展过程。

这里体现了一种剂量的变化，涉及量效关系也是现在《伤寒论》研究中的热点。这个星期天我去北京聆听了几个 973 项目的中期汇报，其中天津中医药大学第一附属医院的马融教授所做的就是有关麻杏甘石汤的量效关系的研究，当然他主要是针对儿科领域进行的研究。他抓住了热、咳、痰、喘这四个症状，对于西医中由病毒性感染引起的支气管肺炎，西药效果不好的，按照高、中、低剂量组，麻黄的用量小剂量为 3 克，中剂量为 6 克，大剂量为 9 克，大剂量组中麻黄、杏仁、炙甘草、石膏按 1∶1∶1∶4 的比例，就是说麻黄与石膏是 1∶4 的比例，麻黄用到 9 克的话，石膏用 36 克。结果大剂量的退烧效果是比较好的，但是也有不良反应，就是小朋友会心跳加快，有点烦躁，但他有他的观点，他认为临床用药并不是每一剂药一天喝两次，然后两三天一样的剂量去用，而是要根据病情的变化来调整，开始的时候大剂量，接着病情有所改善后就用中剂量、小剂量，按照病情灵活运用。

按仲景原意，石膏和麻黄的比例是 2∶1。我们方剂学教研室有老师在读伤寒的博士，他研究的也是麻杏甘石汤的量效关系，做出的结论是，石膏配麻黄的比例越大，退热疗效越好。不难发现，刚才讲到的马融教授的研究中，所用石膏与麻黄的比例也是超过了2∶1。

从《伤寒论》角度来讲，这个方它是没有解表作用的，因为原文一开头就讲了"发汗后，不可更行桂枝汤"，"下后不可更行桂枝汤"，否定句的前置就说明表证已经没有了，虽然麻黄有辛温之性，但石膏的用量远大于麻黄，辛温之性受到监制，所以只发挥宣肺平喘的作用，发汗作用消失了。

但是有些方剂学老师又说这条方可以发汗，所以也有人说这个方治疗的是表里同病，有的同学马上就会意识到这个矛盾，马上就会问："到底我们听谁的？"其实这两者并不矛盾，《伤寒论》的麻杏甘石汤是讲源头，是仲景的原意，但是方剂学有自己的研究角度，它不仅需要讲源，还要讲流，后世医家对这张方有所发展和延伸。这张方可以解表，关键在于麻黄、石膏的比例要改变，石膏的量不能太大，麻黄的量要加重。

麻杏甘石汤不论对于外感病还是内伤杂病，都是运用得非常广泛的好方子，不仅仅是中医院的呼吸科、儿科使用，就连有些西医院也把这个方作为协定处方的必选方。

这里讲到的麻杏甘石汤证与后面要讲的葛根芩连汤证有相似之处，都有喘而汗出的症状，在病机上都会涉及肺与大肠相表里的联系，葛根芩连汤证是大肠的病变影响到肺，那肺的病变可不可以影响到大肠？当然也可以，有些麻杏甘石汤证病人就可能出现腹泻。

我前段时间遇到个病人，一个寺庙的和尚，是个女僧人，这个病人十多年前找我看过，现在已经有80多岁。她现在主要问题是肺部感染，高热，血象很高，考虑到出家人长期吃素，营养不够，年纪又大，身体状况差，所以让她住院，并且跟她的弟子讲，这个病人可能不会一两个星期就出院，因为体质不好，正气本虚，很有可能要拖得时间长一点。住院以后开的方正是麻杏甘石汤。一两天后我去查房，病人就讲，吃了中药以后出现水泻，当时我心里一下就紧张起来，因为病人本来营养就不够，很瘦，再加上感染发热，如果再脱水，怕是预后就不太好了。但是第2周这个病人就出院了，而且出院前拍肺部X片提示炎症吸收得非常漂亮。好的这么快，真有点出乎我的意料，但我马上就联想到她服用麻杏甘石汤之后的腹泻，肺与大肠相表里，这个腹泻正是热从大肠而去，邪有出路。所以以后我们遇到肺部感染很重的，如果病人出现拉肚子，千万不要去单纯的止泻，因为这是邪气外出的征象。

3. 白虎加人参汤证

服桂枝汤，大汗出后，大烦渴不解，脉洪大者，白虎加人参汤主之。（26）

白虎加人参汤证，病位在中焦，这个病证应该是在阳明病篇，这里是作为太阳病的变证出现的。阳明热证，除"身热，汗自出，不恶寒，反恶热"四证以外，又存在着壮火食气、热盛伤阴的病机，所以病人有气津损伤的症状，如仲景所说的"欲饮水数升者"，临床上有代表性的如典型的糖尿病人、甲状腺功能亢进症者，还有尿崩症者，都可以出现多饮。

这里有壮火食气的病机，但同时也存在着热盛伤阴，所以没有加重炙甘草的用量，而是用人参益气生津。《伤寒论》中的人参是古时上党地区的人参，其功效相当于现在的党参或西洋参。由于病机主要是邪热炽盛，所以使用白虎加人参汤时一般不用红参，红参性温，这里用性味偏凉且具有益气生津作用的西洋参比较合适。

我临床上用这张方最多的有两个病，跟我的专业有关，一个是糖尿病，一个是甲状腺功能亢进。糖尿病一旦出现三多一少，基本上就是处于中期或晚期，已经有并发症出现，早期并没有明显的三多一少。前辈医家所说的上消学说，我们现在的中医内科学还在沿用，这是不恰当的，我相信写消渴病这个章节的，应该不是搞内分泌的人，他没有很深的体会。其实现在辨治糖尿病，基本上不能够使用上消学说，但我经常看到有些医生给糖尿病人开方时不进行辨证，一概益气养阴，这就是刻舟求剑了。从今天糖尿病的发生发展特点来看，早期很少有气阴两虚，而更多的是湿热、痰热，很多人体检发现血糖高来看病，但是并没有明显的三多一少，书上讲糖尿病人消瘦，可是这些病人经常还发胖，脸色红润，特别怕热，舌红苔黄腻，这种病人能够益气养阴吗？所以糖尿病的早期不等于消渴病，而消渴病又不仅仅是糖尿病,两者不能画等号,我们的治疗要从中医理论出发,要辨证论治。

不过这个方确实具有降糖的作用,临床实践和实验研究都证明了这一点,但其降糖并不是某一味药的作用,而是综合作用的结果。石膏单味药没有降糖作用,但如果这个方去掉石膏,降糖作用就会差很多,所以说降糖是合方的效果。

白虎加人参汤解决症状的效果非常好。我的一个病人,因为发烧来门诊看病,他非常奇怪的地方是拿了个很大的水壶喝水,我当时就问他:"你有没有糖尿病?"他说没有,我叫他去测一下血糖,一测出来血糖很高,后来进一步确诊为糖尿病。但是中医治疗,不是跟着血糖走,而是从他的症状出发,身热,欲饮水数升者,当然是用白虎加人参汤,吃了一段时间以后,第一症状得到明显改善。

第二个常用的疾病是甲状腺功能亢进症。仲景条文 182 条说:"问曰:阳明病外证云何?答曰:身热,汗自出,不恶寒,反恶热也。"甲状腺功能亢进症有个关键症状,就是"反恶热",是明显地比别人怕热,而且还有多汗、口渴,食欲亢进,虽然吃得多,但却是消瘦的。所以甲状腺功能亢进症中的某些阶段,也可以按照消渴来论治,按白虎加人参汤证来处理。当然疾病是发展变化的,开始热证多见,接着可能是寒热错杂,然后就可能发展到寒证,尤其是甲状腺功能亢进症治疗过程中有些西药的量没有及时调整,或病人没有及时复诊,中药一直用寒凉之方,就有可能出现继发性的甲状腺功能减低症,而证候上就出现明显的寒象了。

白虎加人参汤治疗糖尿病,除了从西医学讲可以降糖,从中医角度看可以治疗津气两伤的多饮,还可以解决一个重要的症状,也是糖尿病人很痛苦的症状,就是食欲过好。本身糖尿病人要严格控制饮食,但很多糖尿病人是"要我吃药可以,要我运动没有问题,要我忌口是万万不可以",想吃又不能吃的感觉的确很痛苦,用本方也可以解决这样的症状。

4. 葛根芩连汤证

太阳病,桂枝证,医反下之,利遂不止,脉促者,表未解也,

喘而汗出者，葛根黄芩黄连汤主之。(34)

本方和后面的黄芩汤都治疗下利，但本方病在阳明，肠中有湿热，兼表的也可以用。在《伤寒论》中，兼有表证发热的下利叫协热利，主要有葛根芩连汤证和桂枝人参汤证。桂枝人参汤证是理中汤加桂枝，病机是表里俱寒，葛根芩连汤如果兼表则是表里俱热，但是以里证为主。

我前面说聆听了几个 973 项目的中期汇报，除了麻杏甘石汤治疗小儿支气管肺炎，还有就是葛根芩连汤治疗糖尿病，做这方面研究的是北京的仝小林教授，也是和量效关系有关。仝教授是我们经方班最优秀的老师之一，最近几年我们都邀请他来讲课，讲得很棒，仝教授对《伤寒论》很有研究，而且研究方向找得很准，他的临床研究方案里基本上都是伤寒方。仝教授做的葛根芩连汤治疗 2 型糖尿病的研究，大剂量组是按照一两等于15.625 克来做，这也是经过考证的《伤寒论》原剂量，小剂量组是按一两相当于 3 克，中剂量是按照中间折中的量。其结果是，大剂量组的葛根芩连汤的降糖效果，有效率为 70%，无效率为 30%；小剂量组恰恰相反，有效率30%，无效率 70%。所以他的结论就是要回归张仲景的原用量。

最近几年，中药的剂量用得越来越大，我们大家熟悉的可能就是附子的用量，还有黄芪，我们邓老用黄芪治疗重症肌无力可能用到几百克，这种大剂量的用法值得探讨，最重要的是拿出实证来，所以量效关系的研究非常重要。

我们在临床上也发现，尤其是在糖尿病早期，很多都存在胰岛素抵抗，从中医来看常表现为湿热很重，舌红苔黄腻，病人常有抽烟、喝酒等不良习惯，这时使用葛根芩连汤，不管是针对症状还是降糖，效果都很好。

根据仝教授的研究，葛根芩连汤用于糖尿病，大剂量的效果比较好，但是黄连、黄芩都是苦寒之药，又是大剂量用，能够长期服用吗？所以我也研究了他的组方特点，他在方中配伍了干姜，就是用来防止苦寒伤胃，我在临床上也会采用这种方法，感觉降糖效果的确非常好。当然如果过了这个湿热的阶段，剂量就需要进行适当的调整了。

5. 黄芩汤、黄芩加半夏汤证

太阳与少阳合病，自下利者，与黄芩汤；若呕者，黄芩加半夏生姜汤主之。（172）

黄芩汤是止利的一个名方，后世多有沿用。

原文讲的是"太阳与少阳合病"，太阳与少阳合病一定会下利吗？下利所涉及的病位是胃肠，也就是阳明，所以其实可能是在少阳阳明，或者三阳同病，肯定跟少阳和阳明有关，所以用黄芩汤清少阳胆热。

除了下利，病人应该还有一个特点，就是腹痛比较严重，所以方中用芍药以缓急止痛。这种腹痛下利，从西医学角度来讲，应该有明显的炎症反应，大便检查应该能发现白细胞。前面讲过的葛根汤，也可以治疗太阳阳明合病的下利，但它的大便检测应该就不会有明显的炎症反应。

少阳病提纲证说道："少阳之为病，口苦，咽干，目眩也。"很多人认为这个提纲证应该用小柴胡汤来进行治疗。我们广中医伤寒教研室的首任教研室主任何志雄教授就提出来不同的意见，他认为提纲证所表现出来的病机是胆气郁结、胆火上炎，其病变部位都在清窍，都在上部，反映的是火气上炎的特点，而小柴胡汤是攻补兼施，有人参、大枣、甘草扶正气，用于提纲证不太妥当，所以他认为治疗提纲证的主方应该是黄芩汤，或者是四逆散加黄芩。

二、伤阳寒化证

有些人体质平素偏寒，或者本身就有一些虚损性的基础病变，其病证就很有可能向寒、虚的方面转化。伤阳寒化证按照上、中、下焦来探讨，包括上焦心阳虚、中焦脾虚、下焦肾阳虚，这些方证都十分精彩。

1. 心阳虚证

心阳虚包括四个证：心阳虚心悸证——桂枝甘草汤证；心阳虚烦躁证——桂甘龙牡汤证；心阳虚惊狂证——桂枝去芍药加蜀漆牡蛎龙骨救逆汤证；心阳虚奔豚证——桂枝加桂汤证（更加桂二两也）。

首先要了解的是心阳虚是怎么形成的，心阳虚的形成大多与太阳病的治疗不当有关，而且往往是误汗，汗为心之液，发汗太过损伤心阳，在临床上非常常见。

误治的方法都差不多，要么是大汗出，要么是攻下，或者既汗又下，可是变证的表现却又千差万别，这是为什么呢？内因很重要，内因是变化的根据，外因是变化的条件，外因通过内因而起作用。同样的外界环境，同样的影响因素，但得的病是不一样的，比如说有些人平素心脏就不好，可能有冠心病，可能有心功能不全，尤其是一部分从中医角度来讲偏心阳虚的，这种人外感后如果发汗很多，就非常容易损伤心阳，使病人的基础病证发作。

（1）桂枝甘草汤证

发汗过多，其人叉手自冒心，心下悸，欲得按者，桂枝甘草汤主之。（64）

病人把心捧住，用双手交叉按压心脏部位，这段描述非常形象，虚则喜温喜按，所以这里的证候非常可能是虚证。

临床上的病人有没有那么夸张的呢？我没有见过，从我个人体会来看，两种情况我会用到这个方。第一种是病人描述："我的心很空，一阵阵的空虚。"第二种是病人平素喜欢仰卧睡觉，但近期觉得不舒服，趴着睡会舒服一些，其实这也是喜按，有的人干脆就是需要抱个枕头压住胸部才会舒服一些。

桂枝甘草汤就是两味药，但剂量和用法很特殊，桂枝用到四两，炙甘草用到二两，而且是顿服，也就是说这是一次的服用量，换成现在的剂量就是桂枝用到60克，甘草用到30克，从它的用药量和顿服法来看，病情是很重的。

在《伤寒论》中所讲的补阳方法，脏腑不同，用药配伍也不一样，心阳虚，常用甘草配桂枝，脾阳虚常用甘草配干姜，肾阳虚则是甘草配附子，这里是心阳虚的病变，所以用甘草配桂枝。本方是在《内经》所说"辛甘发散为阳"的基础上制定，并开创了后世所称的"辛甘化阳"的治法。桂枝甘草汤实际是治疗心阳虚的基础方，后面根据病情的不同，还有多种演变方法。

（2）桂枝去芍药加蜀漆牡蛎龙骨救逆汤证

伤寒脉浮，医以火迫劫之，亡阳，必惊狂，卧起不安者，桂枝去芍药加蜀漆牡蛎龙骨救逆汤主之。（112）

这条论述的主要症状是惊狂，有点类似于今天所说的精神系统方面的疾病，所用方药为桂枝汤原方去掉芍药，再加蜀漆、牡蛎、龙骨。加龙骨、牡蛎可以潜镇安神。蜀漆是常山苗，加这味药是为了祛痰，常说"怪病多痰"，精神病人很多也跟痰阻心窍有关，所以用祛痰的方法治疗。但这个药有毒，又有明显的涌吐作用，容易引起病人的不适，现在基本不用。我看刘渡舟教授的医案中有蜀漆的运用，但现在这味药怕是很难找，现在大多是使用温胆汤来祛痰，若力量不够可以加胆南星之类。

2. 脾虚证、肾阳虚证

讲到脾虚证，最近遇到的一个案例让我印象深刻。两个病人，都是初诊，是一对母子，妈妈大概40多岁，儿子19岁，爸爸陪着来的，说在其他地方已经看了两年，这个儿子也因此而休学。什么病呢？主要就是怕冷，明显的恶寒，妈妈是恶寒同时还有胃痛，所以一直在看消化科，儿子是恶寒同时有关节疼痛，但是又没查出任何问题。

妈妈的恶寒应该还好理解，差不多快到更年期了，可能与此有关，可是儿子19岁是在生长发育很旺盛的阶段，怎么会恶寒？一米八几的个子，皮肤偏白，形体偏瘦，手脚冰凉。来就诊的时候，妈妈穿了两件毛衣来，儿子穿了一个棉衫。阳虚则外寒，当然我首先考虑到太阴病或少阴病，或脾阳虚，或肾阳虚，妈妈的病位应该是在中焦，表现是胃痛，儿子是四肢关节疼痛，四肢又是脾所主。手凉的不得了，按患者自己的说法，冷是从里面透出来的，连呼吸都是冷的。

母亲的表现除了恶寒以外，主要是胃痛，前面的医生都是疏肝解郁、清热解毒，可能是一看到胃炎、胃溃疡，就想到幽门螺旋杆菌，西医治疗要消炎，就对应到了中医的清热解毒，结果是越吃越冷。除此以外，还有一些症状，比如说汗多而清冷、失眠，虽然症状不少，但根本上都是脾阳虚，我在温脾阳的基础上，综合进行考虑，用了附子理中打头阵。

四逆、理中一类的方证主要是在太阴病篇和少阴病篇讨论。本节所涉及的脾虚证部分包括脾虚水停的茯苓桂枝白术甘草汤证、脾虚气滞腹胀的厚朴生姜半夏甘草人参汤证。还有小建中汤证，治疗伤寒里虚，心中悸而烦，在《金匮要略》中用来治疗虚劳腹痛。桂枝人参汤证是以脾虚寒湿为主，兼有表邪不解。肾阳虚证部分包括下后复汗，致阳虚烦躁的干姜附子汤证，以及汗下后阴阳两虚烦躁的茯苓四逆汤证。

3. 阴阳两虚证

我们的研究生教材特别强调《伤寒论》的六经辨证，但也涉及了其他方面的辨证，这个辨证体系的包容性特别强，其核心内容是六经辨证，后世发展出的辨证体系很多都是在六经辨证的基础上对某个方面进一步的发扬，包括卫气营血辨证、三焦辨证都和《伤寒论》关系密切，八纲辨证也是基于伤寒的六经演化而来，先有六经后有八纲。当然也有学者持不同意见，但我还是认为《伤寒论》是 NO.1，是第一部临床专著，后世很多东西的源头都在《伤寒论》之中。伤阴热化、伤阳寒化、阴阳两虚，是侧重于八纲辨证的体系，同时又涉及了脏腑辨证的体系，尤其是热化证多涉及腑，寒化证、虚证多涉及脏。

（1）甘草干姜汤证、芍药甘草汤证

伤寒脉浮，自汗出，小便数，心烦，微恶寒，脚挛急，反与桂枝，欲攻其表，此误也。得之便厥，咽中干，烦躁，吐逆者，作甘草干姜汤与之，以复其阳。若厥愈足温者，更作芍药甘草汤与之，其脚即伸。若胃气不和谵语者，少与调胃承气汤。若重发汗，复加烧针者，四逆汤主之。（29）

29 条讲的是阴阳两虚，一条原文用了四个方，甘草干姜汤、芍药甘草汤、调胃承气汤、四逆汤，原文比较长、比较难理解。其实我们可以看作张仲景在这里讲了一个很复杂的案例，在这个案例中，张仲景用了四个方，但重点是讨论甘草干姜汤证和芍药甘草汤证这两个方证。这个病人本就是阴阳两虚，然后又感受了外邪，医生治疗失当，或发汗太过，或误用攻下法，导致阴阳更虚，但表证仍然还在。

怎么处理呢？对于这种病程比较长的病人，仲景的治法是以扶正为主，具体到这一条，则是采取先扶阳后补阴的方法。病人四肢厥逆，脚挛急，同时还有寒热表证。仲景先用甘草干姜汤扶阳，以治疗四肢的厥逆。手脚温暖后处理脚挛急，用芍药甘草汤，其脚即伸。我们平时讲"手脚"，这个"脚"多指的是下肢，但在古代指的是胫，也就是小腿，更具体地说是腓肠肌这个部位，所以脚挛急实际上就是指腓肠肌痉挛，临床上出现的脚抽筋，这个部位最常见。

阴阳两虚，先阳后阴，阴阳都补，病人会发生什么样的转化呢？有几种情况：如果走向伤阴热化，仲景提出用调胃承气汤；如果进一步伤阳走向严重寒化，可以用四逆汤。

这里有一个值得思考的问题，在阴阳两虚的情况下，应该如何处理？张仲景提供了三种处理模式。

第一种模式是桂枝加附子汤证。这种病人虽然是阴和阳俱不足，但主要矛盾在于阳虚漏汗，由于汗出而导致继续伤阳、伤阴，所以重点在固阳以护阴，其实重在敛汗，以桂枝汤原方调营卫，再加附子温阳固表，方中并没有专门再加养阴药。如果我们今天碰到这种病证，也许很多人就会加生地黄、玄参、麦冬这样的养阴药物，而张仲景是抓住了这个病人最关键的问题，汗止则津液存留，也就等于补了阴。当然这个方也不是说就没有养阴的作用，因为是以桂枝汤为基础，其中含有芍药、甘草酸甘化阴，只是从加减的角度来看是没有再加入更多的养阴药物。这是第一种模式，固阳以护阴。

第二种模式，就是本条，先补阳再补阴。有形之阴、有形之血难以速生，而无形之气、无形之阳所当急固，所以仲景先用温阳的方法，这是一种分阶段处理的思路。甘草干姜汤就两味药，相当于理中汤的半方，也可以看作是组对药，有很好的温补脾阳的作用。张仲景补阳常用辛甘化阳的方法，前面说的甘草配桂枝就是辛甘化阳的代表，而这里的甘草配干姜，同样也蕴含了辛甘化阳的意味。

我个人体会，对于临床上各种分泌物、排泄物量多又清稀的，加上这组对药，效果很好。譬如说理中汤治疗的腹泻，大便清稀，水泄，四肢寒，还有一些女性的白带清稀如蛋清，量特别多，也属于寒，都可以加上这两味药。还有咳嗽日久，痰多清稀如水样，肯定要加甘草干姜，可能有些同学马上会想到小青龙汤，所以有的同学问道为什么小青龙汤里面不用生姜而用干姜，答案就在这里。小青龙汤是外寒内饮，肺为贮痰之器，脾为生痰之源，痰也好，饮也好，都与脾阳虚不能运化水饮有关，这是这个病证内在的根本，而干姜配甘草，就是顾护中阳的。所以重点就是，如果分泌物、排泄物都是寒的、冷的，就用干姜从脾治，脾主运化，主管运化水湿。

还有一些漏乳症的病人，我见过一个女病人，从生孩子喂奶开始，到现在五十多岁，还能挤出乳汁，这种当然先要看有没有挤出血性的液体，如果有的话可能要考虑恶性病，如果没有血性的物质，没有大碍也可以不管。从中医来讲，应该可以诊断为漏乳，也是可以按寒证来治疗，甘草干姜就可以使用。

芍药甘草汤用来治疗脚挛急。临床上抽筋的病人很多，尤其到了冬天，女性比较多，男性也有，老人家更多见。除了治疗骨骼肌的痉挛，内脏平滑肌的痉挛也可以使用，像胃肠道的痉挛，血管的痉挛，用这个方都有很好的疗效。这个方又称为去杖汤，像一些腰腿疼痛导致的活动不灵活，需要拄拐杖的，这个方可以让他去掉拐杖，也就是能够解除他的疼痛。

我曾经给第一届的非医攻博班上《伤寒论》课，也是这样讲去杖汤，后来这个班的同学给我讲了一件事。这位同学的母亲就是腰腿痛，有七八年，痛到不能忍受，看过很多医生，都没什么效果，听我讲了芍药甘草汤以后，就拿这个方给他母亲抓开了5剂。吃药的过程并不顺利，吃到第2剂的时候，腰腿痛反而越来越厉害，好像是加重了，一度使病人不愿继续服药，但经过反复的说服，忍住疼痛继续吃完5剂后，疼痛居然消失了，而且后来也再没有痛过。这件事给我的印象非常深刻。

我们临床上常把芍药甘草汤作为一个止痛很有效的方根，或称方元，包含有此方根的方剂，或由此方拓展出的方剂有很多。比如，芍药甘草附子汤，阴阳双补，就包含了酸甘养阴的芍药甘草汤这个方根。不过从具体的药物来分析的话，其酸甘养阴养的是肝阴，其辛甘化阳补的是肾阳，所以这就形成了张仲景阴阳双补的第三种模式，即阴阳并补的模式。

学习《伤寒论》，有时候要跳出来，要善于归纳。芍药甘草附子汤作为阴阳两虚辨治的基础方，我临床上经常用到。昨天就遇到了这样的病人，这个病人是甲状腺功能亢进症患者，治疗了一年多，结果非常好，甲状腺功能亢进症的相关症状全都没有了，实验室检查连续两次正常，而最近的问题是小腿有些抽筋。

我认为，甲状腺功能亢进症初起应该是属于阳证，神经系统、消化系统都呈现出高代谢、高反应性的情况，不恶寒、反恶热，阳热为主，所以经常用到白虎加人参汤。但甲状腺功能亢进症的发展过程也呈现一种阴阳转化的过程，到了中期，病人出现寒热错杂，这就是呈现出由阳转阴的过程，从化验单上也经常看到指标有高有低，又像甲状腺功能亢进症，又像甲状腺功能减低症。到后期容易出现甲状腺功能减低症，从中医来看就是寒化证，出现阳虚了，这时就需要以补阳为主。实际上，到了后期往往都要扶正，不仅补阳，还要养阴。所以现在这个病人脚抽筋，其发病跟天气偏冷有关，又加上他的肝阴不足，当然需要补肝肾，所以也用芍药甘草附子汤作为基础方进行治疗。

（2）炙甘草汤证

伤寒脉结代，心动悸，炙甘草汤主之。（177）

学《伤寒论》要求大家背原文，有的同学会问："我背原文了，大概的意思知道，但到底是'脉结代'在前面还是'心动悸'在前面，我就不用搞得那么清楚了，行不行？"我说："不行，背诵条文肯定要求顺序不能颠倒，症状前后颠倒还叫什么背诵？那只能算是意会了。"原文的顺序是有一定道理的，炙甘草汤也叫复脉汤，所以在其症状中最主要的是脉结代，在原文中一定是"脉结代"在前，"心动悸"在后。

这是一个心血管系统的病变，原文里提到了心动悸的症状。前面讲过心阳虚心悸证，"发汗过多，其人叉手自冒心，心下悸，欲得按者，桂枝甘草汤主之"，也有心悸。但现在这条原文的特点，除了心的悸动不安以外，还表现为脉的结代，从西医学来讲，脉结代就是心律失常。从中医方面来讲，心律失常有两个方面：一是属阳的，心律不齐伴脉律较快，称促脉；另一种就是结代脉，属阴脉，脉律不齐，有规则的叫代脉，没有规则而跳得比较缓的叫结脉。心脏失养，脉道不充，推动无力，所以出现这些情况。

炙甘草汤是阴阳双补的方剂，药物组成有十味，包括清酒。《伤寒论》中用酒的方剂有两个，一个是炙甘草汤，一个是当归四逆加吴茱萸生姜汤。清酒也可以说是一种药，所以我们说炙甘草汤应该有十味药。

关于酒的概念，在当时有醴酒、白酒、清酒几种。醴酒相当于今天我们平素很多人家里随吃随酿的糯米酒，或叫甜米酒，酒精度很低，有些地方叫醪糟，米酒连着渣滓一起吃，有滋养作用，可以温补脾胃，还可以温阳通络，如果加上阿胶、红枣、桂圆肉，又可以补血，本身是阴和阳都可以补的。对于体质虚弱，尤其是虚寒体质的人，冬天吃很有好处。有很多地方都有甜酒煮鸡蛋、冲鸡蛋的吃法，也是一道美食。

再有就是白酒，《金匮要略》里面有栝楼薤白白酒汤、栝楼薤白半夏汤，里面都用到白酒。白酒和清酒的区别是，冬酿春成为白酒，冬酿夏成为清酒。也就是说，冬天酿酒，到春天食用，就是白酒，这种酒更加清醇，没有醴酒那么混浊，透明度较高，所以叫白酒。这种白酒和今天的白酒不一样，今天的白酒是经过蒸馏的，酒精度很高。

清酒是冬酿夏成，因为比白酒多放了一个季节，所以更加清醇，因为存放的时间比较长，所以也叫作清醇的陈米酒。我家里现在还有一坛清酒，是一位同事老乡送给我的，我本来是特别喜欢米酒的，但这坛酒一直没舍得打开。

在炙甘草汤的煎服法中，是用清酒七升，水八升，基本上就是水酒各半。清酒是一定要用的，如果不用，效果肯定不一样。一般粮食酿造的低度酒，像肇庆米酒，都是可以用的。

炙甘草汤的治法特点是阴阳双补，但是阴药的用量要多于阳药，体现了阴中求阳。《伤寒论》中的方，养阴药的使用是很少的，即使有阴虚，像津液损伤严重的白虎加人参汤证，加的也不是典型的养阴药，而是用的人参。但炙甘草汤中生地黄却用到了1斤，相当于现在的250克，用量非常大。当然仲景用的是新鲜的生地黄，含水量多，质地比较重，现在用干地黄，量可以适当减少，但从整个方来讲，生地黄的比重是最大的。方中大枣用了三十枚，也是很大量的，其他方中用大枣一般是十二枚，像治疗欲作奔豚的苓桂甘枣汤用了十五枚。因为叫作炙甘草汤，所以炙甘草为君药，它的量用得也比较大，原文中是四两。方中阳药相对比较少，如生姜、桂枝，阴药很多，除了生地黄，还有阿胶、麻仁。关于麻仁，有火麻仁和胡麻仁两种看法，我觉得应该是火麻仁。

有些病人不喝酒，也不要紧，因为这个药煲好后基本是没有酒味的，本身清酒的酒精度就不高，再加上要煮那么久，酒精基本上都挥发掉了。有时为了节约酒，也可以在药煮了一半的时候再加，大概放半斤或3两，也起到一定效果。

有学者分析，这是最早用乙醇提取药物的记载。中药中不同的成分，溶剂不同，其提取的成分也是有所不同的，如果单纯用水提，可能有些成分就出不来。现在中药研究中，除了水提，还有乙醚提取、乙醇提取。所以这种药物成分的提取方法，《伤寒论》也是NO.1。

但不能单纯从西医学去解读，本身酒就是有温阳通络的作用，也有助阳的作用。不管是作为溶剂也好，作为一味药材看待也好，总之是不可缺少的，也是非常有用的。临床上使用，只要抓住病人心律不齐，没有明显的邪热、湿热表现，就可以使用，效果非常好。

有一个病人，常驻美国，间断回来，每年回来都找我看病，也是长期的糖尿病。他说在美国测血糖一般在10mmol/L左右，美国医生说OK，好像觉得这个血糖水平还不错，但我觉得还是太高了。有一次回来以后，他就很突出地讲述了他的心慌心跳的症状，也就是"心动悸"，切脉发现他的脉律不齐，所以我建议他做了个心电图，心电图反映有室性早搏。然后我开了炙甘草汤，7剂，并且交代病人煮药时一定要加酒。

药后复诊，我给他诊脉，脉律不齐的现象消失了，病人觉得非常舒服，而且还特别讲到了另外一个现象。他本来是有些失眠的症状，但可能不太严重，所以上次就诊时忽略了，而复诊时他特别提到睡眠情况变好了，认为我这个方有治疗失眠的作用。

其实，我当时还没有用过炙甘草汤给病人安神，但我马上就意识到其中的原理：心主血脉，心也主神明，阴阳不足反应在血脉方面可以出现脉律不整、心悸，如果反应在心神方面，就有可能出现心神失养，失眠，因此我后来治疗有些病人的失眠，只要病机切合，也会用到这个方。现在失眠的病人很多，治疗失眠的方法也很多，不是一定要用安神的药，也不是用龙骨、牡蛎、珍珠这些潜镇安神药就一定起效，而应该按照脏腑相关，抓住病机，从病人虚实的情况综合考虑，有时候把胃调好了，睡眠也改善了，把心阴心阳补好了，睡眠也可以改善。

很多年前我治过一个老年女性病人，70多岁，老年模特，身材特别好，喜欢跳舞，就是心律失常。她也找过一些医生，都没有太好的效果。来找我的时候，好像在用貌似非常高科技的方法，一个像磁卡样的东西，缝到内衣里边贴着心脏的地方，说是有一定效果，但我想效果肯定不会太好，否则也不会再来找我看病。我就是用这条方，效果非常好。

还有一个病例，是我的先生，他有1年在西医院进修，期间感冒发烧，然后出现心脏不舒服。西医诊断为病毒性心肌炎，心电图显示T波低平或倒向。他的带教老师让他卧床休息1个月，西医也没有什么特效药，无非是营养心肌支持治疗和休息。症状上主要是心慌心跳，外感症状已经没有了，诊脉是脉律不齐的。我就让他自己开炙甘草汤服用，但他吃了以后告诉我说没效。我看了他的处方，炙甘草只用了6克，这就不对了，作为君药，炙甘草不可能只用这么一点，而且与《伤寒论》原书的比例不符。后来就按原文的比例配药，服用之后他告诉我说，吃了药很舒服，于是继续用这个方进行调理，不到1个月就恢复得非常好。他回去进修后复查了心电图，心电图非常正常，西医院的老师都非常惊讶他能够好得这么快。

炙甘草汤治疗心的阴阳两虚，体现的是阴中求阳。我们讲五脏虽然更多是功能概念，但仍然是有形为之宅的，尤其是讲到心主血脉的功能时，更是侧重于有形之心体的失养，所以一定要用比较静的药来滋养它，然后以少火生气，阴中求阳，慢慢养心火，如果用太多的阳药，反而可能更加耗损心阴心气。

第四讲　蓄水蓄血气血分，结胸无虚脏结险

一、蓄水证、蓄血证

1.五苓散证

太阳病，发汗后，大汗出，胃中干，烦躁不得眠，欲得饮水者，少少与饮之，令胃气和则愈。若脉浮，小便不利，微热消渴者，五苓散主之。（71）

发汗已，脉浮数烦渴者，五苓散主之。（72）

伤寒，汗出而渴者，五苓散主之；不渴者，茯苓甘草汤主之。（73）

中风发热，六七日不解而烦，有表里证，渴欲饮水，水入则吐者，名曰水逆，五苓散主之。（74）

太阳病，小便利者，以饮水多，必心下悸；小便少者，必苦里急也。（127）

蓄水证和蓄血证，现在的教材都是放在太阳病的本证。把太阳病分为表证、里证，表证包括中风表虚证和伤寒表实证，里证就是蓄水证和蓄血证。

蓄水证也就是五苓散证，原文的71条到74条，再加上127条，共五条原文，讲得很清楚。其形成是由于太阳表证不解，循经入腑，太阳腑在膀胱，影响到膀胱的气化，"膀胱者，州都之官，津液藏焉，气化则能出

矣"，膀胱不能气化，水液就停留在膀胱。

病人的表现首先是局部膀胱区域的急结胀满，从西医学来讲，可能有尿潴留，甚至膀胱充盈很厉害。此外还有小便不利，或是量少，或是排泄次数虽多却量少而排泄不畅。当然，我们在拓展五苓散的临床运用范围时，小便不利的概念常可以扩展为所有非正常的小便，也就是说，小便过多也可以叫小便不利。所以，临床上这条方除了治疗小便量少、排泄不畅以外，还可以治疗尿量特别多，或者遗尿。

病人由于膀胱不能气化津液，气不化津，津不上承，所以在上焦会有一定的口渴症状，原文描述的比较详细，有渴、消渴、烦渴，甚至是渴欲饮水、饮入即吐的水逆证。一方面渴得要命，另一方面，让他把舌头伸出来，舌苔水汪汪地随时像要滴下来，即水滑苔，所以这不是真正的津伤，真正的津伤，舌头是干的，有裂纹，津液很少，跟蓄水证不一样。所以仲景是用利水的方法来治疗这种口渴，以五苓散通阳化气利水，水一消，膀胱气化恢复，病人的口渴也就消除了。"饮入于胃，游溢精气，上输于脾，脾气散精，上归于肺，通调水道，下输膀胱，水精四布，五经并行"。这个过程走完以后，津液才能够真正地布达，被人体所吸收，所以从津液代谢的角度来讲，一定不能忽略膀胱这个腑。

当然，病人也可以兼有表证，脉浮、微热。也可以出现心下痞，是由于水气内停，导致气机不畅，影响到中焦胃，出现胀满的感觉。

五苓散以五味药作散剂，用白饮合服，白饮就是米汤水。也有人认为仲景所在的地方，那个时候水稻可能不太多，应该是用小米。也有人说，中原那里吃面食比较多，像后面讲试探除中时用的索饼，其实就是面条，所以认为白饮应该是像面汤一类的东西。其实面汤、米汤都没问题，一般来讲，散剂并不好吞下去，容易黏在咽喉或食管壁上，使病人不舒服，所以用有些黏性的流食来送服是比较好的。有人说用水送服也可以，但用米汤水会更好，因为就像服桂枝汤的啜热稀粥一样，会有养胃气的作用，如果兼有表证，米汤水也可以热服，有一定帮助发汗的作用。

现在我们使用五苓散，更多的是变为汤剂，对药材的浪费比较大，所以很多人主张把中药材做成散剂，配方以后煮一下，因为药材和水的接触面积比较多，溶解得比较好，开方时就不用太大的剂量，节约资源，节约成本，也减轻病人的负担。散也有"散（sàn）"的意思在里面，中医认为剂型对功效有一定影响，汤者荡也、丸者缓也，用散剂是因为要取散水气的作用。五苓散的五味药，泽泻、猪苓、茯苓、白术、桂枝，其剂量比例以 5∶3∶3∶3∶2 为最佳，其中泽泻一定要重用，猪苓、茯苓、白术是第二档次，桂枝量最小。方中有桂枝，有表证可以用，没有表证的话，通过苓桂的相合，也起到温阳化气的作用。

有人说泽泻伤肾，实验研究也的确发现其有一定的肝肾毒性，但是我们不是单纯给病人吃泽泻，我们用的是一个复方，所以要研究的话，不能把它们剥裂开来。而且任何方剂都是对证的，有相应的证候，相应的方剂才会有效，如果没这个证，不仅方剂的作用发挥不出来，还有可能变成副作用，就像有人研究发现五苓散对正常的动物没有利尿作用。如果真的是太阳蓄水证，那么用这个方是肯定有效的。

这个方在临床上最常应用的病证，第一是水肿病人，内有水饮，通过"利"的方法，给水饮找个出路，从小便而出。有的同学问，结胸证也是有水饮，和蓄水证治法不同，有什么区别吗？结胸证是痛证，有水，但主要是实证。水肿病人大部分还是虚实夹杂证，除了有邪实，还和脏腑功能失调有关。

五苓散还可以治疗一些肿胀的疾病。有次我在马来西亚讲课，见到一个脑积水的小朋友，头涨得很大，西医做了手术，放置了一条引流管，引流到肠腔中，但症状还是有。他来找我开药，我第一方就是五苓散，后来我看了马来西亚中医学院原来的老院长黄叔平给他开的方，也是五苓散。我们并不是说五苓散就能完全解决问题，但是通过利水是能够在一定程度上起到降低颅内压的作用。

现在也比较盛行用五苓散减肥，治疗代谢综合征。代谢综合征当然是要减肥的，但是肥胖又有不同类型，不是全部类型都可以用五苓散来减肥。有一类人虽然看上去很胖，但肌肉很紧实，痰湿不明显，这种用五苓散效果不好。另一类松松垮垮的，脂肪比较多，血糖可能偏高，血压、尿酸都不正常，或者女性伴有月经不至、多囊卵巢，从中医辨证来看脾虚痰湿盛的，用五苓散会比较好。所以一定要把握好定位，不仅仅是单纯肥胖，一定要痰湿型的才能用，如果没有痰湿，久用五苓散反而可能伤阴。

五苓散在很多疾病的治疗中也作为一个利水的基础方。例如高尿酸血症，有很多是脾虚不运，代谢障碍，浊邪排泄不畅通，这种情况我一般都会把五苓散加上去。五苓散也可以加茵陈，称茵陈五苓散，或加栀子，用以治疗黄疸中的阳黄，湿热发黄中湿重于热的一类，都有很好的效果。

当然最常用的还有治疗小便不利，比如糖尿病尿路感染、神经源性膀胱，小便排出不畅，膀胱收缩无力，有些病人排尿十几二十分钟仍然排不干净，尿潴留，继发感染，甚至反复感染，形成结石，有些尿排不出来还要进行造瘘，病人很痛苦。但是我临床上治疗很多糖尿病神经源性膀胱，在五苓散的基础上，还要重用补气温阳药，常常加附子、黄芪、乌药这几味，以加强能量动力，效果会比较好。一般来说，神经的损伤应该比较难恢复，我治疗的很多病人，神经有没有恢复不清楚，但是症状是可以完全消失的，而且疗效非常持久。

很久以前我治疗了一位老人家，女性，70多岁，当时经常是她的孙女陪她来看病。她的症状就非常的典型，小便要半个小时才能尿完，但是不想小便时又会有小便失禁，病人非常辛苦。我就是按上面的思路开的方，慢慢地小便就恢复正常了。此后但凡有类似的病人，我都会这样使用。

2. 桃核承气汤证

太阳病不解，热结膀胱，其人如狂，血自下，下者愈。其外不解者，尚未可攻，当先解其外；外解已，但少腹急结者，乃可攻之，宜桃核承气汤。（106）

太阳病六七日，表证仍在，脉微而沉，反不结胸，其人发狂者，以热在下焦，少腹当硬满，小便自利者，下血乃愈。所以然者，以太阳随经，瘀热在里故也，抵当汤主之。（124）

太阳病身黄，脉沉结，少腹硬，小便不利者，为无血也。小便

自利，其人如狂者，血证谛也，抵当汤主之。(125)

伤寒有热，少腹满，应小便不利，今反利者，为有血也，当下之，不可余药，宜抵当丸。(126)

蓄血证是太阳表气不解，循经入腑，寒郁而化热，与下焦既有的瘀血相结合，瘀热互结。病位在下焦，包括膀胱在内，也包括了胞宫、大肠，其病变范围实际已经超出了太阳腑的范畴，所以既有学者把这个证候归纳在太阳里证，也有学者把它放到变证范畴。

太阳蓄血证和太阳蓄水证，名称上一字之差，其鉴别有两点：第一是小便的利与不利，第二是神志是否有改变。如果小便不利，是膀胱气化功能的障碍，没有涉及血分，所以精神意识、思维活动是正常的。太阳蓄血证则影响到血分，心主血脉，心主神明，血分瘀热扰及心神，就会出现精神症状，但由于没有影响到气分，膀胱气化功能正常，所以小便是正常的。

蓄血证里包含三个方证：桃核承气汤证、抵当汤证、抵当丸证。

桃核承气汤证被称为蓄血轻证，之所以称为轻证，有三点原因：第一，原文讲"当先解其外，外解已，但少腹急结者，乃可攻之"，就是说它是表里同病，表证较急，而里证不太重，所以才要先表后里。第二，它的神志改变是"如狂"，还没有达到"发狂"的蓄血重证表现，狂欲发而未发，但精神已有点异常。第三，它有自愈倾向，"血自下，下者愈"，说明在不用药物处理的情况下，有些病人还有自愈的可能，当然也说明病还是比较轻浅。

桃核承气汤证和抵当汤证的鉴别，首先就是一个比较轻，一个比较重，较轻的病势也相对较缓，较重的病势则相对较急。桃核承气汤证，症状有局部的少腹急结硬满疼痛，神志如狂，因为下焦有热，往往还会有大便秘结。桃核承气汤组成中五味药，调胃承气汤，大黄、芒硝、甘草，泄热通腑，加桂枝、桃仁活血化瘀，泄热为主，治疗下焦瘀热互结而热重于瘀。

抵当汤里也有大黄，却是"海陆空联合作战"，有天上飞的虻虫，水里游的水蛭，陆地上长的大黄和桃仁。因为有虫类药，所以活血力度很强，称为破血逐瘀。所以抵当汤是用于病情比较重，病势比较急，瘀热互结、瘀重于热的病证。从神志改变来看，病人有明显的发狂，甚至还可能出现黄疸，这是由于瘀重的时候，营气不布。这些都是桃核承气汤证和抵当汤证的不同之处。

重点再说一下桃核承气汤，因为它是广中医伤寒教研室近几十年来一直在研究的方。我们的病房主攻方向是糖尿病，原来就叫糖尿病科，现在扩展到了内分泌科。那么在治疗糖尿病中，我们选的最主要的方就是桃核承气汤，现在数据库中可查到的用桃核承气汤治疗糖尿病的论文不下百篇，差不多90%是我们伤寒教研室发的文章，当然我们是在原方的基础上进行了改良，所以已发表的文章中，或用原方名，或者叫加味桃核承气汤，或者叫降糖三黄片，后者是加味桃核承气汤做成的片剂。

我们最早选糖尿病为主攻方向是在20世纪80年代末90年代初，当时我们伤寒教研室的老主任熊曼琪教授去美国进修，主修糖尿病，回来后就开展了这方面研究。应该说在那个时候的中国，糖尿病的发病率还不是最高，但随着生活水平慢慢提升，人们的生活方式也在不断改变，所以当时就预见到了这个病在未来的中国应该是发病率非常高的一个疾病。

为什么会想到用这条方呢？在我国，糖尿病以2型为主，所以当时观察了2型糖尿病的很多病人，发现了一个现象，大约60%的病人都是伴有大便干结的，而大便不通，血糖就高，大便一通，血糖就会下降，所以认为很多病人是有燥屎内结。同时，糖尿病并发症的病理基础是在血管，包括了大血管病变、小血管病变、微血管病变。所以要找一个方子，又能泄热通腑，又能活血化瘀，而且最好是《伤寒论》中的方，当然最恰当的方就是桃核承气汤。但这个方用来治疗糖尿病还是有缺陷的，因为糖尿病到了中晚期，比较符合中医所讲的消渴病，而桃核承气汤中扶正药不够，所以就在这个方的基础上加了增液汤，生地黄、玄参、麦冬，还加了黄芪，气阴双补，总共九味药组成了加味桃核承气汤，整个方也就变成了泄热通腑、活血化瘀、益气养阴。

我们将这个方做成院内制剂，到现在已经用了20多年了，原来叫降糖三黄片，分1号和2号，现在就分别叫作降糖三黄片和三黄降糖片，相当于原来的1号和2号，两者的区别就是其中大黄的炮制不同，一种用生大黄，有明显的通便作用，另一种用熟大黄，没有明显的通便作用。大黄不仅仅是泄热通腑，它也是一味非常强大的活血化瘀药。现代实验研究也非常重视大黄，发现了它的很多有效成分和作用靶点，也发现了它在降糖、降脂、降血压、减肥等方面的作用，以及对肾脏、心脏、关节的保护作用，这是从西医认识的角度进行的考虑。

但大家也许会问，是不是所有糖尿病就是用这一个方呢？当然不是，还是要强调辨证论治。重点提这个方，只是因为我们对这个方研究得比较多，从它的降糖机理到预防并发症，都研究得比较深入，论文比较多，而且做成了中成药。但在临床中开汤剂的时候，还是要讲究辨证论治。这个方的疗效确实很好，很多病人吃这个中成药十几年，病情稳定，并发症出现的少，没有发现不良反应。

我们在2010年获得国家科技进步二等奖，其中的一个内容就是加味桃核承气汤的临床推广应用。糖尿病的治疗肯定要在基础降糖的基础上进行多种方式处理，尤其加上中药以后，疗效非常不错，可以减少西药的量，而且血糖控制平稳，还有助于对慢性并发症的预防和治疗。糖尿病病人大多以脑梗、心梗、肾衰等疾病引起的死亡为终点事件，我们临床观察发现，在使用加味桃核承气汤的病人中，还没有见到这种终点事件。

抵当汤、抵当丸，临床报道对于治疗心脑血管病变，尤其是颅脑的肿瘤，也是很有效果。但问题是药源，其中最主要就是虻虫不容易买到，因为用得少或是药材资源的问题，很多药店都买不到虻虫。我们在做实验研究时也觉得桃核承气汤活血力量不够，想加上抵当汤，但因为买不到虻虫而作罢，所以我们现在做的研究主要是在加味桃核承气汤的基础上加水蛭。水蛭也是一个破血逐瘀力量很强的药物，曾经有一段时间还流行过用水蛭来养生、保健，其实这种做法并不合适，每个人的体质都不一样，况且这又是一个有小毒的药物，久服容易伤正。

二、结胸、脏结

结胸病是古代的一个病证名，它是由于外邪，或为寒邪，或为热邪，入里与体内的水饮或痰湿相搏结而形成。

其中大结胸证的症候特点是"从心下至少腹硬满而痛，不可近"，有剧烈的疼痛，应该算是一种危重症。从西医角度怎么理解呢？我个人的看法是，相当于现在西医的腔隙性、渗出性的炎症，比如胸膜炎、腹膜炎、盆腔炎一类。即使在西医学发达的今天，像腹膜炎都不是简单的问题，在古代更是危险的病证，所以属于危重症的范畴。

结胸根据病性的不同，有热实结胸和寒实结胸的区别。热实结胸又根据部位的大小，有大陷胸汤证和小陷胸汤证。大陷胸汤证如果部位比较偏上，就是大陷胸丸证。无论是寒还是热，它们都是实证。

1.大陷胸汤证、大陷胸丸证

太阳病，脉浮而动数，浮则为风，数则为热，动则为痛，数则为虚，头痛发热，微盗汗出，而反恶寒者，表未解也。医反下之，动数变迟，膈内拒痛，胃中空虚，客气动膈，短气躁烦，心中懊憹，阳气内陷，心下因硬，则为结胸，大陷胸汤主之。若不结胸，但头汗出，余处无汗，剂颈而还，小便不利，身必发黄。（134）

伤寒六七日，结胸热实，脉沉而紧，心下痛，按之石硬者，大陷胸汤主之。（135）

伤寒十余日，热结在里，复往来寒热者，与大柴胡汤。但结胸，无大热者，此为水结在胸胁也。但头微汗出者，大陷胸汤主之。（136）

太阳病，重发汗而复下之，不大便五六日，舌上燥而渴，日晡所小有潮热，从心下至少腹硬满而痛，不可近者，大陷胸汤主之。（137）

病发于阳，而反下之，热入因作结胸；病发于阴，而反下之，因作痞也。所以成结胸者，以下之太早故也。结胸者，项亦强，如

柔痉状，下之则和，宜大陷胸丸。（131）

仲景用了四条原文来解读大陷胸汤证。其中讲到它的形成与外邪有关，与内部本来存在的水有关，邪与水相搏结而形成。还讲到了大陷胸汤证的主要脉证特点：从心下至少腹硬满而痛，痛不可近，按之石硬，脉沉而紧。这个症状类似于西医所说的腹膜刺激征，腹肌紧张，压痛，反跳痛，板状腹，仲景说的按上去像石头一样硬。病变范围很广，从心下至少腹，都可以出现症状，这是因为水的流动性很强。脉沉而紧，沉脉主里，紧脉主痛，沉还可以主水饮。

仲景原文讲的"结胸热实"，说明了它与热有关，讲到"胁下有水气"，说明了与水有关，所以大陷胸汤证的病机是水热互结。大陷胸汤有三味药，用大黄、芒硝泄热通腑，用甘遂逐水，都是攻伐的药，能泄热逐水，所以病人服了这个方以后，会大便很多，小便很多，通过大小便消水气。但甘遂这味药有些药店也没有，甚至我们医院里有时都没有，我问过医院药剂科，原因就是因为用得太少，时间长都长霉了，所以后来就不进了。其实甘遂是个逐水非常好的药，因为它的有效成分不溶于水，所以不入汤剂，而是用粉冲服，或装胶囊吞服。

大陷胸丸证是病位比较偏上，除了疼痛以外，原文中还提到有"项亦强"，其实还应该有呼吸不利、短气，像西医讲的胸膜炎，因为胸膜的脏层、壁层之间的摩擦引起疼痛，所以病人被动的不敢深呼吸，从外在的表象来看，就是短气。短气和少气不一样，短气是呼吸不利，少气是气虚不足以息。

大陷胸丸是以大陷胸汤作为基础，再加葶苈子、白蜜、杏仁。葶苈子能够泻胸膈之水，杏仁有通便作用，也可以降肺气。白蜜代替甘草的作用，甘能缓、能和，为什么不用甘草呢？因为"十八反"中有甘草反甘遂。做成丸剂也是为缓，丸者缓也，使它停留于上焦的时间延长，作用偏于上焦，加强泻胸水的作用。所以根据部位的不同，仲景的思考也不一样。

葶苈子是个非常好用的药，我在临床上治疗一些胸腔积液，有胸水的，或者有心包积液的，很喜欢用，用量在 15～30 克。陕西中医药大学的杜雨茂教授治疗肾病很有经验，很多时候治肾要消水，他就经常用到葶苈子，而且量还比较大，即使治疗儿科病证也常用，因为它没有甘遂那么峻猛，而且又非常有效。

大陷胸汤在临床上用得比较多的是外科，尤其是急腹症。吴咸中院士领衔的团队最早开展了中西医结合治疗急腹症的研究，他所擅长使用的方就是大陷胸汤、大柴胡汤。同时他们的临床路径也是非常的清晰，每一步的变化，每种变化如何处理，用什么样的方，做得非常清晰，当然他们的基础研究也非常扎实，是西医学习中医的一个典范。

通下法并不仅仅是指《伤寒论》治疗阳明实证的承气汤，也包括了大陷胸汤、大柴胡汤一类的方药，虽然都是通下，但它们是有所区别的。

曾经有一个西学中的外科医生，治疗肠穿孔引起的腹膜炎，因为患者有痞满燥实的表现，使用了大承气汤治疗，治疗了五例患者，结果是两例死亡，三例转为手术，因此他得出一个结论，认为痞满燥实不是大承气汤证的适应证，反而应该是禁忌证，并写成文章寄给了杂志社。杂志社将文章转给了几位研究《伤寒论》的专家审阅，最后的结论是这个外科医生的辨证有误，这几个病人的证候并非大承气汤证，而是大结胸证，大承气汤可以泄热，却不能够逐水。如果是单纯性急性肠梗阻，是可以考虑大承气汤的，但现在病人已经是肠穿孔导致腹膜炎了，单纯用大承气汤，使肠蠕动加快，肠内压力变大，使得肠内容物反而更容易被挤压到腹腔中，导致病情加重。

所以说中医的水平在于诊断和辨证。辨证说起来简单，到了临床上却是很难把握。比如发烧是阳证还是阴证？尽管有阳证，但也有些是假热，又怎么判断真假呢？比如恶寒，表证有恶寒，阳虚也有恶寒，这个病人到底是表证还是阳虚呢？所以这是中医学习中的一个很重要的基本功，辨证准确，疗效迎刃而解。当然方药这一关也很重要，每个医生用方用药和剂量都有自己的思考，有自己的特色。

原文讲结胸的时候，特别提到了很像承气汤证："日晡所小有潮热。"

不同点有没有呢？不同点就是"从心下至少腹"这个硬满而痛的部位。阳明的热，随着病情的加重，热邪会越来越收敛，内敛内凝内聚，所以疼痛部位是越来越局限；而大陷胸汤证的疼痛是广泛的，因为是水热互结，水是弥散性的，所以范围广。

我个人体会，本病与西医学中的胸膜炎、腹膜炎、盆腔炎之类的病症非常相似。我也经常思考，讲到结胸的病机时会提到有水，那么病人有没有水肿呢？原则上来讲是没有的。一般我们所见到的水肿病人多是虚实夹杂，看上去似实证，而实质上是虚证，脾阳虚、肾阳虚、心阳虚。

结胸的水在哪里，古人讲得很清楚，"结胸热实""水结在胸胁"，而且方中用了甘遂逐水，所以古人其实很聪明，我们今天可以用B超、CT看到体内有积液，可以打开腹腔、胸腔，但是古人没有能力打开胸腹腔的，更没有今天这些高端的设备，但他们也能推断出里面有积液，从而确定相应的方法来治疗，所以中医传统的思维方法是非常高明的。

西医学的做法多是白箱，把机体打开，看得明明白白。中医则是不需要打开的黑箱理论，通过推导得出结论，而且这种推导也常常是非常准确的。当然两种方法都是需要通过大量的临床实践才能总结出来的。所以我觉得为什么现在大家对中医那么崇拜，是因为人体真的太复杂了，能打开看清楚固然很好，但一旦打开了，再完美如初的关闭就不容易了，更何况有些东西是打开也解读不了的，比如经络，经络到底是什么东西？西医找不到，但又无法证伪，不能否定它，找不到否定它的证据，也就说明它成立，也是一种方法。

2. 小陷胸汤证

小结胸病，正在心下，按之则痛，脉浮滑者，小陷胸汤主之。（138）

《伤寒论》以大小命名的方很多，大、小青龙汤，大、小柴胡汤，大、小承气汤，大、小陷胸汤，还有大、小建中汤，大建中汤在《金匮要略》中。这些一大一小的方药，并不是剂量的区别，而是在药味和主治方面都有所区别，当然也或多或少有一定的联系。

大、小陷胸汤证，一个是水热互结，一个是痰热互结，它们在范围、程度上都有所区别，两者可以对比学习。小陷胸汤证是痰热互结，主要症状也是三个："正在心下，按之则痛，脉浮滑。"正在心下说明病变部位比较局限，而大陷胸汤证是从心下至少腹，病变部位广泛。按之则痛，说明不按就不痛，症状较轻，而大陷胸汤证是硬满而痛，症状较重。小陷胸汤证的脉象是浮而滑，浮脉代表有热，滑脉代表有痰湿，所以是痰热互结，而大陷胸汤证是脉沉而紧。当然小陷胸汤证还有其他表现，比如舌象，舌红苔黄腻比较多见。小陷胸汤组成是黄连、半夏、瓜蒌，有泄热、开结、化痰的作用；大陷胸汤也是三味药，大黄、芒硝、甘遂，作用是泄热逐水。

3. 寒实结胸证

寒实结胸，无热证者，与三物小陷胸汤，白散亦可服。（141下）

寒实结胸也是实证，病人一定有疼痛，其脉象也应该是沉而紧的，没有发烧，没有阳热的表现，但是个实证，不是虚证。这个证候也会有恶寒，是由于寒实困阻，病人的阳气不能伸展。治疗用的是三物白散，因为桔梗、贝母、巴豆三味药都是白色的。其治疗作用是温下，攻逐寒实。

这个方中攻下力最强的是巴豆，因为过于峻猛，现在已经很少用到，很多同学都没见过这味药，甚至很多中医学生也都没见过这个药。我有一次去新加坡讲课，有一个学生说他认识一位老中医，那个老中医收藏了很多有毒的中药，但是不敢用，仅仅是收藏。他要了一些巴豆带给我看，既有干的，也有新鲜的，因为那边很多家庭都种巴豆树，他们用巴豆的叶来疗伤，他们也知道这个药很厉害，只要用牙齿咬一下巴豆叶片就会导致腹泻，所以一般是不敢吃巴豆的，他们用叶片也仅仅是外用。

新鲜的巴豆是白色的，干的巴豆表面有皮，皮里还有一层膜，膜里边是紫色的，像橘子一样分瓣，一般是三瓣。学校的药圃中曾经种了巴豆，我们医院肿瘤科的陈教授亲自尝过一颗，泻了十三次。我上课的上一届博士班的一位同学也是亲自尝试过巴豆，泻了三十几次。

巴豆是温下的，与大黄、芒硝的寒下不同。其性味辛热，口服有明显的辛辣感，对咽喉、胃都有明显的刺激。其主要有效成分是在油脂中，所以古人说"巴豆不去油，其力壮如牛"。

在编写研究生教材的时候，方药这一部分是南京的周春祥教授负责。我曾跟周教授探讨，我说《伤寒论》中大部分的方我都用过，但有几个方我一直没用过，其中就包括三白散，周教授就正好研究三白散。三白散中最毒的就是巴豆，而他们就主要研究巴豆，在其中找到了好几个有效成分，也申请了专利。

所以有毒的东西不一定就不好，尤其治疗肿瘤，未来的抗癌明星可能都在有毒的中药里边。民间有用砒霜治疗白血病的方法，其实最初也是复方，有砒霜、雄黄、白矾，后来精简了，就用一个砒霜，效果很好。陈竺院士深入研究了砒霜抗肿瘤的机理，发现它能促进肿瘤细胞的凋亡，而这个方药现在已经在美国上市，已经可以在临床使用。

因为三物白散比较峻猛，所以仲景也特别强调根据病人的身高和体重来调整药量，强人一钱匕，羸人半钱匕。服用以后，如果泻得太厉害，可以喝冷粥缓解泻下之势。如果泻的不够多，达不到治疗效果，可以喝热粥促进泻下作用。粥本身首先是养胃，而根据其温度又可以调节药物的吸收，既调节药性，又重视胃气，体现了张仲景保脾胃的思想。所以不要一讲到治脾胃的始祖就想到李东垣，其实张仲景的著作中就已经体现了很强的补土思想。

4. 脏结

何谓脏结？答曰：如结胸状，饮食如故，时时下利，寸脉浮，关脉小细沉紧，名曰脏结。舌上白胎滑者，难治。（129）

脏结无阳证，不往来寒热，其人反静，舌上胎滑者，不可攻也。（130）

病胁下素有痞，连在脐旁，痛引少腹，入阴筋者，此名脏结，死。（167）

《伤寒论》里讲到了脏结的脉证，还讲到了舌象，《伤寒论》中讲舌象的地方很少，但在脏结证这里讲到了舌上白苔，应该是一种白滑苔。脏结，是由于脏气虚衰，阴寒凝结而产生的一个病症，这个病症也是有疼痛的，所以需要和结胸相鉴别。结胸无虚证，治疗都是攻下法；脏结则多是虚实夹杂证，脏气虚衰为正虚，阴寒凝结为邪实。一般认为本病与现在所说的消化道肿瘤有关，如原文中说"胁下素有痞"就可能是肿块，或者是肝脾肿大，或者是腹膜有包块。遗憾的是原文中没有给出治疗的方药，那是不是这些原文就不重要呢？当然不是，还是有一定价值的，至少对我们当前治疗肿瘤给出了一些方向。

讲到肿瘤，我就想到另一个问题，就是现在对于肿瘤的治疗应该怎么思考。我觉得最能够说明问题的就是扶阳派，现在有些医生用大剂量的附子来治疗肿瘤，是符合《伤寒论》所指示给我们的一些理念的。脏结讲的就是阳虚寒凝，而扶阳派特别强调"阳化气，阴成形"，这也是传承了《内经》的学术观点。有形质的东西属阴，肿瘤是属于有形质的病理产物，为什么有这么多阴质积聚在这里，就是由于阳气不够，或者阳气不能正常地布达，一处阳气不到就会产生这些东西，所以用温阳的方法来治疗肿瘤是很有价值的。

尽管很多大的医院里对于肿瘤的中医治疗理念还是杀毒，大量的用清热解毒药，都在探讨哪些药最能抗肿瘤，但最不应当忽略的一个重要因素就是我们人体的正气，人体的阳气，这才是真正出问题的地方，阳气不足了，或者被压抑了，才导致阴邪的聚集。

我最近看到一位台湾学者提出来的观点，他认为其实很多病的问题关键出在免疫系统，这其中又包括了三个方面：一个是完全的免疫系统功能低下，最典型如艾滋病，免疫系统受到摧毁，继发诸多感染，最后引起死亡。第二种是过亢，免疫系统太敏感，敌人已经被打败了，免疫系统仍然在战斗，最终攻击了自身，过敏性鼻炎、荨麻疹等很多过敏性疾病都属于此类。还有一种就是免疫系统紊乱，士兵拿了武器但是眼睛被蒙上了，不认识哪个是敌人，哪个是朋友，乱打一通。现在的难治疾病，很多都是这个原因，如亚急性淋巴细胞性甲状腺炎，简称亚甲炎，是一个慢性病，有些病人十几年甲状腺功能亢进症都没好，一直在吃药，这个病就跟病人的免疫机制有关，其免疫系统是紊乱的，经常是指标正常一段时间又再次复发，因为抗体很高，一直保留在那里，如同定时炸弹一般，这种问题西医很难解决，病人可能需要长期服用抗甲状腺功能亢进药物，一停药随时就可能复发。这个抗体到底能不能调整呢？其实就是属于免疫系统，而从中医来看免疫系统就是人体的正气，或属于正气范畴中的一个部分。

免疫系统简单地说就是防御系统，从《伤寒论》来讲，最重要的一层防御系统就是在太阳，太阳为六经之首，其生理重点就在于卫气发挥作用，邪气侵袭，卫气功能障碍，就发生了太阳病。卫气的根源在哪里？太阳少阴相表里，卫出下焦，所以卫气根源于肾中元阳，对于卫阳不足的病证，如桂枝加附子汤证，为什么加的是附子？因为附子温补肾阳，通过补肾阳而补充固护了卫阳。

对肿瘤也可以这样看，肿瘤的核心问题也是跟免疫有关，所以直接杀死肿瘤细胞其实并不是唯一的选择，而且也不是最好的选择。西医治疗早期的肿瘤，如果手术做得很干净，很多病人的预后是非常好的，但到了中晚期或发生转移的话，手术就不是好方法了，所以现在特别强调不能动辄手术。

免疫系统中大家非常容易忽略的是盲肠和扁桃体，经常做手术随便就切掉了，好像觉得它会惹祸，但存在的东西都有其存在的价值，最好不要轻易就切掉。近几十年就不断有学者在研究阑尾切除与恶性肿瘤发病率之间的关系，当然可能还没有确切的结论，但一些研究发现其中的确有一些相关性。

所以扶阳的方法给肿瘤的治疗提供了一个很好的治疗思路。现在很多大医院都用清热解毒的方法治疗肿瘤，甚至病人都知道哪些中药有抗肿瘤的作用，有一个病人，因为某个肿瘤抗原的指标有点偏高来找我看病，我开完方后，他就问："李老师，您为什么不开白花蛇舌草、半枝莲这些能清热解毒抗肿瘤的药呢？"我就说不能这样看问题，中医抗肿瘤的方法非常多，其中最重要的应该是关注正气，正气补充起来，"正气存内，邪不可干"，邪气也就没有了容身之地，我觉得这才是最重要的理念。

所以我觉得扶阳派尽管可能在某一段时间走得比较偏，但至少在两个方面的贡献是非常大的：一个是对危急重症的抢救，第二个就是对肿瘤的治疗提供了很好的思路。大家可以看看当今的一些扶阳派大家，在他们的著作里面所举的案例，相当多的都是危重症或肿瘤。肿瘤这种难治疾病，作为切入点，应该有助于我们对《伤寒论》中脏结病的理解。

我常在想西医常用的三素：激素、抗生素、维生素，如果用中医的观点来看，激素相当于温法，维生素相当于补法，抗生素为寒凉之品，相当于清法，那么大家发现问题没有，很多临床上疑难病症都是上激素，也就是说要用温阳的方法。

也许这是中医和西医相通的地方，尽管西药的激素有很多的副作用。作为现代中医，虽然我们用的治疗方法是中医，但也要对西医知识有相当的了解。我的女儿从小受到中医的耳濡目染，每次生病都是用中医解决，亲身体会了中医的疗效，但我让她先选择学习西医，她曾向我表达对西医的抗拒，但我觉得，西医是世界的主流，而且中西医之间可以汇通，它们虽然不同，但不应该是对抗的，它们是从不同的角度去研究，因此都可供我们借鉴。尤其在当代社会行医，是应该有西医基础知识，需要懂得它的诊断和治疗方法，但我们不一定要去用它的方法。我女儿指出一个问题，她说西医的东西都没有结论，治疗方案年年都在变。那么为什么会年年变？因为不成熟，所以才会变，没有长大当然变。而成熟的东西可以长时间保持一个相对稳定的状态，像中医，因为它已经比较完善。当然只是相对的不变，从长期来看，中医的学术也是在不断进步的，如金元时期医学流派开始产生，明清时期温病学出现和发展，都是中医发展史上的重要创新，所以学中医也要不断进取，不断求新，要有自己的思考。

我们一方面是继承理论，另一方面也要有临床经验的积累。学中医特别强调临床经验，这就没那么简单了，所以我觉得中医比西医难学得多，因为它太不直观，很多东西需要去仔细揣摩，在临床中去体会，有时候古人的一句话，需要思考很长时间，需要在临床上反复验证，才能真正领悟。

第五讲　痞在中焦升降逆，上热下寒病机异

——太阳病变证

一、痞证

痞，首先是病人的一个症状。《伤寒论》中的痞证，则是以痞命名的一组证候，包含了很多证型。作为症状，指的是胃脘部的胀满不适，有窒塞的感觉，以此为主症的一类病证称为痞证。其主要病机是气机的闭塞不通，尤其是中焦脾胃。气机阻滞的位置在胃脘部，古人称为"心下"，古人认为心为君主之官，其位置一定要在最中央，我们现在知道心的正确位置并不在正中央，而心下所指的则是胃脘部。所以古人讲的"心下痞"，主要是指胃脘部的胀满不适，胃脘部包括了脾胃所管辖的区域，痞证就与脾和胃的功能失常有关。

人体有两个枢机：第一个枢机是少阳，半表半里之枢，也是阴阳之枢；还有一个是上下之枢，主要在脾胃升降功能的协调。胃跟脾在功能特点上又是相反相成：一个主受纳，一个主运化；一个以降为顺，一个以升为顺；一个喜润恶燥，一个喜燥恶湿；一个多实热证，一个多虚寒证，实则阳明，虚则太阴。它们相互配合共同完成了饮食物的受纳、消化、吸收、排泄，实际上包含了整个消化系统的功能。如果脾胃的功能受到外邪的干扰，或者由于太阳病误治，尤其是误下以后，引邪内陷，而本身脾阳又受到了损伤，此时就会出现脾胃的功能失调，在上面出现呕，在下面出现泻，在中间就气机闭塞不通，不上不下的堵塞感。

心下痞是古人所讲的话，今天的病人在描述症状时一般不会这样讲，他们大多会说胃的地方闷闷的、胀胀的，广东人经常说"顶住"的感觉，指的也是痞的症状。痞证的病位主要在胃脘部，痞是作为病人最痛苦的主诉。

痞证中包括了热痞和寒热错杂痞，热痞之中包括了大黄黄连泻心汤证和附子泻心汤证两个方证，寒热错杂痞包括了半夏、生姜、甘草三泻心汤。

当然我觉得古人的概念可能会更广泛一些，有些病人因为其他的病证可以波及到中焦，从而影响到中焦气机的升降，也可以出现心下痞的症状，但不是主诉，也不是真正的原发病位所在，需要进行鉴别诊断，比如说下焦滑脱痞、水痞、寒气痞等。

这个证候临床上出现得非常广泛，有一句俗话叫作"食在广东"，所以广东的消化系统疾病也是非常多的。同时由于消化系统的疾病很多是慢性病，需要长期的调养，所以也显得病人特别多。在中医院里面，没有哪个消化科医生不懂《伤寒论》的泻心汤，基本上是每个医生都会用，而且用得非常棒，所以说这个篇章也是非常有价值。

1. 热痞证

（1）大黄黄连泻心汤证

心下痞，按之濡，其脉关上浮者，大黄黄连泻心汤主之。（154）

先看脉象，"脉关上浮"，关脉主中焦，浮脉主热。之前我们在学习太阳病提纲证的时候讲道"太阳之为病，脉浮，头项强痛而恶寒"，是将浮脉作为一个代表太阳病的主脉，但大家也应该知道，在《伤寒论》中，浮脉还有很多其他的含义，其中代表热的情况是比较多的，这里就是用浮脉来代表热。这里的浮脉是一种浮而有力的脉象，太阳的浮脉是轻取即得，重按即减，热证也可以出现浮脉，如阳明病白虎汤证是浮滑脉，阳明病的浮脉是轻取即得，重按不减，是由于热邪的弥漫，充斥内外，所以表里俱热。本证的病机是中焦有热，所以其关脉浮也必然是浮而有力。本证的表现还有"心下痞"，这种痞是气痞，是无形之气机的堵塞，病人会有胃脘部的胀满，但如果医生用手做腹部切诊的话，按上去是柔软无物的，所以称"按之濡"。

心下痞，中焦有热，除了局部的胀满，也一定要有全身的表现来支持，否则不能判断它是大黄黄连泻心汤证。其他热象可以表现为舌红，苔薄黄，脉还可能偏滑、偏数，还可能有口苦，颜面可能潮红，脸上容易长痘，牙龈可能肿痛，口腔可能溃疡，甚至还有可能有出血的情况，这些仲景没有讲到，我们做相应补充。所以我们读古人之书应该善读无字之处，古人著书受条件限制，不一定都写得很全面和详细，有时临床过程中病人也不定会完全按照书上的所有症状表现来生病，所以关键是抓住病机病位。此处抓住中焦胃热这样一个病机，临床使用时可以举一反三。

大黄黄连泻心汤有大黄、黄连、黄芩三味药。其煎服法中有个很特别的地方，即不用煎煮，而是用"麻沸汤二升渍之，须臾绞去滓"，也就是用滚开的水来冲泡，而且冲泡的时间很短，"须臾"，然后倒出来喝，目的主要是取其轻清之气。药物有气和味两个层面，《内经》中说"气薄则发泄，厚则发热"，"味厚则泄，薄则通"，像一些补益的药，就需要煮的时间长一点，因为要取其味，而这里要取其轻清之气，所以煮的时间要非常短，或者根本不煮，而用泡服的方法，使其气能够流通畅达，包括我们使用解表剂，也是取其气，不能久煎，比如桂枝人参汤中用理中汤加桂枝，其中桂枝就是后下的，取其解表的作用。

曾经有个同学的脸上长痘，听完课后立马回去照做，想用大黄黄连泻心汤来治疗。喝完以后告诉我："老师，吃了以后拉肚子。"我说："这个方不应该有导致腹泻的作用，尽管有大黄，但因为只是取其气，并不具有攻下的作用。那么你是怎么泡的呢？"学生回答是用保温杯，早上出门把药泡上，中午下课回去喝。问题就找到了，原文中是"渍之须臾"啊，须臾有多久呢？也就三五分钟，泡完马上倒出来服用。如果早上泡上到中午服用，这就泡了 4 个小时了，差不多等于煮药了。这个学生第二次注意了冲泡的时间，就没再有腹泻的问题了。所以细节的地方还是要重视，尤其是煎服法是不能被忽略的，非常重要，这是古人宝贵的经验。

对于《伤寒论》的研究也是非常有意思，每个角落都会被人研究。我大概两年前看到有一篇论文，专门考证"须臾"的具体时间，最后得出的结论是须臾等于43分钟，你们相信吗？想想就觉得好笑，所以这一类论文真的是让人很纠结，如果大家把精力放在这方面，是非常无聊的，得出的东西跟现实相差太远。

《伤寒论》的原意是用麻沸汤浸渍，但是古人应用也有例外，比如唐容川《血证论》中对这个方的运用非常精彩，用它来治疗血证，其大黄黄连泻心汤就是用煮的方法，而不是用麻沸汤浸渍。他认为止血必降气，降气必清热，所治疗的出血是由于火热导致了气郁，然后导致了热迫血分，从而出现出血。所以临床上治疗这种热盛迫血妄行的病证，这也是一个很好的方。这里的泻心还有另一种含义，心主火，所以泻心也是泻火的意思。

（2）附子泻心汤证

心下痞，而复恶寒汗出者，附子泻心汤主之。（155）

这个证候主要也是有痞，但是病人有反汗出恶寒的症状。这种病人，里边是一把火，但是外表有寒、有虚，有恶风恶寒、汗出的症状，这是由于阳气不足，卫表不固。所以治疗在大黄黄连泻心汤的基础上加用附子，用大黄、黄连、黄芩来清里热，用炮附子温阳固表。这个方是寒温并用的方，煎服法也非常的独特，大黄、黄连、黄芩三味药用麻沸汤浸渍，而附子要别煮取汁，两方面配合，一个取其气，一个取其味，一个寒，一个热，一个生，一个熟。但在临床上，我们经常没有这样做，而是变通使用，比如唐容川就是变泡为煮。

我曾经治疗一个病人，比较年轻，二十几岁，做秘书工作，同时又在读成教，工作压力和学习压力都很大。他来找我主要是看甲状腺功能亢进症，但是他所表现的症状却又与甲状腺功能亢进症相反，大夏天穿条厚厚的牛仔裤，穿双比较厚的运动鞋，还穿了棉袜，而且牛仔裤里面还有护腿紧紧地裹着，病人自我讲述非常怕冷。但是从四诊来看，面是赤的，一讲话口气很重，同时还有心慌。实验室检查除有甲状腺功能亢进症以外，还有心肌缺血。又怕冷，又出汗，里面又有火，胃脘部位也有些胀，于是我就开了附子泻心汤。大概前后调理了一个月，让他去重新做了心电图，显示心肌缺血的情况得到明显的改善。又大概过了很多年，他又来找我看病，已经没什么问题了，甲状腺功能亢进症也好了，也结婚了，因为想生个孩子，所以过来调养一下。

给我印象很深刻的还有熊曼琪教授在给研究生上课时曾讲过的一个病案。病人是一个香港的老板，他所患的病应该是现在所讲的慢性疲劳综合征。病人表现很疲倦，一副很虚弱的样子，找过很多的医生，所有的补药都吃过。这个病人长得高高大大、白白胖胖，大夏天来看病却穿的长袖衣服，很怕冷，汗多，但是舌头伸出来却是舌红苔黄。食欲比较差，总是说不想吃东西，从来没有饥饿感。里边有火，外边有寒，阳气不足。于是熊教授就开了附子泻心汤，既简单，又便宜，当然口感肯定没有那些补药好，开了五剂药，获得了非常好的效果。

其实这种病人现在临床上不少，很多人每天忙于应酬，脾胃的负荷很重，脑子的负荷也重，就是躯体的运动不够。这种人阳气又不足，生活也没有规律，睡眠也不够，该多的不多，不该多的太多，多的就成热，不足的就成寒，形成寒热错杂，里热外寒。所以大家不能小看这条非常简单的方。

我觉得《伤寒论》中的寒温并用是非常精彩的，我也有相关的论文发表，包括理论方面探讨和临床运用方面的思路都有，大家如果有兴趣可以去搜索一下。寒温并用，是临床上解决一些复杂或疑难病症的一个很好的思路方法。我在临床上秉承这种寒温并用的思路，是包括两个方面：一方面是寒凉之品跟温热之品在同一个方里边合用；第二个方面就是《伤寒论》的方和温病学中的方，《伤寒论》的理法方药与温病学的理法方药的合用。

2. 寒热错杂痞证

半夏、生姜、甘草三泻心汤证，它们的共同点非常多。关于脾和胃的问题，一般脾的病属于《伤寒论》的太阴病，多属虚证、寒证；而胃的病多属于阳明病，多属实证、热证。如果二者都有问题，就是寒热错杂证、虚实夹杂证。由于两者的功能相反相成，所以寒热错杂痞的症状除了心下痞闷以外，在上面还有胃气上逆的呕，在下面还有脾虚气陷的泻。呕、利、痞，三个症状往往同时存在，但重心在痞，胀满不适。

（1）半夏泻心汤证

伤寒五六日，呕而发热者，柴胡汤证具，而以他药下之，柴胡证仍在者，复与柴胡汤。此虽已下之，不为逆，必蒸蒸而振，却发热汗出而解。若心下满而硬痛者，此为结胸也，大陷胸汤主之。但满而不痛者，此为痞，柴胡不中与之，宜半夏泻心汤。（149）

这条原文讲述病从太阳传来，没有形成结胸证，也没有转为承气汤证，而是形成了一个痞证。而半夏泻心汤证的证候特点，在这条原文中讲得并不太多，只是"但满而不痛者"。在《金匮要略》里面有专门讲半夏泻心汤证的："呕而肠鸣，心下痞者，半夏泻心汤主之。"说明在其症状中，除了痞以外，还有呕和利，所以也称之呕利痞。把呕放在前面，是因为方名叫半夏泻心汤，半夏为君药，降逆止呕，说明呕的症状很突出。

半夏泻心汤总共七味药，体现了辛开、苦降、甘调。辛开，主要是半夏、干姜；苦降，主要是黄连、黄芩；甘调的药是人参、大枣、甘草。辛能够散结，苦能够泄热消痞，甘能够补中，恢复中焦脾胃的枢机斡旋功能。

扶正药在此处必不能少，不能因为有痞就不用生姜、大枣、甘草，在这里是通过健脾恢复中焦功能，以促进气机的转运。现在特别强调人体气机的圆运动，圆运动理论的核心，是以脾胃为中轴，所以在治疗上强调了补土的治法，因此可以把泻心汤理解为负责轮子转运的功能，辛开、苦降、甘调，共同协调，恢复它的平衡。

半夏泻心汤的煎煮法也很特别，去滓再煎，药物煮了以后，去掉药渣后还要再继续煮。我们今天讲煮药、熬药、煲药、煎药，意思都差不多，但在古代却不一样。古代的煮跟现代的熬药差不多，但古代的"煎"指的是"有汁而干"，指的是浓缩的意思。古代的"熬"指的是"火焙也"，即用火来烤，比如抵当汤中的水蛭、虻虫，要火焙，尤其是虻虫，烤干以后变脆，翅头足就容易掉了。

去滓再煎，就是去掉药渣以后再继续浓缩一下。会产生什么样的效果呢？一般想来，应该会使药汤浓缩，那么会颜色变深，味道会变浓。是这样吗？我有一个香港的学生做了个实验，比较了使用去滓再煎和不用去滓再煎的不同，结果出人意料。本来以为颜色应该加深，但实际上去滓再煎后的颜色会变浅。从味道上来说，本来应该味道变浓，但实际情况是，没去滓再煎的药汤味道是比较含糊的，而去滓再煎以后味道是非常分明的，开始是辣的，之后是苦的，到最后是甜的，辛、苦、甘三种味道体现得比较清晰。

半夏泻心汤证的特点是痞、呕、利都有，但重心放在呕，所以用半夏为君。为什么说是"泻"呢？因为病人有胀满不适的感觉，好像有有形之邪阻滞，但其实不是，不能用泄热通腑的方法治疗，反而方中还要用到人参、大枣、甘草扶正，是通过补而达到消的目的，通过健脾恢复中焦的斡旋能力，使气机转运正常，从而达到消痞的目的。所以我们有时看到的仅仅是表象，而治疗却是要抓住其本质进行，而且不是单一的治法。既有补益的人参、大枣、甘草，又有泄热的黄连、黄芩，还有辛散开邪的半夏、干姜，几方面缺一不可。

关于半夏泻心汤的实验研究，做得比较深入的应该是北京中医药大学的伤寒团队，他们在半夏泻心汤的实验研究、临床运用方面做了很多研究工作，拿过很多国家级的大项目，获得的成果奖也很多，尤其是从辛开苦降甘调这一治法的角度进行的研究。他们不是只做单味药的研究，仅仅单味药的研究不一定有中医理论的指导，对中医学术的推动是价值不大的，而从治法的角度去探讨不同的配伍组方则有中医的学术含金量在其中，所以北中医这方面做得非常好。

从我个人的临床经验上来说，我觉得半夏泻心汤治疗西医学中的消化系统溃疡病效果较好，理论上也有相通之处。对于消化系统溃疡病，西医特别强调两个方面的问题：一个是攻击因子，一个是保护因子，溃疡病的发生发展就取决于两者之间的平衡问题。机体的消化系统是对外开放的，每天都面对大量的工作，吃的食物也好，服用的化学药品也好，每天有各种各样的物理、化学因素对它进行影响，经常使它受到损伤，它由此也具备了很强的修复能力。平衡问题当然要看二者之间的强弱，如果损害超出了它的修复能力，就有可能得病。所以在治疗上，一方面要消除致病因子，一方面则要增强其保护因子，辛开苦降甘调这一治法则正好符合两个方面的要求，不是一边倒的用药，不是一堆补药或一堆泻药，而是恰到好处的运用，其扶正的方法，就是增强它的保护因子。单从西医来讲，原来也是单一的思路，譬如最开始只是想到保护胃黏膜，用氢氧化铝一类，防止它继续受到伤害，后来发现酸很厉害，制酸药又出现，后来又发现其中还有细菌，又加上杀菌的方法。几种药原来是分开吃，现在的产品又把几种成分放在一起，或装在一个胶囊里，让病人一起服用，其实就是用了中医复方的思路。

半夏泻心汤临床运用非常多，也有些常用的加减法。若胃酸比较多，可以合左金丸，方中已有黄连，再加吴茱萸即可，量不需要太大就能有很好效果，我在临床上使用，如果病人胃胀胃痛，有溃疡病，反酸，食道有灼热感，就常加左金丸，能使病人的反酸减少很多。有时加点田七，能够活血化瘀，改善循环，促进溃疡面的愈合，还可以止痛。常加入的还有白及，新鲜的白及汁液是黏黏稠稠的，可以覆盖溃疡处，对黏膜有很好的保护和促进愈合的作用。还有怀山药，其汁液也是黏黏稠稠的，对胃黏膜也有很好的保护作用。还有就是运用外科的思路，身体管腔表面的溃疡与皮肤表面的疮疡也有相似之处，可以用消托补的思路。

（2）生姜泻心汤证

伤寒，汗出解之后，胃中不和，心下痞硬，干噫食臭，胁下有水气，腹中雷鸣下利者，生姜泻心汤主之。（157）

生姜泻心汤与半夏泻心汤相比多了一味药，同时剂量也发生改变，即减干姜二两，再加生姜四两，共八味药。治法仍是辛开苦降甘调，但是特别强调加生姜，这个方的特点就是生姜与干姜同用，干姜守而不走，生姜走而不守，干姜温脾阳，生姜散水气。

这个痞证，我们称之为水饮食滞痞，突出了其症候特点，哪里体现了水饮食滞呢？原文中说"胁下有水气，腹中雷鸣"，腹中肠鸣音亢进，是气过水声，同时还有"干噫食臭"，嗳气中是没消化的食物的气味。因为有水和食滞在里面，所以这个痞不是单纯的气痞，如果是单纯的气机阻滞，按上去是软的，"按之自濡"，现在是"心下痞硬"，说明是存在有形的实邪，除了病人自觉的胀满，医生按上去还有一定的抵抗感，有点硬。

从西医学来看，很多情况是像有点炎症的时候，炎性刺激引发局部的一些痉挛，痉挛发作的时候按起来就容易有硬的感觉。生姜泻心汤的一减一加，虽然两个药都叫姜，表面上好像变化不大，但其实质是不一样的，两药各行其道，协同生效，所以能达到更好的效果。本方也强调了去滓再煎。

表面相似的药物同用，在临床上非常多见，除本方的生姜、干姜同用，李东垣的《脾胃论》还有炙甘草和生甘草同用，还有苍术、白术同用，赤芍、白芍同用，都是非常多见的，表面上看似差不多，其实相差很远。张仲景非常喜欢用生姜，生姜的功能也是非常多，本方主要用来散水气，当然生姜、大枣、甘草相配合还可以调养脾胃。前面桂枝加芍药生姜各一两人参三两新加汤中用生姜是升津达表，治疗身疼痛，还有小半夏汤用生姜是降逆止呕，当然肯定也少不了发散风寒，作为日常生活中非常普遍的一种食材，有时比较轻微的外感，民间用红糖姜茶来治疗，也有非常好的效果。

（3）甘草泻心汤证

伤寒中风，医反下之，其人下利日数十行，谷不化，腹中雷鸣，心下痞硬而满，干呕心烦不得安，医见心下痞，谓病不尽，复下之，其痞益甚，此非结热，但以胃中虚，客气上逆，故使硬也，甘草泻心汤主之。（158）

甘草泻心汤有相似的地方，同样也是痞、呕、利，其中尤其是下利比较明显，"下利日数十行，谷不化"，一天十几次大便，而且是吃什么拉什么。病机上当然有虚，甚至有人认为有寒，但在治疗上仲景并没有加附子，而只是把半夏泻心汤中炙甘草的量加重，原来三两，现在变成四两，因为甘草在其中挑大梁，所以叫甘草泻心汤。其中重用炙甘草是增强补脾胃的力量，因为其脾虚比较明显，仲景没有采取补火生土的方法，没有用附子，而是通过补气的方法来治疗，因为这种下利是脾虚，是食物在肠道停留时间太短，排得太快，所以吃什么拉什么，还没有达到少阴肾阳虚的地步，所以不需要加附子，而针对脾虚，这个方中本身就有干姜，可以温脾阳。

而且病人在下寒的同时，上热也比较明显。病人心烦，"干呕心烦不得安"，在热比较明显的情况下，用温药就需要权衡一下利弊，温药用得太多，于上热不利。所以在具体加减上并没有再增加温里药，而只是把补气药加强。本身有干姜，配甘草，配人参，已经差不多是大半个理中汤了。

半夏泻心汤与甘草泻心汤从药物组成来看一模一样，都是七味药，不同点就是药物的比例不同，炙甘草量比较大的就是甘草泻心汤，炙甘草少一点的就是半夏泻心汤。所以方剂功效的差别并不是一定要加减药味，而药量改变所造成的药效平衡的变化，也会对总体功效产生影响。

治疗寒热错杂痞证的三个方，一般统称三泻心汤，临床上治疗消化系统疾病非常的常用，而且好用。但实际上三个方要区别开来还是比较困难的，临床运用的时候如果把生姜泻心汤一开，再把炙甘草用重一点，基本上就是把三个方都融合在内了。有时候临床上的病人不一定症状非常典型，共有的痞为主，又上呕下泻，但可能不太容易权衡哪个多哪个少，在使用三泻心汤时可能就比较模糊一些。张仲景讲的时候，辨证是非常细致入微的，但我们真正地去使用时，可能就很难做到那么细致了。

3. 其他痞证

（1）赤石脂禹余粮汤证

伤寒服汤药，下利不止，心下痞硬，服泻心汤已，复以他药下

之，利不止，医以理中与之，利益甚。理中者，理中焦，此利在下焦，赤石脂禹余粮汤主之。复不止者，当利其小便。（159）

前面讲的是痞证的本证，现在讲的是痞证的类似证。本条所讲的是下焦滑脱痞，其病位并不是中焦为主，表现也不是以痞为主诉。从原文来看，是讲一个病人下利，因为有心下痞硬，医生用了泻心汤，但病没好，医生认为可能是有形实邪，又用下法，还没好，医生又考虑是虚，又用理中汤，还不行。这种情况判断产生下利的病机在下焦，应该用赤石脂禹余粮汤，再不好的话可能就要用利小便的方法。

赤石脂禹余粮汤证，也有的教材放在下利后的辨证部分，是专门从下利的角度来看待问题。但从另一个角度来看，其中也确实讲到了痞的问题，那么下焦滑脱，长期腹泻不止的病人，会出现心下痞吗？我认为是会的，最典型的比如脾虚的患者，长期下利，不仅脾气虚，而且往往并发出现脾气下陷，出现一些内脏的下垂，如胃下垂、子宫脱垂等，甚至胃有可能掉到下腹，走一个大弯再折上去，吃下东西以后要爬上来走下去，在胃里停留很长时间，所以经常发生胃胀，也就会出现心下痞的症状。这种心下痞因为同时有下利，关门不固，下利的症状比较急，所以要急则治标，用赤石脂禹余粮汤收敛止泻，当然这个方法只能用于纯虚无实的人，而且这种腹泻也应该是没有炎症反应的，如果肠中有邪气，那就会关门留寇，带来很多不良影响。

但是从另一方面来讲，这种由于下利而导致的痞，单纯止痢只能是治标，利止后还是要健脾，还是要补中益气，从扶正的角度来考虑，才能从根本上消除心下痞。

（2）五苓散证

本以下之，故心下痞，与泻心汤。痞不解，其人渴而口燥烦，小便不利者，五苓散主之。（156）

五苓散证也会出现痞，原文中的71、74、124等五条原文都讲了五苓散证，其病位在下焦膀胱，病机是膀胱气化失司，气不化津，津不上承。从症状上最主要的就是由于不能气化而引起小便不利，按西医学，很多情况可能是膀胱充盈，尿潴留，所以局部的膀胱叩诊是浊音，而且病人也会觉得腹部的胀满拘急。同时在上又有口渴，原文说消渴、烦渴，"渴欲饮水，饮水即吐"，甚至可能影响到胃气上逆，也就是说会干扰到胃气，严重的可以呕，当然也可能会出现心下痞。但这里的心下痞是五苓散证的一个伴随症状，不是它最主要的症状，所以我们把它作为痞证的一个类证，称为水痞证。

病位当然是在下焦，病机是膀胱气化失司，所以用五苓散温阳化气利水，水邪消除，则气机通畅，痞也就消除了。这里体现了一种同病异治的思想，同样都是痞，但治疗方法不一样，因为他们的病机不一样。所以我们说仲景的《伤寒论》奠定了辨证论治的基础，或者说为辨证论治提供了很好的治法和思路，这是能够通过他的原文，能够通过原文中的案例支持的。

（3）旋覆代赭汤证

伤寒发汗，若吐若下，解后心下痞硬，噫气不除者，旋覆代赭汤主之。（161）

这种痞我们称之为痰气痞，由于脾虚痰气内阻，病人噫气不除，心下痞硬。因为痰是有形之邪，所以会有心下痞硬，按起来有抵抗感。"噫气不除"，就是说打嗝没有休止，因为这个症候不是泻心汤证，不是寒热错杂的问题，所以用泻心汤也不会有效，也可以理解为噫气以后，胃脘部的胀满症状不因此而消除，所以叫噫气不除。因为是脾虚痰湿内阻，所以舌质是淡胖有齿印的，舌苔比较厚腻。

旋覆代赭汤也是七味药，以健脾为主。用人参来补气，有半夏、生姜降逆，但其中最关键的是还用了旋覆花和代赭石，诸花皆升，旋覆独降，代赭石有平肝的作用，也能够降逆，既降肺气也降胃逆，同时还可以镇肝逆。

此方特殊的地方也有去滓再煎，但除此之外，还有个特别的配伍值得大家注意。代赭石是矿物药，所以大家一般都会认为矿物类药应重用，但恰恰相反，在《伤寒论》所记载的剂量中，本方代赭石的用量很轻，只用到一两，而且还是分温三服，也就是每服的代赭石只有差不多 5 克，相比之下，旋覆花却用到三两。这是因为，如果代赭石用量太重的话，则易药过病所而直入下焦，达不到所要的效果，我们现在希望使这个药停留在中焦，作用于胃，所以不能用很大的量。我在临床就遇到过这种情况，查房的时候看到主治医生方子选得很好，病人胃胀，打嗝，用旋覆代赭汤，但就是没有效果，再仔细一看，代赭石 30 克，旋覆花 10 克，剂量正好反了。

我有个病人，女性，福建来广州做生意的。也是整天打嗝，甚至严重到不敢和别人说话，而且她们是三姐妹一样的病，最后都是用旋覆代赭汤治好的。所以我的感觉就是，只要辨证属于脾虚痰湿内阻的，这个方应该是百分百有效，效果非常好。

除此以外，我在临床也把这个方用于治疗咳嗽，尤其是咳嗽同时伴有打嗝，而且咳嗽的发作跟情绪有明显的关系，一紧张或激动，或者一生闷气，就马上发作，用这个方也十分有效。因为此方中有旋覆花、代赭石，尤其是代赭石能够镇肝逆，所以对病人的情绪有镇定作用，对与情绪相关的咳嗽就有很好的效果。

二、上热下寒证

伤寒胸中有热，胃中有邪气，腹中痛，欲呕吐者，黄连汤主之。（173）

"胃中有邪气"中的邪气应该是指寒气，在《伤寒论》中，经常"寒"和"邪"不分，所以也有人说《伤寒论》应该说"伤邪论"，两个字在《伤寒论》中可以替代。"腹中痛"讲的是中寒，"欲呕吐"讲的是胃热，胃之上脘与胸腔相接驳，所以胸中有热可以波及胃之上脘，从而引起胃气上逆。

证属上热下寒，用黄连汤清上温中。黄连汤可以看作是半夏泻心汤的变方，为半夏泻心汤去黄芩加桂枝，半夏泻心汤本来就是寒温并用，治疗寒热错杂，其中寒热的药基本上是对等的，寒的两味，温的两味，现在把黄芩去掉了，凉药减少，而加上桂枝，增加温药，也就是说这个证候中寒多一些，热少一点。

为什么是加桂枝呢？《伤寒论》中桂枝用得很多，配伍不同，功效有别。有人说这里用桂枝是降逆，我觉得不是，应该是起到交通上下，调和上下的作用，就像柴胡加龙牡汤证中用桂枝也是这样的作用。

北中医伤寒教研室的第一任主任陈慎吾教授特别善于使用逍遥散，其实逍遥散也是《伤寒论》中四逆散的一个变方，但是陈老先生在这个方中又做了一个改良，方中原本是用薄荷的，他则去掉了薄荷而加上桂枝，就是取桂枝交通上下的作用。而且薄荷是偏凉的，如果病人的表现偏寒一些，改用温性的桂枝就很合适，同时桂枝也有疏肝的作用。

黄连汤与泻心汤的区别，除了刚才所讲的药物组成上的渊源关系以外，还有症状上的不同。痞证是以心下痞为主诉的，但是黄连汤没有心下痞的症状，没有中焦胀满的症状，而是分隔得非常清晰，下面是下面的症状，上面是上面的症状，中间痞的症状没有，这是症状上最重要的区别。寒热错杂的痞证是导致了气机的壅塞，而上热下寒证则热是热，寒是寒，中焦的气机没有堵塞。

三、太阳病类似证

为什么叫作太阳病类似证呢？是指这些证候都有类似于太阳病的地方，但却不一定就是太阳病。比如说营卫不和，由外来的致病因子引起的营卫不和，就可以叫作太阳病，而如果是由内在因素导致的营卫不和，那就不是太阳病了，表现可能相似，但病因或病机上有不同的地方。

这一部分要讲的有十枣汤证、瓜蒂散证。十枣汤证类似于《金匮要略》中所讲的悬饮，相当于现代的胸腔积液，如果是炎症性的胸膜炎，可以归于结胸，大陷胸丸证，这里不一样，结胸是水热互结，而十枣汤证没有热象，只有水。瓜蒂散证是痰阻，卫气起源于下焦，滋养于中焦，开发于上焦，上焦被痰阻隔，营卫气的运行就受到了阻碍，营卫失调就会产生恶寒发热，这种恶寒发热如果当作表证来治疗就错了。

1.十枣汤证

太阳中风，下利呕逆，表解者，乃可攻之。其人絷絷汗出，发作有时，头痛，心下痞硬满，引胁下痛，干呕短气，汗出不恶寒者，此表解里未和也。十枣汤主之。（152）

十枣汤的组成是几味峻猛的毒药，大戟、甘遂、芫花。这几味药平常应用较少，也有报用甘遂治疗胸水的，但因为有毒，用起来都比较谨慎。

使用攻伐药，仲景非常谨慎，时时注意顾护病人的胃气。虽然祛除水饮之邪需要用到几味峻猛的毒药，但大家注意方名是叫"十枣汤"，仲景用了大枣十枚，而且是用肥的大枣，不是我们平常用的小粒的枣，也不是现在的黑枣。我们现在开大枣，10克大概有两到三个，如果是十个，最少有 30～50 克，甚至还可能更多。

这个方主要是泻水，从哪里泻呢？既从大便泻，也从小便泻，大戟、甘遂、芫花，有逐水通腑的作用。同时，仲景在用这些有毒药的时候还十分注重考虑病人的体质状况，强人和羸人的用量有所不同，同时还指出了服用的时间——平旦服，药后的注意事项——止后服，不必尽剂。

《伤寒论》中有毒的方药我们现在用的都是比较少，我觉得攻邪方法的运用现在慢慢地在萎缩，因为大家很惧怕一些医疗方面的纠纷，或者因为病人的不喜欢，医生跟病人说要补气、补脾、补肾什么的，病人就会很开心，但如果告诉他这个药吃了可能会拉肚子，他马上就会说自己脾胃不太好，拉肚子怕受不了。其实有时候挑大梁的药往往是比较峻猛的攻邪药，起到快刀斩乱麻的效果，也因此使用时要及时、有力，用之得当，效果是非常好的。

昨天我的一个病人来复诊，有糖尿病，有肝硬化，转氨酶原来很高，现在高一点，病毒标记物已经在正常范围，诊断很清晰。病人最主要的表现就是疲倦，自我感觉非常累，面色暗黄，黄黑，我们常讲的肝旺土虚的面色，脉象也没什么力，但是一看他的舌头，很苍老，舌质暗红，苔黄，而且比较干，这种情况肯定没办法用补法，虽然他感觉很疲劳，很累。因为大便不是很通畅，人也比较忧郁，我最终开了大柴胡汤给他。这种病人就是躯体的症状比检验指标要严重得多，虽然各种指标已经接近正常，但他就是感觉不舒服，像目前这种情况，还是以泻为主。

所以泻法如果用的恰当，效果是非常好的。我以前读大学时认识一位老师，他给我讲过他自己的经历，他身体原来很不好，化验单很差，有很多问题，人也很瘦。有一次他吃了一个老中医的药，方子看上去也是很平和，但吃了以后还是出现了呕、泻，据他自己说好像一辈子的东西都拉出来了，过了一段时间单位体检，大部分的检查都恢复了正常。

所以临床上补并不一定就是最好的方法，我们最终是要做到调和阴阳，促进人体自身机能的恢复，扶正可以祛邪，祛邪同样也可以扶正，所以我在临床上经常使用承气汤、大柴胡汤，大黄、芒硝用到30克也是常有的，效果很好。有一部分病人的确是虚损，也的确是需要使用补的方法，当经过一段时间的补法治疗后，突然某一天病人出现了热化，出现了阳证，大便干结了，那么就是机会来了，攻下药一通，整个人就清爽了。有的病人阴证转阳还会出现高烧，也说明机体有了明显的反应性，正气来复，能够抗邪，因此形成了阳证、热证。一般来说，虚证寒证比较难治，缠绵难愈，不是一两天能治好的，但对于阳热证，正气不衰，用攻法一鼓作气，就把邪气祛除了。

2. 瓜蒂散证

病如桂枝证，头不痛，项不强，寸脉微浮，胸中痞硬，气上冲喉咽，不得息者，此为胸有寒也。当吐之，宜瓜蒂散。（166）

瓜蒂散可以算是仲景著作中吐法的代表方，也是后世八法中吐法的代表方，但是现在用催吐的方法比较少见了。其实催吐也不是一定就要用瓜蒂散，方法很多，最简单的比如用手刺激一下咽喉，通过咽反射就可以引起恶心呕吐。

先说原文，要理解这条原文，最简单就可以想想晕车时候的感受，当然不晕车就感受不了，我是晕车的，所以我有非常强烈的感受。

我有一次听北中医王洪图教授讲课，就讲到了瓜蒂散，特别讲到用这条方治疗精神病。病人是一个女生，因为喜欢一个男孩，但是又不敢讲，长时间憋在心里，最后出现了精神失常，这类病证现在好像还挺多。王教授就给她开了瓜蒂散，同时放松情志，休学以后她姨妈带着她周游全国，结果很好，病好了。后来她姨妈也是得了精神病，也用瓜蒂散，也好了。

当时我还专门提问了一下哪里可以买到瓜蒂？因为我们医院的药房是没有瓜蒂的。他就告诉我，夏天产的那种白色的甜瓜，把它的蒂挖下来，也是很苦的，用线穿起来，阴干，就可以作瓜蒂用，包括哈密瓜，也可以这样来做。

第六讲　阳明热实主清下，发黄血热兼湿瘀

一、阳明病本证

讲到阳明病，我们先要了解两件事：第一，我们中西医结合第一大成果——急腹症的治疗，其主要学术思想，其所用的方药，都是源自于《伤寒论》的阳明病篇。第二，大家都知道西医所讲的病毒性肝炎所引起的黄疸一直是个常见病，有时候也是一个难治病，尽管西医提出抗病毒的治疗方法，但是其疗效并不能尽如人意，同时也有副作用，而中医治疗黄疸其实是有非常好的疗效，其中大家尤其熟悉的就是茵陈蒿汤，这个方就出自于《伤寒论》阳明病篇的湿热发黄证。

首先，我们还是稍稍回顾一下阳明的生理、病理、诊断、分类、治疗。

阳明之气，用来概括的是胃肠功能，胃主受纳腐熟水谷，然后传送给小肠和大肠，小肠主化物，消化吸收，大肠主传导糟粕。所以食物的受纳、吸收、排泄，现在所说的归属于消化系统的，都与阳明密切相关。除胃肠以外，脾的辅助功能也是一个重要的环节，脾主运化水谷，运化水湿，饮入于胃，游溢精气，上输于脾，脾气散精，上输于肺。在脾胃的共同作用下，产生阴精阳气，以滋养人体的五脏六腑、四肢百骸，所以脾胃又有"水谷之海""后天之本""气血生化之源"等名称。所以讲胃的时候离不开脾，讲脾的时候当然也离不开胃，这是由它们的生理功能所决定的，所以阳明和太阴的关系非常密切。脾胃从五行来讲属土，有燥土湿土、阳土阴土之分。胃为阳土、燥土，所以属于阳的病证，热化的病证，

大部分属阳明，反之则属太阴，所以有"实则阳明，虚则太阴"的说法。

阳明经脉的循行，行于人身之前，面为阳明经的外候。经络的循行对于阳明病的诊断非常有帮助，比如说面色通红的，有相当大一部分是属于阳明燥热比较盛的人，跟阳明经气循行部位有关系。

对于女性来说，最早衰老的也是阳明脉，《内经》中说："五七阳明脉衰，面始焦，发始堕。"所以人在慢慢变老的时候，最开始最明显的表现是脸上长皱纹，有时候搞美容拼命在表面做文章，其实起不到根本的效果，而气血之盛衰，是外在表现的内部本质，从调内出发可以从里达外，通过中药的调补，才能真正使面色变得漂亮起来，内治是主要的，外治只能是辅助。

什么叫阳明病呢？这里给它下个定义：在致病因子的作用下，津液受伤，所引起的阳明胃肠系统的热证。其中有两个要素：一个是胃肠的实热，一个是津液的损伤。我们说阳明主燥，而也正因为它主燥，所以它也最恶燥，喜润而恶燥。有时候一些错误的治疗方法损伤了津液，导致津液不足，就很容易出现燥化。当然还有内在的基本条件，如果这个人的体质属于燥热体质，就更容易出现阳明病。病机上胃肠的实热与伤阴化燥是互为因果的关系，燥热邪气容易导致津伤，津伤则非常容易燥化，两者互相影响。当然这里讲的是一般情况，如太阳病是表寒证，阳明病是里实热证，都属于一般情况，是大概率事件，是伤寒病发生发展的主流，但也不能排除有特殊情况的存在，阳明也有虚证、寒证，但毕竟是少数。

阳明病的形成有两个方面的因素。一个是外因，外来的邪气太盛，则可以不经过太阳病的阶段，而直犯阳明，一发病就是阳明病。还有一个是素体的原因，这个也很重要，人体从父母那里得到的遗传趋向，经常会出现一家子人都属于容易伤津化燥入阳明的阳热体质。但素体因素是作为一个阳明病的形成因素，有这种体质的人就会有疾病转化的一种趋向性，同样的处理方法，有些人的疾病就可能朝向太阴走，而有些就可能向阳明发展。外因是变化的条件，内因是变化的根据，外因通过内因起作用，所以最关键的其实还是内因。

阳明病的诊断分类也是以脉证为依据，经络循行部分的症状作为辅助依据。阳明病的主脉，"伤寒三日，阳明脉大"，大脉，一种阳性的脉象，既包括了阳明热证的洪大滑数，也包括了阳明实证的沉实而大。

（一）阳明病外证表现

问曰：阳明病外证云何？答曰：身热，汗自出，不恶寒，反恶热也。（182）

在提纲证中重点讲阳明病的病机，而关于阳明的症候表现，就集中体现在本条。这里讲的是"外证"而不是表证，是有诸内必行诸外的意思。有诸内是什么？是内在的阳明热盛，既包括无形之热充斥阳明，也包括有形之燥热内结。形诸外是说这些症状都是从表面上能够显而易见的，医生容易诊察到的，病人也能够讲出来的。其中最关键的要点是发热而反恶热，三阳病都会有发热，但其伴随症状各有不同。太阳病是表证阶段，它的发热是伴有恶寒的。而阳明病的发热则不但不恶寒，而且还出现恶热，一个"反"字，突出了阳明病与太阳病之不同，突出了阳明病的独有表现。我在临床上会见到许多甲状腺功能亢进症病人，典型的甲状腺功能亢进症表现就有特别怕热，所以治疗这一类的甲状腺功能亢进症病人，我们也经常从阳明病来论治，使用白虎汤或者白虎加人参汤。

仲景的原文181条中谈到了"不更衣""内实""大便难"三种证候，是属于阳明实证，在内存在有形之热结，但仍然符合182条所说的阳明病外证。这几个证候有所区别：内实指的是比较典型的阳明腑实证；不更衣指的是脾约证；大便难则指的是单纯的燥屎，以燥为主，热势一般不甚，也经常包含一些热象，如心烦、口渴等。

除了原文中所描述的症状，从经络循行部位上来看，还可以补充一些症状，比如前面讲的面红，或者鼻衄、鼻燥，都是在阳明经脉循行部位上出现的症状。面赤是临床上最容易见到的症状，但是要区分各种面赤的不同，阳明病的面红表现为满面通红，而且红得很均匀。如果面赤表现为游移不定的特点，那么假热的情况就比较多，所谓游移不定，初看很红，坐定后又不太红了，这种也可能与运动状态有关。有些是面赤表现于面部的某一部分，而其他部分又表现为很清白，临床所常见的尤其是一些高血压病人，血压高的时候面就红，这种红不是真正的火，不能用泻火的方法治疗，而是阴虚阳亢或者虚阳外越，是阳气上浮的一种表现，这些或属虚热，或属假热，都不是阳明病的表现。

鼻衄、鼻燥也都是阳明热证的表现，虽然开窍于鼻的是肺脏，但阳明经也循行于鼻部，迎香穴就是手足阳明经的交会之处，从面部的区域来看，中间这一部分属于中土，也与太阴阳明有关，所以病人可以出现鼻子干燥，鼻子出血的情况。太阳病麻黄汤证中有衄血的情况，其实也是多发生于燥热体质之人，这种人在体表腠理闭塞的情况下，阳热更容易聚积而化热，就会向阳明热证转化，而气分热盛就容易内迫于血分导致血热妄行。

阳明病根据病性特点，包括了阳明热证和阳明实证。若属于无形之邪热，弥漫为主，称之为阳明热证，一般包括了阳明清法三证，即上焦的栀子豉汤证、中焦的白虎汤证和白虎加人参汤证、下焦的猪苓汤证。

若属有形之燥结，则包括了前面所说的内实、不更衣、大便难，都属于阳明实证的范畴。无形之邪热与肠中糟粕相搏结而形成燥屎，所以病人会表现为不大便，腹部胀满，同时还有全身毒热的反应，严重情况下病人可以出现发潮热，神昏谵语，甚或如见鬼状，也就是可能出现了幻觉。

阳明病的兼变证包括了发黄证和血热证。发黄有湿热和寒湿的不同，阳明病的发黄证讲的是湿热发黄，寒湿发黄在太阴病篇讨论。对于湿热发黄，其热是来自于阳明，而其湿是来自于太阴，其实是太阴与阳明功能共同失调的表现，但是以阳证为主，所以归属在阳明病。《伤寒论》中湿热发黄有茵陈蒿汤证、栀子柏皮汤证和麻黄连轺赤小豆汤证。

阳明为多气多血之经，所以气分热盛可能会影响到血分，会出现热迫血行，所以阳明也有血热证，可以出现阳明蓄血证，也可以出现衄血、便血。

由于阳明病是以实热证为主，所以其治法最主要的是两个法：清法和下法。清、下法是手段，其真正的目的是要保存津液，阳明喜润而恶燥，在邪气比较盛的时候，补充津液的方法可能就是扬汤止沸，而最好的办法是釜底抽薪，把邪热祛除，津液就能够得到保存。因为阳明病容易燥化，所以在治疗上一切伤津之法都需要特别谨慎，尤其燥热体质的人更加如此。

我们讲仲景的学术思想，最重要的有三点：扶阳气、存津液、保胃气，其中存津液的思想在阳明病篇有非常突出的体现。阳明病篇所出现的代表方，白虎汤、承气汤、茵陈蒿汤，都是大家非常熟悉的，而且临床疗效也是非常好的。

（二）阳明病热证

阳明病热证有三个方面的证候，被称为阳明清法三证，或如柯韵伯称之为"阳明起手三法"，三个方证的侧重有所不同。热侧重于上焦，宜清宜宣，清宣上焦；热侧重于中焦，则辛寒折热；热侧重于下焦，则需要清利，清热滋阴利尿。都是在阳明，但证候是有偏重的，有上、中、下之分层，这种辨治思维对于后世温病学的三焦辨证有一定的启发。这种上、中、下三焦分层的思维不仅体现于此，我们前面讲太阳病变证的时候，误治或失治后，可能发生阳虚寒化证，其中就有偏于上焦的心阳虚，偏于中焦的脾阳虚，偏于下焦的肾阳虚，应该说都为温病的三焦辨证提供了一些思路的雏形。

1. 栀子豉汤证

阳明病，脉浮而紧，咽燥口苦，腹满而喘，发热汗出，不恶寒反恶热，身重。若发汗则躁，心愦愦反谵语。若加温针，必怵惕烦躁不得眠。若下之，则胃中空虚，客气动膈，心中懊憹，舌上胎者，栀子豉汤主之。（221）

栀子豉汤证在太阳病篇讨论过，当时是作为太阳病的变证，现在阳明病再次出现，它们有什么区别吗？应该说它们的病证表现方面是有相似或相同的地方，但是来路不同，太阳病变证中的栀子豉汤证是太阳病误下后导致邪气内陷，入里后郁于胸膈，而阳明病中栀子豉汤证则来源于阳明本身，是由于阳明腑实内结，使用攻下法以后，大便已通，但肠中糟粕虽去，却还有余热留扰心膈，因此病人也会出现心中懊侬而烦，这个余热是来自阳明本身，所以说二者来路不同。

这种来路的不同可以给我们两点启示。第一点是异病同治，太阳病变证讲栀子豉汤证，阳明病也讲栀子豉汤证，太阳病和阳明病是不一样的病证，但其发展变化过程中都可以出现栀子豉汤证，都可以用栀子豉汤来治疗，这就是异病同治。第二点，我们所看到的这种同治其实是短暂的，不能认为它们的病变完全一样，因为来路不同，其去路也很有可能不同，阳明病往往发于燥热体质之人，所以进一步发展往往继续燥化，而太阳病变证的栀子豉汤证继续向哪个方向发展就不一定了。

所以学习《伤寒论》时，我们特别强调它奠定的中医辨证论治的基础，从原文中来说，第16条的"观其脉证，知犯何逆，随证治之"讲得十分清楚，同时辨六经病脉证并治中有大量原文实例方证都体现了这种辨证论治的思想。有些方证为什么要串在一起，有什么样的价值，都值得我们思考。通过具体的方证，其实也是实际的案例，体现出作者的思想，异病同治，同病异治。像前面讲的痞证、结胸证都是具体的病，但是根据状况的不同又有治疗方法的千差万别。所以说中医特别强调以人为本，根据人的具体状况不同，治疗方法也不一样，这里同样也是体现了这种学术思想，虽然太阳病篇和阳明病篇开出的栀子豉汤是一模一样的栀子和香豉，但所体现出的含义，是值得我们深思的，要善于读无字之处。

2. 白虎汤证、白虎加人参汤证

伤寒脉浮滑，此以表有热，里有寒，白虎汤主之。（176）

三阳合病，腹满身重，难以转侧，口不仁，面垢，谵语遗尿，发汗则谵语，下之则额上生汗，手足逆冷。若自汗出者，白虎汤主之。（219）

伤寒若吐若下后，七八日不解，热结在里，表里俱热，时时恶风，大渴，舌上干燥而烦，欲饮水数升者，白虎加人参汤主之。

（168）

伤寒无大热，口燥渴，心烦，背微恶寒者，白虎加人参汤主之。

（169）

伤寒脉浮，发热无汗，其表不解，不可与白虎汤。渴欲饮水，无表证者，白虎加人参汤主之。（170）

若渴欲饮水，口干舌燥者，白虎加人参汤主之。（222）

热势偏重于中焦的是白虎汤证和白虎加人参汤证，尤其是燥热体质的人，在太阳病、少阳病时使用各种误治之法伤津之后，最终形成了本证。

原文中提到"表有热、里有寒"，其实是错的，可能是传抄之误。真实的情况是表有热，里也有热，表里俱热，无形之邪热充斥内外，其脉象是一种滑大之脉，或伴有数象，因为这种脉是气血受热邪鼓动，由内向外奔涌，所以也是轻取即得的，故原文讲到"脉浮滑"，这里的浮并非指表证，重按后也不会力道减轻。条文中除此以外，所描述的相关症状非常少，但不代表它没有其他症状，因为前面的条文已经进行了交代，也就是说病人还应该具备身热、汗自出、不恶寒、反恶热的阳明病外证。

219条讲的是白虎汤证的重证。面垢，指的是面部如蒙油垢一般，是由于浊热的上蒸。谵语遗尿，神昏谵语，甚至大小便失禁，都是心神受到热邪扰动，心神昏乱的表现。身重难以转侧，是由于热壅气滞，如果没有学习《伤寒论》，仅从最基础的《中医诊断学》来看，很多人可能就把身重认为是湿困了，但这里和湿困是有区别的，身重并不一定都是湿，怎么区别呢？舌象是一个方面，湿的舌象是苔腻，而白虎汤重证的身重没有这种舌象，舌苔干，舌质红，自然不是湿，而是热邪壅滞，气机不得畅通，气机不通，人就会感觉到身体沉重。其实湿邪所致的身体困重，一方面固然由于湿邪的黏滞重着之性，一方面也与湿邪阻碍气机运行有关。

白虎汤的方药很简单，四味药，石膏、知母、粳米、甘草。其中的粳米是指的旱地里生长的稻子，我没有见过，我们南方人只知道有水稻，水稻因为生长在水里面却不会腐烂，所以古人认为它会有一定的利水作用，而对于阳明病来说，最怕的就是再继续损伤津液，所以有利水作用的水稻是不合适的，所以要用旱地里长的稻子。有时超市里能买到粳米，这种米其实并不好吃，也有人把它作为杂粮的一种，对于糖尿病人应该比较适宜。当然，因为药店一般也是没有粳米的，而病人又经常买不到，这时如果需要用白虎汤怎么办？我经常是用怀山药来替代，用量要大一点，一般用到 30 克。这个方的味道也比较平和，不难吃。石膏辛寒，但实际上石膏所煮的汤是没什么味道的，知母、甘草、粳米也都不难吃。

白虎加人参汤证是虚实夹杂，特别强调了有正气的不足，气津的损伤，但仍以热邪为主要矛盾，所以在清热的基础上益气生津，是一个扶正祛邪的方。仲景给出了四条原文，其症候表现是以白虎汤证为基础的，都有阳明热盛的表现，只是多了气津两伤的表现。其表现特殊之处在于，病人口渴非常严重，"欲饮水数升"，这是它最特别的地方，糖尿病患者血糖控制得不好时可以出现渴欲饮水数升，还有尿崩症的人，也是饮一斗，溲一斗，在《金匮要略》讲"饮一斗、溲一斗"时要用肾气丸，但如果在热势明显的状况下，更要考虑白虎加人参汤。

还有一个特殊症状就是背微恶寒、时时恶风，本来阳明病应该是没有恶寒的，现在反而背部有恶寒，为什么呢？是由于出汗以后，大量气津损伤，毛窍打开，不胜风寒。其中要注意的是其部位局限于背部，背部是阳气最旺盛的地方，也是反应最为敏感的地方，所以背部首先出现恶寒。还要注意的是它表现为微恶寒，恶寒并不是很严重，并不是主要矛盾，主要矛盾还在里实热，如果明显的背恶寒而不伴热象的话，那就是阳虚了。本来也不应该出现恶风，看到恶风我们常想到桂枝汤证，但这个证候也不是一直的恶风，"时时"说明是一阵一阵的，比较轻微，也是与气津损伤有关，"壮火食气"，热盛耗气。

在仲景方中，最常用的补气药，要不就是人参，要不就是炙甘草，要不就二者同用。比如前面太阳病变证讲栀子甘草豉汤就是加用炙甘草以补气，此处则用人参，补气力度更大，而且人参补气的同时也能够养阴，针对气津两伤非常适合。张仲景单独的用补阴药是比较少的，他补阴往往是益气以生津，更加重视阴津生成的源头，而非见阴虚就补阴，阴的产生还是要靠脾气的运化，补气以生津，是治本之法，是从源头上去补。今天我们用人参的话，一般不能用红参，因为红参本身是偏温的，于热证不宜，改用西洋参比较适合。

那么大家可以想想为什么栀子甘草豉汤中不加人参？当然在白虎汤中本身已有炙甘草，再加人参则是人参与炙甘草同用。而栀子甘草豉汤一方面伤气的程度可能并不是特别严重，另一方面它是一种郁火，阳气内郁之火在补气的时候就需要特别小心，因气郁无路可出，再行补气就更易化火，"气有余便是火"，所以不能补得太过。而白虎汤证、白虎加人参汤证的热不同，它不是郁热，其热邪是有向外发越的趋势的，因此身热多汗的症状比较明显，也因汗多所以更容易伤津耗气，所以用人参配甘草，补气力更强，而且可以生津。

我在临床上经常使用白虎汤和白虎加人参汤，主要是在两个病里面用得比较多，一个是甲状腺功能亢进症，另一个是糖尿病。甲状腺功能亢进症的治疗我常常分为早期、中期、后期。早期的甲状腺功能亢进症就很符合典型的白虎汤证，从实验室检查来看，各项指标都很高。面色红，属于阳明经循行部位上的症状。病人怕热，汗多，符合 182 条阳明病外证。胃口比较好，说明阳明胃热，虽然能吃，但不长肉，反而消瘦，因为热邪在消耗机体的阴分。但是还有个常见症状是大便次数增多，而且很多病人舌质是偏淡的，所以有些医家就认为这是一个寒证，而把前面诸多的热象看作假热，认为这是真寒假热证，所以他们治疗甲状腺功能亢进症早期也是用附子、干姜一类，我的病人中有一部分就是在别的医生那里经历过这种治疗。但是我个人的感觉，甲状腺功能亢进症早期还是应该是以热证为主，按西医来讲是一种高代谢状态，而且甲状腺功能亢进症的病人多见于青壮年，甚至出现于生长发育阶段的小朋友，都是体质状态偏实的人群容易得，忧郁的人比较容易得，所以我认为这个状况不是阳虚。当然如果疾病经过了很长时间，病人的消耗已经达到一定程度，可能就需要考虑是否有由实转虚的情况。早期的舌质淡也能体现病机中有虚的情况存在，但不是主要矛盾，其形成原因可以用《内经》中的"壮火食气"来解释。病人一方面很亢奋，一方面又很累，所以比较恰当的话是白虎加人参汤，以实为主，实中夹虚，所以加人参效果更好。

早期基本上底方都是白虎汤、白虎加人参汤，治疗一段时间以后，就到了第二个层次，病人可能出现一种双向的状况，既有甲状腺功能亢进症，又有甲状腺功能减低症，实验室检查也是高低不齐。这是由于热邪逐渐减轻，而前期由热邪导致的气伤、阴伤，甚至阳气的损伤，都慢慢地显露出来。这种双向表现的状况，我认为与寒热错杂有关，常按照寒热错杂的思路来治疗。到了后期，热势完全消失，阳气的损伤上升为主要矛盾，也就是发展成为了甲状腺功能减低症，又要相应的变化治疗方法。

当然这只是我临床治疗上一般所分的三个阶段，也不是一刀切，还是要看临床病证的具体表现，总有特殊情况的存在，还是要因人制宜。我感觉我的辨证比较细，用药的调整也常常考虑的比较多，很多地方是几克几克的斟酌，每次开的剂数也是要仔细斟酌，就如吴鞠通所说的"治内伤如相""坐镇从容，神机默运"。所以我感觉我所治疗的甲状腺功能亢进症病人疗效都要比单纯的西药治疗好，许多西医都认为很难恢复正常的指标，比如说促甲状腺激素（TSH），都可以调得非常漂亮。

我使用白虎汤比较多的第二个病是糖尿病，尤其是中期，有明显的"三多一少"，当然也有很多糖尿病病人是通过体检发现的血糖升高，而没有表现出明显症状，问诊也问不出有哪里不舒服，并不像书上所讲的典型消渴病的"三多一少"，这种就不能按三消来辨证论治了。比如有些病人发现血糖升高后来就诊，但却表现的是一派湿热，这时候能用白虎汤吗？肯定不妥，早期的湿热、痰湿比较多，而且多见肥胖，病人并不消瘦。

对于糖尿病早期的辨证治疗，目前临床上来看，有多种类型，如肝郁、湿热、燥热等，绝对不仅仅限于古人所说的三消，古人所说的消渴病与西医所讲的糖尿病不能画等号。中医从脉证入手，符合"三多一少"就能称之为消渴，不管血糖是否升高，而从西医来说，不一定要"三多一少"，只要血糖高就是糖尿病，这是两个不同的概念，西医的概念相对来说会窄一点，中医的消渴包括的内容很多，比如说甲状腺功能亢进症在某个阶段因为出现明显的消瘦、多食、多饮，所以也可以称之为消渴。典型的"三多一少"多见于糖尿病的中期，而刚发现血糖升高时倒不一定会有，一般在发现血糖升高三五年以后多见。如果实验室检查胰岛功能很差，各种并发症都已经出现，这时差不多就处于中晚期了。

此外还有很多病证都可以使用白虎汤。我有一个学生，香港的博士，是在银行工作的，可是现在却来兼职学习中医，为什么呢？因为他有病，尿崩证，本来是要长期用抗利尿激素的，后来觉得长期服用西药也不是办法，于是开始学习中医，从本科到硕士，一直读到博士，现在他用纯中药自己治疗自己的病，没有用一粒西药，状态保持得非常好，如果他自己不说，没人能知道他有尿崩证。在他所用的方药中，自然少不了白虎加人参汤，这是他常用的一个基础方。

所以白虎汤与白虎加人参汤在临床上应用广泛，伤寒的阳明病可以用，杂病用得也很多，温热病气分阶段用得更多。

3. 猪苓汤证

若脉浮发热，渴欲饮水，小便不利者，猪苓汤主之。（223）

本证为下焦的阴虚水热互结证。阴虚和热都好理解，水要怎么去理解呢？这个水是原来固有的，就是说病人原来就有水在下焦，在阳明热盛伤津时，三个因素合在了一起，就形成了猪苓汤证。因为病位在下焦膀胱，所以病人也会有小便不利，因为有津伤，所以有口渴欲饮水，因为有热，所以病人可以出现发热，也会出现心烦不得眠。

在少阴病篇也会学到猪苓汤证，少阴包括心和肾，有热化和寒化两条路，在热化证的这条路上有两个方，一个是黄连阿胶汤，另一个就是猪苓汤。因为是阴虚热化，所以也是有阴虚，有热，再加上水，三个因素也可以在少阴病的某个阶段中出现。阳明病篇的猪苓汤证和少阴病篇的猪苓汤证有相同点，也有不同点，其不同点主要在于来路不同，预后转归也不同，两个猪苓汤证同样也是体现了异病同治。

猪苓汤的治疗属于清利法，方子的组成中有猪苓、茯苓、泽泻、滑石、阿胶五味药。其中阿胶是养阴的，在方中主要起养血滋阴的作用。滑石既能够利水又能够清热，再加上猪苓、泽泻、茯苓，四味药都有利水的作用，所以其利水力非常强。滋阴只有一味阿胶，清热只有一味滑石，所以清热和养阴的作用都不是太强，因此要认识到这条方的重点在于利水，对于单纯的津液损伤或阴伤比较严重的人是不适宜的。

滑石配阿胶是比较特殊的一种搭配，配伍了滑石的阿胶可以避免其滋腻的性质，今天我们将阿胶炮制成阿胶珠的过程中，辅料有时也会选用滑石粉，将滑石粉在锅里炒热，将软化的阿胶切成小粒倒在上面，就会形成阿胶珠，既便于煎煮，又不至于滋腻。在仲景时代阿胶珠的炮制方法应该还没有出现，所以其使用方法主要是烊化，但与滑石的搭配已经体现了这种思想。

另外三味药，猪苓、茯苓、泽泻，也是五苓散的组成部分，所以猪苓汤证和五苓散证这两个方证有非常多的相似性，最主要的是两者都有小便不利的症状。五苓散温阳化气利水，其证候偏寒，可以兼表寒证，所以用桂枝，有表则能发汗开表，无表也可温阳化气，桂枝配茯苓、白术，又有苓桂术甘的意思在里面。猪苓汤证也有小便不利，但它的病机是阴虚水热互结，不是寒，而是热，同时兼有阴伤。所以两个方证在临床上的使用要注意鉴别。

我在临床上经常把这个方用于尿血的病人。曾治一个病人，四十多岁的女性，主要问题就是小便隐血几个加号，但是没有什么症状，找了很多西医看，把结石、肿瘤、结核都排除了，但看了很长时间效果都不好，后来西医就说她这属于正常状态，不需要治疗。后来她就想试试中医，于是来找我。其实我有不少这一类的病人，其他症状不明显，就是小便有红细胞，隐血几个加。治疗上我就想到《伤寒论》的猪苓汤，因为病人偶尔也会出现小便不是很顺畅，或有些不舒服的感觉，有些滞塞的感觉，这种也就是小便不利。因为小便有隐血，所以小便的颜色也经常表现为偏黄，不是很清，这个说明有热。而且这种情况确实也多见于肝肾不足的人，大多都在四十多岁以后，身体已经进行入衰退期，肝肾不足，阴血亏虚，有些病人可能提前进入更年期。我就抓住阴虚、有热、有水，阴虚水热互结，使用猪苓汤治疗，效果很不错，隐血慢慢减少，或者一个加，或者是加减。

我最近治疗一个病人，老年男性，七十岁，身体状况还不错，自己还能够开车。他的主要问题也是尿血，肉眼血尿，西医诊断为精囊炎，要精囊内药物注射，病人不愿意，于是来看中医。同样也是用了猪苓汤，尿血完全解决了。

用得比较多的还有治疗糖尿病的尿路感染，或者老年人，尤其是女性的反复尿路感染。尿路感染虽然直接用西药效果可能会很快，但这类病人都是反复发作，如果反复地使用抗生素，时间长了，抗生素就没效果了。我经常用五苓散、猪苓汤两个方合在一起用，可以算是寒温并用了，因为这类病人病程比较长，反复发作，其寒热不太容易辨得清楚，而且很多也没有其他症状，但是小便检查有红细胞、白细胞。有很多病人没感觉有什么不好，这种没感觉正能说明他的正气不足，所以有时候还要加点黄芪。如果小腹有点胀满的话就加乌药或者小茴香。

（三）阳明病实证

1. 攻下法

阳明病，不吐不下，心烦者，可与调胃承气汤。（207）

太阳病三日，发汗不解，蒸蒸发热者，属胃也，调胃承气汤主之。（248）

伤寒吐后，腹胀满者，与调胃承气汤。（249）

阳明病，其人多汗，以津液外出，胃中燥，大便必硬，硬则谵语，小承气汤主之。若一服谵语止者，更莫复服。（213）

阳明病，谵语发潮热，脉滑而疾者，小承气汤主之。因与承气汤一升，腹中转气者，更服一升，若不转气者，勿更与之。明日又不大便，脉反微涩者，里虚也，为难治，不可更与承气汤也。（214）

二阳并病，太阳证罢，但发潮热，手足絷絷汗出，大便难而谵语者，下之则愈，宜大承气汤。（220）

病人不大便五六日，绕脐痛，烦躁，发作有时者，此有燥屎，故使不大便也。（239）

大下后，六七日不大便，烦不解，腹满痛者，此有燥屎也。所以然者，本有宿食故也，宜大承气汤。（241）

阳明实证的重点是三承气汤证，即调胃承气汤、小承气汤、大承气汤三证。有很多同学觉得，《伤寒论》中关于三承气汤证的原文很难理解，一条条讲好像明白了，串起来就成了一桶糨糊，分不清三承气汤证的区别到底在哪里。因为仲景的每一条原文讲的都是案例，是讲它的具体运用，所以就要求读《伤寒论》的人善于去归纳整理。

三承气汤证最基本的有两个特点：一个是热，全身的热毒反应；一个是实，燥屎内结，不大便，腹胀，有实邪在里面。如果只有热，那是前面讲的阳明热证。如果只有实，不大便的人很多，但不一定都属于三承气汤证。只有两者合起来，才符合张仲景所讲的阳明实证。至于后人对于三承气汤，也有一些不同的运用思路，但那是后人的发展，而仲景的思路应该是热与实两者俱备。

在热、实俱备的基础上，三承气汤之间又有偏重的不同。调胃承气汤以泄热为主，所以称之为缓下，小承气汤称为轻下，大承气汤称峻下。尽管都具有痞满燥坚实的共性，但调胃承气汤证以热为主，更强调热。其相关原文总共有三条，其中讲到的"蒸蒸发热"比较重要，说明它的热仍然是比较弥散的，能够散发出来。这个时候津液损伤不太严重，所以用大黄配芒硝，既能泄热，也能通腑，但重在泄热。

三承气汤中的大黄用量是一样的，都是四两。小承气汤中厚朴用到二两，枳实用到三枚，可以认为是一个轻下剂。其证候是以痞满为主，腹胀满，腹大满不通，所以小承气汤重在通大便，其攻下力度比调胃承气汤要强。

大承气汤可以看成是小承气汤和调胃承气汤的合方去掉甘草，大黄用量不变，但厚朴用到了半斤，枳实用到了五枚，而且芒硝、大黄共用，说明其攻下的力度要强很多，所以称之为峻下。

三承气汤的君药是什么？一般认为应该是大黄，三承气汤中都用到。但也有另外的看法，认为其君药应该是其中的气药，也就是行气的药，为什么这样认识呢？我们看到三承气汤都是下法，都用到大黄，而且大黄的量都是一样，那么它们之间的强弱区别与什么有关呢？当然是枳实、厚朴，是否用这两味药，以及这两味药用量的多寡，决定了三承气汤之间功效的差别，没有气药的推动，通便的作用是比较弱的。

所以说三承气汤证的共性是热和实俱有，但一个偏重于实为主，一个偏重于热为主，一个是热和实俱盛。其治疗从缓下、轻下，再到峻下，是热与实程度比例变化的过程，而这一过程与热盛津伤的过程相关，是一个逐渐加重的过程。白虎汤证、白虎加人参汤证的阶段，热邪能够弥散出来，所以病人的发热是持续性的发热，病人汗出，也说明热邪在向外弥散。而热向外散发是以人体的津液为基础的，热要随着津液的布散而外出，没有津液的话，热是出不来的。如果津液严重不足，热就会和肠中的糟粕相搏结，形成燥屎，那么这时热就呈内收、内敛、内聚、内闭之势，其局部的症状越来越明显，而全身的表现反而没有那么明显。比如由小承气汤证的腹大满不通发展到大承气汤证的绕脐痛，部位就局限很多。由调胃承气汤证的仍有弥漫之势的蒸蒸发热，发展到大承气汤证的间歇性潮热，说明了热邪的内聚内敛。还有其出汗的特点，到大承气汤证的阶段不会全身出汗，而是变成手足絷絷汗出或称手足漐然汗出，就说明津伤燥结很盛。

所以到了阳明实证的阶段，治疗的重点就不在于清，而是要下了。阳明属燥金之气，本气为燥，而且六腑以通为用，以降为顺，所以假大肠为出路，用通下法使热邪排出体外。

原文第184条讲道："阳明居中，主土也，万物所归，无所复传。"讲的是阳明病的转归，一般来讲，得了阳明病如果不去处理，那么病邪容易长时间聚集在阳明而不向其他经传变，所以治疗上需要给它找一个出路，把邪赶出来。但是完全不走吗？也不尽然，它也会变化，从阳明热证发展到阳明实证，这就是热邪在不断地向内走，还可以再向内，引起少阴热化证，形成少阴三急下证，这时治疗仍然是需要使用承气汤，因为疾病的本质根源还在于阳明之热结。

《伤寒论》除了三承气汤，还有桃核承气汤，是承气类方剂的开始，而后世温病学发展了承气类的方剂，温病学中出现了桃仁承气汤、导赤承气汤、宣白承气汤、牛黄承气汤、增液承气汤、新加黄龙汤等承气类方剂，枳实导滞丸也与承气汤有关系，所以说温病学将《伤寒论》中承气汤的运用发扬光大了。

对于攻下法的使用，仲景是非常谨慎的，见好则收，原文中说"得下，余勿服""止后服"。如果辨证时病人的表现不太清楚，有潮热，有心烦，但是病人大便还不是特别干结，甚至还有点偏溏，或者脉象还没有形成沉实，而是"滑而疾"，这个时候也是不轻易用大承气汤的，而往往用小承气汤来试探。服小承气汤后如果转矢气，就可以继续用，或根据情况转用大承气汤；如果不转矢气，则不可以继续用承气类。这些都说明了张仲景对攻下法的运用是十分谨慎的。

《伤寒论》中的攻下法与温病学的攻下法是有差别的。《伤寒论》的攻下法用于燥屎内结，服药后便溏则说明攻下法已取效，不可再用；温病学中的攻下法则运用得非常广泛，不一定要有燥屎内结，没有燥屎也可以通下。温病学中常讲"下不厌早"，为的是使邪有出路；伤寒学派常说"下不厌迟"，是为了防止损伤正气。而且在温病的下法中有一种特殊情况，就是对于湿热类的温病，叶天士提出："伤寒大便溏为邪已尽，不可再下；温病大便溏为邪未尽，必大便硬，慎不可再攻也。"因为肠道中有湿热积滞，所以表现为大便溏，须用轻法频下，多次运用小量攻下药，以逐渐祛除肠道中的湿邪，而湿邪完全祛除的标志就是大便变硬。

曾经有一次经方班，我们请了一位非常出名的民间医生蔡长福老师来讲课，他就提供了一个很好的理念，就是通下。他自己在临床中也很擅长使用攻下法，很多疼痛病人，包括肿瘤病人，他首先开几剂承气汤，疼痛能够很快缓解。我们并不是提倡见到疼痛病人或肿瘤病人就用大承气汤，还是需要精细的辨证，但他的这种理念与仲景阳明病篇中的攻下法理念的确有相似之处，对于我们临床上治疗杂病是有一定启发的。

我有一位台湾的研究生，他做了一个有关于近几十年台湾研究《伤寒论》状况的研究，在他收集资料的过程中，去访问了很多台湾的伤寒学家。其中有这样一位老中医，用药十分特别，所有的病人来了以后，第一个方大多是承气汤，承气汤服后再看病，把这个方当作一个"开路方"。什么道理呢？他认为肠中有积滞时标本虚实看不清，肠中积滞一泻，寒热虚实就清清楚楚了。

的确，现在这种肠道不通的情况太多了，老年人有便秘，年轻人有便秘，小朋友更多便秘。而且现在很多疾病也的确跟长期的大便不通畅有关，尤其是肛肠科的痔疮、肛裂，这类疾病现在当然有手术治疗的方法，但其实手术治疗是治标不治本的，如果不改变生活习惯，很快就可能复发，所以保持大便的通畅才是最重要的。

又比如我们的急诊科曾经对中风的病人做过一个研究，一组病人按照传统的分类方法治疗，一种则加用承气汤，得出的结论是，加承气汤的病人疗程比较短，肢体功能恢复比较快。中医所讲的中风，当然包括了西医的脑梗死和脑出血，现在的颅脑外科对于脑出血可以用外科的方法来清除血块，是直接的祛除有形之邪，而中医使用承气汤同样也是要让邪有出路。其实现代大量的实验研究也发现了承气汤的确能够降低颅内压，对脑细胞有保护作用。同时也有实验研究证实承气汤对于心血管系统具有保护作用，我前面讲桃核承气汤的时候也简单提到过这个问题，通腑的治疗对于心血管病的患者来说是十分重要的，大便干结看似是个小问题，但它的危害其实是非常严重的。有些大便不通，还会出现神志的问题，病人可能出现头脑不清醒、烦躁不安，因为浊阴不降，清阳就不升，甚至浊阴直接上冲。

我昨天看诊，发现好几个病人有一个共性的特点，病人自己也讲，他们的家属也讲，什么特点呢？口臭，再一看舌象，舌红苔黄腻。从病种来看，这些人有些本来是感冒，有些是小朋友咳喘，已经好得差不多了，但就是出现清醒状态的憋气感，总是要深呼吸，不仅口臭严重，大便也是非常臭。我给这几个病人全部用了攻下法，二便不利治其标，治疗时当然要抓住病本，但是关键的标证也不能忽略，从这个角度切入，使之气机调达，因势利导，整个疾病就会有一个好的转机。

曾经有一个中医学者，写了一篇文章叫"我的老师"，出版社把他这篇文章也发给了我，我看了以后很有感触，这个作者应该是一个中医世家，拜过三位大师：刘渡舟、胡希恕、许振寰。这篇文章里，他把许多他跟师的过程与感悟记录了下来，其中一段特别提到有关于他父亲的疾病。当时他父亲病得很重，高烧，神昏，大小便闭塞不通，已出现心衰合并肾功能不全，当时北京的几位名老中医会诊，大多认为应该首要固护正气，唯有胡希恕先生提出要先通大便，要用承气汤，态度非常坚定，因胡老最年长，所以大家都依着他，但也都为他捏一把汗，因为若承气汤不灵的话，阳气可能就因此而衰竭。结果是效果很好，首先大便了几次，接着小便增多，一下就消了肿，很快就能下地走路了。在这个病例中，胡老的观点就是"二便不利治其标"，当出现大小便不利，这一定就是临床治疗的切入点。其实胡老的这个理念，就是来自于《伤寒论》，在厥阴病篇中我们就会讲到"当视其前后，知何部不利，利之即愈"。所以恰到好处的攻邪，是可以起到立竿见影、扭转乾坤的效果。

所以《伤寒论》中阳明病的治法除了对于伤寒病，对于其他的外感病、传染病、杂病中的某些阶段，如果用得恰当，效果也是非常好。我记得在"非典"的时候，我们医院取得医务人员零感染、病人零死亡、病人零转院、病人零后遗症"四个零"的好成绩，与攻下药的早期应用是离不开的，这是温病教研室与急诊合作提供的方案，不仅仅口服中药通下，同时还要用承气汤灌肠，因为肺与大肠相表里，所以温病学中常把大肠作为祛邪外出的道路，邪有出路就不容易进一步发展。

2. 润下法

跌阳脉浮而涩，浮则胃气强，涩则小便数，浮涩相抟，大便则硬，其脾为约，麻子仁丸主之。（247）

阳明实证中也包括了麻子仁丸证，也叫脾约证。脾和胃功能相关，相互协调，相辅相成，胃所受纳的津液需要通过脾来布散至全身五脏六腑，其中当然也包括了布达到肠道，对肠道起到滋润的作用，如果由胃热使脾的功能受到约束，脾不能为胃行其津液，就会出现肠道津液不足，就会出现大便干。那么没有被布散的津液去哪里了呢？偏渗于膀胱。也就是说津液布达失调了，该走的路不走，津液的分布不均匀了。

《伤寒论》中讲的下法很多，这里所讲的润下也是属于下法的范畴。麻子仁丸的药物组成中包括了小承气汤药物组成的三味药：枳实、厚朴、大黄，但从用量用法来看其攻下力度是比不上小承气汤的，主要也是起到通便泄热的作用，肠道还是有点热。麻子仁是润肠通便的；杏仁可以降肺气，同时也有润肠通便的作用；再加蜂蜜，即是赋形剂，又作为方中的药物，有润肠通便的作用。本方的功下力度不大，同时有滋润作用，所以称之为润下，"丸者缓也"，再加上白蜜的甘缓作用，所以药性非常和缓。

方中还用到了芍药，一提到芍药也许有的同学会联想起四物汤，在四物汤中芍药是作为一个补药，但其实《伤寒论》中并不是完全这样认识的，仲景在太阴病篇讲道："若其人当用大黄、芍药者，宜减之，以其人胃气弱，易动故也。"也就是说它对脾胃有一定的克伐作用，阴柔、酸敛，所以脾胃不好的人如果用了太多的芍药，就可能出现腹泻，而这里正是要取它的这种致腹泻的作用，恰到好处。

这个方现在做成中成药有几种剂型，如麻子仁丸、麻仁胶囊，方便患者服药。有的同学就问，这个成药是不是可以长期服用呢？我觉得这要看病人的具体情况了，如果是一个燥热体质的人，可以考虑。但它的组成中毕竟有小承气汤的成分，所以还是有相当的攻伐作用，尽管对于一些习惯性便秘、老年人的便秘以及产后便秘、津亏便秘都有效，但如果脾胃不太好的话，就需要十分谨慎，尤其长期用药要特别谨慎。

3. 润导法

阳明病，自汗出，若发汗，小便自利者，此为津液内竭，虽硬不可攻之，当须自欲大便，宜蜜煎导而通之。若土瓜根及大猪胆汁，皆可为导。（233）

原文中所讲的"大便难"，指的是虽然大便接近肛门，但是病人就是拉不出来，很辛苦。这时候如果用承气汤、麻子仁丸一类，药物需要从口腔一路走到接近肛门才能起到作用，所以张仲景使用了最直接的就近给药的方法，也就是从肛门给药，灌谷道的方法，相当于现在所讲的灌肠疗法。

《伤寒论》中有关于肛门给药的记载，应该算是最早的灌肠疗法的记载，是中医的原创。肛门给药的方法除了通导大便，现在还有十分广泛的运用，比如说很多小朋友非常不配合吃药打针，所以肛门栓剂就是一个非常好的方法，药物可以通过肠道被人体吸收。还有昏迷的病人，无法通过消化道给药，也可以通过肛门给药。我曾听我们学校的邓铁涛教授讲过一个病案，是一位高烧不退的病人，所有抗生素都无效，最后就是用肠道给药的方法，最终转危为安。还有肾功能不全的病人，灌肠疗法在一定程度上可以相当于肠透析。所以张仲景其实是我们今天广泛应用的灌肠疗法的发明人。

至于蜜煎导，书上写的可能有点复杂，其实做起来很简单，把蜂蜜倒在锅里烧开起泡浓缩，然后慢慢冷却，在它还软的时候，用手搓成条状，如拇指粗，前面稍微尖一点，完全冷却以后就会形成固体的栓剂，所以蜜煎导这个名称其实是方子和用法合在一起了。

我们的病房里曾经有一个病人，糖尿病肾病，他的家属照顾老人家照顾得非常好，把病人的一举一动，大小便、睡眠、情志、用药情况等各方面的状况都详细地记录下来，大概每一个小时就有一次记录，记录了好几本。原来这个家庭也是热爱中医的，一边做一边学习，后来这家的儿子也考取了中医院校。这个病人就是长期便秘，很顽固，后来就让他用蜜煎导，因为他们对中医有一定的了解，所以制作上并不困难，用了以后效果非常好，而且疗效比较持久。这个家属现在还经常带她姐姐来看病，她姐姐血压很高，所有降压药都没效，还有一个症状是脚特别臭，但是表面看又没烂，最后我是用温阳的方法使她血压降了下来。

后面的土瓜根和猪胆汁就有些疑惑了，蜜煎导是白蜜浓缩后形成了固体，可以很容易地塞入肛门，但土瓜根和猪胆汁，我们就不太清楚张仲景是用什么东西灌的，他在原书中并没有讲明，现在有人认为可能是用竹管，也算一种解释吧。

用猪胆汁灌肠，仲景的方法里是还要加少许法醋，从今天的观点来看，因为猪胆汁是碱性的，有可能灼伤肠道，所以需要加法醋调和，这个也是很有特色。猪胆汁导和蜜煎导，虽然都是导下法，但是功效是有所不同的。蜜煎导用的是蜂蜜，所以肯定以滋阴，润肠通便为主；而猪胆汁应该是以清热为主，苦咸寒的，后面少阴病篇里有白通加猪胆汁汤证，就是以其寒性反佐。

二、阳明病变证

（一）阳明病发黄证

本节所讲的三个方，茵陈蒿汤、栀子柏皮汤、麻黄连轺赤小豆汤，治疗的都是湿热的阳黄，但又有湿热并重、热重于湿或兼里虚、湿热兼表三种情况之不同，而且临床上都是非常有效的方。

1. 茵陈蒿汤证

阳明病，发热汗出者，此为热越，不能发黄也。但头汗出，身无汗，剂颈而还，小便不利，渴引水浆者，此为瘀热在里，身必发黄，茵陈蒿汤主之。（236）

阳明病的变证中重点讨论湿热发黄证。张仲景认为发黄证主要是在阳明和太阴，阳明是湿热发黄，太阴是寒湿发黄，因为黄色为土之色，而土色应在中焦脾胃。但我们现在讲黄疸更多会讲肝胆，所以这里就存在矛盾了。其实在《内经》中讲得很清楚，黄疸为土色，张仲景著作中认识黄疸也是注重脾胃，土色外泄，脾胃功能失常，从他治疗湿热发黄的几个方药中也可以体现出来。但是为什么会讲到肝胆呢？西医现在把它们归属到消化系统，这与仲景所提出的理念其实并不是矛盾的，无论是胆黄说还是脾黄说，无论认为是脾胃的问题还是肝胆的问题，在治疗上都是通过祛湿清热退黄以达到目的，仍是以脾胃为主的。所以这个问题其实就是想要将中西结合而又结合得不彻底而产生的，这个观点一出来又会对大家造成误导，使大家总是关注局部的解剖形态，而这些内容很多是跟中医的理念有些相左的。

热是在阳明，这个容易理解。那么湿从哪里来？应该是来自太阴，脾不能运化水湿，而与胃热纠结在一起。病人有小便不利，无汗，无汗则热不能外泄，本证中阳明的热盛是应该有汗的，这种汗出也是一种防御的机制，现在无汗则说明里热无法向外宣泄，小便不利则湿没有出路，湿和热蕴结在中焦，就出现湿热蕴阻脾胃，引起土色外泄。

对于这种病人的无汗，仲景也描述得特别详细："身无汗，但头汗出，齐颈而还。"全身大部分部位都是没有汗的，只是头面部可能还有点汗，这是由于湿热熏蒸于上，而头为诸阳之会，所以这个部位的热会更盛一些，有可能蒸发部分的津液出来，因此有可能出现汗出。但总的来说全身是无汗出或少汗的，这是这个证候的一个特点。"身必发黄"，讲的当然就是黄疸。

这条证候所体现的是湿热并重，或者有人说是湿热兼有里实，在治疗上使用茵陈蒿汤，药物组成是三味药，包括茵陈、栀子、大黄。栀子清利三焦，并可以通利小便，导三焦之热从小便而出。大黄，可以假大肠为出路，泄热退黄，同时大黄又是一个功能强大的活血化瘀药，现代研究也证实它有很好的活血利胆的作用。茵陈清热利湿，为治黄之圣药，无论寒热都可以用，如果是寒湿发黄，如茵陈五苓散、茵陈术附汤也是要用到这味药。

这个方现在临床上应用非常广泛，而且也做成了各种剂型，比如现在常用的茵栀黄注射液就是茵陈蒿汤。而且不仅是中医院在用，西医院也在广泛使用，尤其是传染科、肝胆科，当然一定要把握其适应证——湿热并重型的黄疸，即阳黄。

2. 栀子柏皮汤证

伤寒身黄发热，栀子蘗皮汤主之。（261）

本方所治疗的发黄也是阳黄，不过重点在于清热，所治疗的是热重于湿的发黄。既然叫栀子蘗皮汤，当然组成中肯定有栀子、黄柏，但是大家一定不要忘记里面还有甘草。现代研究甘草是个很好的护肝药，尤其是其中的甘草甜素，现在临床上常用的甘利欣，就是从甘草中提炼出来的护肝有效成分。好的甘草，有健脾的作用，仲景就常用到炙甘草的健脾、补气作用，所以有的学者提出，因为本方用了炙甘草，所以它治疗的发黄应该是湿热兼有里虚的。如果没有气虚，用生甘草解毒的效果会更好。

3. 麻黄连轺赤小豆汤证

伤寒瘀热在里，身必黄，麻黄连轺赤小豆汤主之。（262）

麻黄连轺赤小豆汤所治疗的是湿热兼表，这种证候在临床上其实是非常多见的。我在传染病科工作过 8 年，是地道的传染病科医生出身，我们传染科医生天天接触传染病人，接触最多的就是肝炎的病人。有时候传染科的医生感染率可能并不如术科、检验科或者内科门诊多，因为传染科医生的防护意识都非常强，病房出门第一件事就是洗手，还要用消毒液泡手，但是在普通内科没有这种概念，所以反而更容易感染。现在肝炎是防不胜防，病人不一定会主动说自己有肝炎，所以很多时候看到有黄疸会往这方面考虑，但没有黄疸症状的肝病病人还有很多，很多肝病的早期还没有出现黄疸，可能就认为是感冒而来普通门诊看病，其实这个时候传染性是最强的，风险更大。所以说黄疸的早期，有时候是很像太阳病，可以兼表，表面上以为是感冒，其实不然，接着就会出现黄疸，这种状况就可以用到麻黄连轺赤小豆汤。方中的连轺是连翘的根，现在不常用，可以用连翘代替。

（二）阳明病血热证

阳明证，其人喜忘者，必有蓄血。所以然者，本有久瘀血，故令喜忘。屎虽硬，大便反易，其色必黑者，宜抵当汤下之。（237）

阳明篇血热证的重心主要是抵当汤证，也称为阳明蓄血证。与太阳蓄水证不同，此处的原文中提到了"大便反黑""屎虽硬，大便反易，其色必黑"等症状，现代认为这些类似于消化道出血，血不归经，则成蓄血。还有"喜忘"，这个与太阳蓄血证的"其人如狂""发狂"相似，都是心神的问题。而在治疗上，太阳蓄血证与阳明蓄血证都用抵当汤。从中医理论出发，并不是见血就去止血，还需要具体辨证，抵当汤的用法应该是突出了祛瘀而生新的思路，用活血化瘀的方法，对于临床上治疗出血性疾病也是非常有价值的。

第七讲　少阳枢机胆三焦，和解变通柴胡剂

一、少阳病本证

三阳的分类其实是反映了一种比较模糊的定量分类方法，太阳的阳气最充足，"太"即大也，阳明是两阳合明，阳气也很旺盛。而到少阳，"少"者少也，所以说少阳是弱阳，是嫩阳，是稚阳，少阳的阳气不是特别的旺盛，但它是初生之阳，像早上的太阳，虽然不是很烈，虽然可能还很弱，但活泼、积极、向上，充满生命力。

少阳之气是足少阳胆和手少阳三焦功能的概括。胆内藏精汁，主疏泄，主决断，寄相火。胆所藏的精汁是由肝之余气所化生，其作用是定时排泄而对胃肠功能起到疏泄的作用，进食后胆汁定时分泌，帮助胃肠的消化，尤其与脂肪类饮食的消化有关系。所以有时候会发现，胆囊切掉的病人一个明显的特征是容易腹泻，消化不好，尤其是对脂质的东西消化不良。胆的疏泄功能除了帮助胃肠的消化，还有就是调达情志，与胆主决断的功能相关，所以胆气虚的病人往往不容易做决断，遇事常犹犹豫豫，而胆气盛的人决断能力则非常强，遇事果断，常称有"胆魄"。

三焦的生理功能是主决渎，是水液在人体内运行的通路，《内经》曰："三焦者，决渎之官，水道出焉。""焦"还有一个意思，即烧焦、炭化的意思，炭化的过程就需要消耗能量，所以三焦其实也是一个能量代谢的场所。人体的生命要延续，需要源源不断地新陈代谢，需要不断地进行体内外的物质与能量交换，而三焦就体现了这种代谢的过程，所以说人体无处

不三焦，每处都有代谢。

但最重要的还是胆，胆的疏泄功能对五脏六腑有一个促进的作用，使脏腑保持温暖安和的状况，所以《内经》说："凡十一脏，取决于胆也。"这十一脏中当然也包含了胆本身，靠胆中生命力旺盛的少阳初生之气，使全身脏腑组织运转正常。若没有胆气的疏泄，则整个人体机能就会低下，情志也反映出一种萎靡忧郁的状态。

所以整个少阳的功能可以概括为三个方面：一是促进胃肠的功能，帮助胃肠的疏泄；第二是气血水火阴阳的运行都要通过少阳三焦，上传下达，内外传达；第三是决渎水道，与水液代谢有关，决渎功能失常容易引起水液内停，生痰、生饮、生湿。

三焦与人体的先后天之本都有密切的关系，肾中所藏之精为元气化生的根源，而元气运行和气化的场所则在三焦，同时三焦的气化功能又与胃气密切相关，在胃气不足的时候三焦的功能往往是下降的，所以《伤寒论》中少阳病代表方小柴胡汤中一定要用到补气药，人参、大枣、甘草，以健脾胃。

少阳跟厥阴也有密切的关系，从经络循行来讲，两者都是循行于人体之侧，但一个走浅表，一个走深层。从脏腑来讲，它们脏腑相连，而且互为表里关系，少阳病可以内传厥阴，厥阴病也可以外出少阳。

三阳相比较，太阳畏闭、阳明畏亢、少阳畏郁。所以治太阳要以开为主，治阳明要清下平亢，治少阳则要用和法和解枢机。少阳病是胆气与三焦失疏的病变，治疗应该以疏泄开郁为主，使少阳调达为顺。

从少阳病的形成来看，它可以传变而来，也可以外邪直犯，也可以从脏病返腑，由厥阴外传到少阳。少阳病的病机是胆气内郁，三焦失疏，是半表半里的热证，仍然属热证的范畴。本身病性偏热，也在阳证阶段，其治疗用方也是偏重于祛邪。

少阴病的诊断主要以脉症为依据，其脉象是一种弦脉或弦细脉，脉搏的紧张度较高，脉体也比较小，但重点是在弦。少阳的主症，我们用少阳八症来概括，既包括了263条提纲证中所讲的症候："少阳之为病，口苦，咽干，目眩也。"也包括了96条小柴胡汤证中所讲到的症候："往来寒热，胸胁苦满，嘿嘿不欲饮食，心烦喜呕。"再加上脉弦，就是少阳八症，这八个症候是需要我们记住的，都属于少阳病主症中的症候。

除主症之外，还有许多辅助症候，如耳聋、目赤、颈项强，这个是少阳病在经脉循行部位上的反映，足少阳胆经起于目锐眦，也就是目外眦，然后抵头角，行耳的外后侧，然后走向缺盆，一支走胸腔，属胆络肝，一支在体侧向下走。手少阳三焦经起于小指次指之端，沿上肢外侧上行，也有分支上走头面，行耳前后入耳中，行目锐眦，主干入缺盆，布膻中，散络心包，遍属三焦。所以这些经脉的循行都与耳、目有密切的联系，因此在外常表现为耳鼻喉科的问题。

当然讲到眼睛的问题，其实与太阳也有关系，足太阳膀胱经起于目内眦，与阳明也有关系，足阳明胃经入目内眦。当然足厥阴肝与眼睛的关系更加密切，肝开窍于目。所以我们诊断学中讲五轮学说，其实说明眼睛的问题与五脏六腑都有关系，与六经都有关系，所以眼科的疾病也是可以用六经辨证。

太阳病讲的头项强痛，侧重于项部，即脖子的后部，而三阳经都经过颈项部，有部分的区分，后部的太阳，两侧的少阳，前面的阳明，所以少阳病也会出现颈部的不舒服。

我们常讲少阳病的部位是半表半里，这个半表半里到底是什么，众说纷纭，有人说是一半在表一半在里，有的人认为是一个独特的部位。从少阳为枢来看，枢应该指的是一个点，本意是指门的轴，门是在表还是在里呢？还是半表半里，关起来就没所谓什么表里了，打开了也要看是往里边开还是往外边开，所以说少阳是门上的那个轴，不是整个面的概念，少阳的激发能力是既能表又能里，既可以往外开，也可以往内开，门到底是向内开还是向外开的关键问题是在于枢机，枢机畅达的时候功能就协调，内外上下都可以动，如果枢机不动了，向里向外都动不了，表里都可能会有病，所以少阳的位置很重要，就如同公路的十字路口，虽然不叫龙头，但是方方面面都跟它有关系，这里瘫痪了，其他地方都要跟着瘫痪。所以它很特别，可以出表，可以兼太阳，可以影响到里，可以接阳明，还可以影响到太阴。少阳是表里之枢，也是阴阳之枢，我们可以用一个类抛物线来比喻三阳病，前面是太阳、阳明、少阳，后面少阳顶不住就要走下坡路，进入到三阴，所以少阳是一个关键节点，是阳证转为阴证的节点，阳证中正气还在，仍然能够抗邪，而到三阴病中，正气就难以抗邪了，所以仲景为什么要在小柴胡汤里用人参呢？一个是帮助正气祛邪达表，另一方面就是防止疾病由阳证转为阴证，要守住这个阵地，有未病先防的意思在其中。《金匮要略》说："见肝知病，知肝传脾，当先实脾。"尽管这里讲的不是肝，但胆和肝表里相关，肝胆的功能在很多方面是协调的，所以同样也可以用《金匮要略》的这句话来理解。

既然少阳病不在表，所以不能使用汗法，既然它不在里，就也不能用清下法，它不是一个单纯的实证，应该采取一种和解的方法，和枢机，解郁结。和解法不是单纯的和法，两者既是相关的，也是有差别的。我们讲少阳病的治则治法，讲到小柴胡汤的功用，不能单纯地说和法，应该讲清楚是和解法。和法应该理解为互为矛盾的一对药组合在一起，在和解法里面是体现了和法的，不协调才需要让它协调，但并不是单纯的和法，因为还有解郁结，有祛邪的作用，不单单是起到一个调和的作用。

少阳病比较强调驱邪，因为有邪气郁结，代表方是小柴胡汤。因为其兼证比较多，所以在用小柴胡汤的基础上需要随证加减，与16条所说的"观其脉证，知犯何逆，随证治之"道理是一样的。

这里特别提一下，我们说的六经病的提纲证，可以理解为六经病的诊断标准，比如说太阳病，一脉两证，"脉浮，头项强痛而恶寒"，只要符合就是太阳病。但有个别又不是以脉诊为提纲证的内容的，比如阳明病的提纲证讲的就是病机，从病机的角度来反映疾病的本质，同时也因为阳明病的表现比较多，用一两个症状或脉象很难概括，阳明热证与实证的区分还是比较大的。还有一些提纲证只是表达了病机某个方面的特点，而并不能全面反映病机，少阳病的提纲证就属于这种，口苦、咽干、目眩，反映的病机是少阳病的某一个方面，讲的是胆气内郁、郁而化火，火性上炎，所以表现的都是上部头面的症状，如果是单纯从提纲证出发来确立治法、选方用药，那么小柴胡汤就不是一个恰当的选择，因为小柴胡汤证是扶正祛邪的，而胆气内郁、胆火上炎并没有反映出明显的正虚。我们伤寒教研室的第一届主任何志雄教授曾写过一本小册子，是有关于《伤寒论》的疑难解答，其中也讲到了少阳病提纲证，他认为针对少阳病提纲证的代表方不应该是小柴胡汤，而应该是四逆散加黄芩，或黄芩汤加柴胡。四逆散是疏肝解郁的，再加黄芩的清热；或用黄芩汤清热，再加柴胡的引经、祛邪。两个方都定位于少阳而以疏泄胆热为主，何老的这种认识也是有许多专家赞同的。

小柴胡汤证

伤寒五六日中风，往来寒热，胸胁苦满，嘿嘿不欲饮食，心烦喜呕，或胸中烦而不呕，或渴，或腹中痛，或胁下痞硬，或心下悸、小便不利，或不渴、身有微热，或咳者，小柴胡汤主之。（96）

2004开始举办首届全国中医优才班，条件要求非常严格，第一要求正高职称，第二要求年龄不能超过50岁，第三要求临床工作时间必须超过15年，我们广东最后录取了6个人，我是其中之一。优才班每年培训4次，总共培训3年，讲的内容一半是临床，一半是经典。经典也就是指四大经典，其中《伤寒论》培训就在全国募招教授，也让广中医推荐一个老师，原则是越老越好，并且同时报一个主讲题目上去，我们当时就推荐了教研室年资最长的张横柳教授，报的主讲题目就是小柴胡汤，张横柳教授讲得最好的就是小柴胡汤。但是题目报上去以后，主管部门反馈的意见是最好不要讲小柴胡汤，为什么呢？因为全国其他的《伤寒论》主讲老师报的题目竟然全都是小柴胡汤。由此你们可以知道，小柴胡汤有多么重要，那么多讲授《伤寒论》的老师，搞临床的老师，差不多每个都可以称为"柴胡医生"。所以大家说少阳病重不重要呢？

这是一个现实，小柴胡汤在临床上运用很广泛，而且小柴胡汤非常好用。我其实也算不上是"柴胡医生"，但在我开的方里边可能有百分之六七十都离不开柴胡剂，柴胡剂的使用频率非常高。我应该只算是半个

"柴胡医生"吧，因为我觉得我同时也是一个"桂枝医生"，我使用桂枝汤的频率可能有百分之八九十。当然，百分之八九十的桂枝汤使用频率，再加上百分之六七十的柴胡剂使用频率，应该就是柴胡桂枝汤用得最多了。

我讲小柴胡汤证的时候就经常讲一句话："清清楚楚小柴胡，不清不楚小柴胡。"这句话我在很多年前就开始讲，在很多场合都讲过。为什么说"清清楚楚小柴胡"？因为小柴胡汤有确切的适应证，就是前面所讲的"柴胡八症"。但是仲景又有一句"但见一证便是，不必悉具"，大家在临床上可能会遇到很多这样的病人，他会跟你从头讲到脚，从里讲到外，病历记录写了好多张纸，写完了以后觉得还有东西没讲完，又继续补充，这种病人让很多医生都觉得头大，因为很不容易抓到要点，又像表证，又像里证，又像寒证，又像热证，又像阴证，又像阳证。实际上这样的病人就是寒热错杂，虚实夹杂，表里同病，就是小柴胡汤证，所以说"不清不楚小柴胡"。当然也并不是说任何情况都可以用小柴胡汤，小柴胡汤的运用是有底线的，不能触及它的底线，单纯的脾胃虚寒、脾阳不足、寒湿内停，这种情况不能用小柴胡汤，这是它的禁忌证。

我自己真的就是这样用的，我对每一个病人都是很认真地诊查，所有的环节都不落下，都会很认真地看，但有时候也的确是有复杂的病人，也有搞不懂的时候，看到最后晕晕乎乎，这种人肯定不是那么简单，少阳小柴胡汤，一般是没错的。解决临床上的一些疑难问题，在临床上束手无策的时候，经常就会想到用小柴胡汤。

我刚大学毕业的时候分在衡阳市中医院工作，医院里有位姓刘的老中医，看脾胃病看得非常好，我的一个同学去跟诊，学了不到一个星期就不学了，他说这位刘老医生没有什么本事，整天就开小柴胡汤，当然这位同学肯定是没有理解到刘老中医方子中的深刻含义的，其实擅长用柴胡剂就是这位老中医的特点。我觉得他除了擅长用柴胡剂以外，用方还有个特点，就是人参与五灵脂相配，"十九畏"中讲"人参最怕五灵脂"，但实际上人参与五灵脂相配治疗胃病有非常好的效果，而且到现在也出现了很多文献报道，认为这样的搭配使用对溃疡病效果非常好，有很好的止痛作用。所以今天我们对于中药的"十八反""十九畏"也许要重新评价了，比如附子配半夏，是属于"十八反"的内容，但很多人都在这样用，我也经常这样用，我没有看到一例病人有不良反应的。我并不是不知道它属于"十八反"，而是有意这样用的，就是要用它们相反相成的作用，所以"十八反"并不是配伍的绝对禁区，古人传下来的东西也需要以临床实证来说明问题。

我们有一版本科《伤寒论》教材的主编梅国强教授，是全国著名的经方大师，也是我们办经方班时每期必请的主讲专家，梅老的讲座有一个特点，就是从一开始就讲小柴胡汤，然后讲大柴胡汤，一直讲到现在，讲了一系列的柴胡类方剂，讲完《伤寒论》的六个柴胡剂之后，就继续讲小柴胡汤经方与经方的合用，经方与时方的合用，例如柴胡陷胸汤、柴胡五苓散、柴胡温胆汤、柴胡平胃散、柴胡四物汤，这么有名的教授，还是离不开柴胡剂。

96条讲述的是小柴胡汤证的本证，其中包括四个主症，七个或然症，或然症中的症状除了与少阳本身的生理密切相关以外，也与少阳经络循行的部位相关，同时还与其兼表、兼阳明、兼太阴都有关系。

小柴胡汤的组成中共有七味药：柴胡、黄芩、生姜、半夏、人参、大枣、甘草。其中柴胡的重点主要在于解热疏郁结，黄芩清少阳胆热为主，柴胡、黄芩相配解决胆气内郁、郁而化火的问题。生姜、半夏的配伍就是《金匮要略》中的小半夏汤，它们针对主症中的心烦喜呕，可以降逆止呕，同时其辛散的作用能够促进帮助柴胡达邪出表，能够助柴胡解郁结，消散胆气的郁结。人参、大枣、甘草是用来扶正的，少阳病之所以往来寒热，说明其正气不足，所以需要扶正以祛邪，另一方面也体现了见肝胆之病，先实脾胃的治未病思想。

少阳病的发热表现为寒热往来，休作有时，恶寒与发热交替出现，病出于太阳就可能会出现恶寒，病入于阳明就会出现发热，所以三阳都有发热，而三阴表现为无热恶寒，其实是代表了正气的强弱。对于少阳的寒热往来有不同的理解，正气抗邪，正胜则发热，邪胜则恶寒，处于一种拉锯的状态，所以最关键是说明了正气不足，不能一鼓作气而祛邪外出，也无法形成正邪持续剧烈相争的高热状态。

发热是好现象，是正气抗邪的征象。有些人感冒的时候有明显的怕冷，却没有感觉到发热，当后来感觉到有点发热了，或者说体温有点升高了，那这个病可能就快要好了，因为发热说明人体的正气在慢慢地恢复。我最近有个门诊病人，中年女性，太阴病，昨天来复诊，很有意思，她说感觉到有点发热，好像是感冒了，测了一下体温，37℃多，我说这是好事啊，为什么呢？我开了那么多温补的药物给她，就是要扶助她的阳气，让她的阳气能够打仗，正邪相争，当然会有发热的反应，而且虽然有点发热，但病人自我感觉比用药前舒服了很多。所以中医是特别看重阳气，一旦有发热，说明这个病就有希望了，正气逐步恢复，就能够祛邪出表。

所以小柴胡汤中使用人参、大枣、甘草，就是因为正气不足，要帮助正气抗邪外出。第二个就是要守住阵地，防止邪气从三阳传向三阴，所以其中的人参是必不能少的，非常重要。这个方也体现寒温并用，攻补兼施，有寒药，也有热药。除此以外，还有升降相因，生姜配半夏，小半夏汤，是降逆的，柴胡是升的。这里还有点小问题，辛味本来应该是向上走的，但小柴胡汤、小半夏汤中用的生姜、半夏确实是向下走的，所以有些是从功效的角度去理解，有些是从最后作用结果来反映。本方中辛开苦降甘调都有，这也反映了本证寒热错杂、虚实夹杂，甚至可以是表里同病的状况。

小柴胡汤的煎服法是去滓再煎，这也是一个特点。刚才下课后有个七年制班的小同学拿了份标书来让我指导，申报我们第一临床医学院的院内项目，其研究内容就是关于《伤寒论》里面需要去滓再煎的七个方，探讨其中的作用机理，特别从小柴胡汤里找了三个成分，甘草次酸、黄芩皂苷、柴胡皂苷，在去渍再煎的前后检测其含量的变化，以此探讨其中是否存在物质基础的差别，这种研究思路挺好的。《伤寒论》需要去滓再煎的七个方有小柴胡汤、大柴胡汤、柴胡桂枝干姜汤，以及半夏、生姜、甘草三泻心汤，还有旋覆代赭汤。

原文中小柴胡汤方后也附了许多加减法，比如病人有咳嗽的，仲景加干姜、五味子，去掉了人参、甘草。胁肋痛的，心下痞硬，仲景加用牡蛎，也是非常有效的，开始我们就不是很理解，牡蛎在《伤寒论》中多是散结散水，但这里原文讲的是胁下痞硬，我原来硕士的时候研究方向是肝病，我的导师在肝病方面也是很有心得，他在开小柴胡汤的时候就很喜欢加牡蛎，很多在急性期的肝病病人，肝脾肿大，加上牡蛎要比单纯的活血化瘀疗效要好，我觉得这个理论是来源于《伤寒论》的。

小柴胡汤在临床上的运用非常多，应该说主要是三个方面的问题。第一个是发热性的疾病，原文中讲了"往来寒热，休作有时"，所以在临床上治疗各种各样的发热不退，小柴胡汤都有效。现在的柴胡注射液也是有非常好的退烧作用，类似于氨基比林，单味的柴胡就有很好的退热作用，但柴胡的功效应该不仅仅是退烧，可能有更广泛的药理作用在其中。小柴胡汤里柴胡的用量很大，原文中用到了半斤，按现在的量是 125 克，那么一服量应该就是 40 克，有的同学就会问我临床上是不是也用这么大量，我一般不会用这么大量，一般最多用到 20 克，柴胡用来解表是要重用的，我看黄煌教授用柴胡 40、50 克都是有的，但剂数不多，常常用 1~3 剂，病好了就不再用了，所以量用得比较大，但是遵守了仲景的量。

柴胡如果用于疏肝解郁的话，就是用平常量，一般 10~15 克。如果用于升阳举陷，比如在补中益气汤中应用，几克就够了，一般 3~6 克就可以。我在临床使用过程中发现，有些病人尤其是更年期的女性很多都有肝郁，而更年期常表现为潮热、多汗，给这些病人一用柴胡，病人就会反馈药用得不对，汗出会增多，我觉得 10 克柴胡应该没太大问题，但有些病人的确就会出现服药后汗比较多，后来我把剂量减到 8 克，就是一两克的差别，效果却有明显的不同，既能达到疏肝解郁的效果，又不会导致病人多汗。

后世提到了柴胡劫肝阴的问题，尤其是温病学家提出来这个问题，这种认识在明清时期很流行，比如在曹雪芹笔下的《红楼梦》中就提到因惧怕柴胡劫肝阴而以鳖血拌炒。我觉得柴胡劫肝阴的问题也不需要看得太重，实际上也要看怎么用、用多少，剂量不同，功效不同，鳖血拌炒当然也是一个运用的技巧，既发挥了柴胡的作用，又防止过于耗散伤阴。所以我们在临床中柴胡是可以用的，只是用量上要因人而异。

第二个是治疗消化系统疾病，原文中讲到病人"嘿嘿不欲饮食，心烦喜呕"，不想吃东西，想吐。在或然症里边还有"或腹中痛"，加减法中加上芍药。肝与脾关系密切，五行上是木和土的关系，肝木太旺乘脾土，所以临床上很多消化系统的疾病也要去肝胆上找原因。古人讲木郁乘土，一点都不假，消化系统的疾病的确跟情志有密切的关系，我们现在说的肝胆系统的疾病，常常第一表现就是消化道的症状，比如肝病的病人，很多都表现为或腹泻，或呕吐，厌油腻，不想吃东西，但是病位是在肝胆。所以说两者是息息相关，很多肠胃的疾病都跟肝郁有关，都需要疏肝解郁。所以小柴胡汤可以用于肝胆系统或者消化系统的疾病，包括胆囊炎、胆石症、胰腺炎、胃肠疾病、肠预激综合征等。

第三个是治疗精神神经系统疾病，原文讲"嘿嘿不欲饮食"，其中的"嘿"通"默"字，反应病人的一种情绪状态，很忧郁，对什么都没兴趣，不想动，不想吃，人可能变得消瘦，很多东西想不开，甚至还可能有自杀倾向。我曾经见过一个患者，不肯读书，把脉的时候发现两个手都有刀痕，是割腕自杀留下的疤痕，这种就是心理问题。所以小柴胡汤在这里也大有可为，能够疏肝解郁，服用以后使人很愉快、很舒服。逍遥散也有这样的作用，从名称上也可以看出来，它是四逆散的一个变方，也是跟柴胡剂有关。

我记得有一次一个境外班的学生来找我看病，什么问题呢？平时没问题，一到考试就紧张，头脑里就一片空白，紧张到什么程度？有一次考试，试卷还没发，这个同学扑通一下倒下去了，后来问他，他说是紧张到三四夜没有睡觉，紧张到这种程度，怎么样治疗呢？我还是用了小柴胡汤作底方。

我有个病人从读书时就在找我看病，后来结婚生子了，现在孩子3、4岁了，一直在我这里看。这个女孩子主要就是很忧郁，这个是肯定需要改变的，虽然说江山易改，本性难移，但既然知道自己的本性如此，在生活中就更应该经常跟那些阳光的人在一起，你要健康就要跟健康的人在一起，她的老公挺好的，很阳光，很高大，每次来都是笑呵呵的。现在这个女孩子主要是乳腺增生，最近做了几次检查，怀疑有乳癌，但西医诊断是打了个问号的，看了三个地方，意见都不一样。虽然她说自己不紧张，但我知道她很紧张，我就让她放下包袱，得乳腺增生的人太多了，绝大部分都是良性的，极少数是恶性的，等到穿刺确诊，该怎么处理就怎么处理，现在首要的是放下包袱。精神紧张，乳房胀痛，胁肋部有肿块，淋巴结肿大，胁肋也痛，消化不好，这个开什么方呢？当然是"清清楚楚小柴胡"了。

最近又遇到一位男性患者，小三阳，睾丸炎，从海南岛过来的，在其他地方看了好多医生，效果不好，所以病人烦躁，情绪有问题，这种病人不太好处理，需要特别小心。因为这个病人已经经过了很长时间的治疗，吃了很多种抗生素，用了大量的清热解毒药，我就想可能需要用点温药了，但是当病人把舌头伸出来后，思路马上就变了，舌红苔黄腻，同时小便淋沥不尽，白浊，有很多黏液，所以开了柴胡温胆汤，仍然是柴胡剂，他不舒服的部位都在少阳经脉。厥阴肝经也在人身之侧，与少阳是表里关系，疏肝也是调胆，气机以畅达为顺。

所以如果抛开《伤寒论》来说，少阳病不一定就是外感病，有很多是与情绪有关，跟人的体质有关，不是有些人专门在讲体质学说吗？这类少阳体质的人真的太多了，所以柴胡剂也开得太多了。

以上这三类，发热性疾病、消化系统疾病、神经系统疾病，是小柴胡汤应用最多的，是根据原文所提炼出来的适应证。当然小柴胡汤肯定还能治疗肝胆疾病，尤其治疗肝病，其抗乙肝病毒的疗效比较好。而少阳病提纲证"口苦、咽干、目眩"，提示了胆气郁结、胆火上炎，恰当的方应该是黄芩汤加柴胡，或者是四逆散加黄芩，强调了气郁化火，火气上炎，在疏肝解郁的同时还强调了清胆热。

张仲景用了10条原文来讲小柴胡汤，下面的97条讲了少阳病怎么得的："血弱气尽，腠理开，邪气因入，与正气相搏，结于胁下。"所以少阳病一定是有正气不足。有人认为少阳病就是一个实证，治疗上就应该祛邪，这种认识是不对的，因为仲景在解释病机的时候讲得非常清楚，特别提出来"血弱气尽"，其他的病证他不会讲这一句的，所以少阳病一定有正虚的前提，尽管在某个阶段可能以反映为实的表现为主，但是其本是在于正气不足。为什么会有往来寒热，休作有时？不也是反映了正气不足。为什么方中要用人参、大枣、甘草？也是反映了正气不足。

伤寒四五日，身热恶风，颈项强，胁下满，手足温而渴者，小柴胡汤主之。（99）

阳明病，胁下硬满，不大便而呕，舌上白胎者，可与小柴胡汤。上焦得通，津液得下，胃气因和，身濈然汗出而解。（230）

99条讲的是三阳合病治从少阳。病人既有少阳病，又有太阳病和阳明病，太阳病要汗，阳明病要清下，少阳病则是既不能汗又不能下，因此折中而用小柴胡汤，因为小柴胡汤既能够达表，又能够走里。对于三阳合病，采取从中间来切断的方法，是一个很好的思路，防止疾病纠缠在一起，打破其联结的环节，治病效率比较高。

230条讲的是少阳阳明合病，治从少阳。病人既有阳明病，有潮热，又有少阳病，胁下硬满，虽然不大便，但并没有指出大便的质地，肠中并不一定有燥屎，没有完全形成阳明腑实，甚至还可能大便是烂的，从舌上白胎来看，阳明中应该并没有实热。仲景将小柴胡汤的功效总结为"上焦得通，津液得下，胃气因和，身濈汗出而解"，体现了小柴胡汤能够通达上下，交通表里。

伤寒五六日，头汗出，微恶寒，手足冷，心下满，口不欲食，大便硬，脉细者，此为阳微结，必有表，复有里也，脉沉亦在里也。汗出为阳微，假令纯阴结，不得复有外证，悉入在里，此为半在里半在外也。脉虽沉紧，不得为少阴病。所以然者，阴不得有汗，今头汗出，故知非少阴也，可与小柴胡汤。设不了了者，得屎而解。（148）

这里讲到小柴胡汤的适应证还有"阳微结"。结是气机郁结，也包括了病人有不大便的症状，由于阳气郁结而导致了大便干结，但不是承气证，所以叫阳微结。这里还讲到"纯阴结"，是由于阳虚阳气内郁，这已经不属于少阳病了，而应该采用三阴病的治疗方案。

有些人平时大便经常排不通畅，一天要拉好几次，而用了小柴胡汤以后会感觉大便很通畅，这就是气郁导致的大便干结，所以用小柴胡汤通便的效果会非常好。现在小柴胡片也是我家里的常备药，我也经常让我的病人在家里常备小柴胡片，一些小病根本不用来医院，打个电话指导一下就能解决了，又省钱，又免去排队的等待时间，其中最常用的就是小柴胡片，感冒的时候吃几片，大便不通当然也经常用，主要是对于气郁导致大便不通畅的病人。

所以大家不要见到大便不通就想到麻子仁丸、承气汤，很多方法都可以通便。原文里面所谈到的"上焦得通，津液得下，胃气因和"其实正指出了其作用的机理，上焦气机通畅，肺能通调水道，水液正常向下进入阳明，就起到了润肠通便的功效，同时像口苦、心烦喜呕这些症状也得以消除。

伤寒，阳脉涩，阴脉弦，法当腹中急痛，先与小建中汤，不差者，小柴胡汤主之。（100）

如果病人少阳气机郁滞兼有太阴不足的话，需要采用先补后和的方法，先用小建中汤，而后与小柴胡汤。有一些病人在吃了小柴胡汤以后拉肚子拉得很厉害，开始两天可能还不觉得很难受，但到了后面就很没力、很疲倦，对这种脾胃虚寒的人用小柴胡汤就需要仔细斟酌，要固护脾胃。

我曾经给一位来看病的女同学开了小柴胡汤，她复诊的时候说吃了小柴胡汤以后又拉又吐，我没有用承气汤啊，小柴胡汤怎么会有这种反应？于是就想到了《伤寒论》的这条原文，于是再详细询问了病史，果然这个同学平素就是脾胃不好。对于脾胃不好而又有肝郁的，肯定不是先用小柴胡汤，而应该先把脾土固起来，于是让她先喝了几剂小建中汤，然后再用小柴胡汤，使脾胃有能力来运化小柴胡汤。

另一个病例是我上课的一个班级的同学，她的妈妈更年期反应，很忧郁，但是喝了小柴胡汤以后感觉肠胃不好，拉肚子，于是我建议让她妈妈先喝五剂小建中汤，然后再接着用小柴胡汤，后来这位同学反馈给我，用这种方法服药之后很舒服。

当然还可以拓展开来，仲景原文中讲的是用小建中汤，如果是脾胃虚寒，可不可以用理中汤，甚至用附子理中汤呢？当然可以，总的原则是要把脾土固好，以防止小柴胡汤的克伐作用损伤脾胃。或者在这个方里面加上相当于理中汤的一些药，茯苓、白术、干姜，这也是一种思路。

伤寒中风，有柴胡证，但见一证便是，不必悉具。凡柴胡汤病证而下之，若柴胡证不罢者，复与柴胡汤，必蒸蒸而振，却复发热汗出而解。（101）

仲景运用小柴胡汤的思路，最重要的是"但见一证便是，不必悉具"，这是运用小柴胡汤的基本原则。并不是要等到少阳八个主症都具备了才能够用小柴胡汤，当然从中医辨证来看，脉证特征越多，信息越多，对病位病性的把握就越准确，治疗效果也就越好，但有时候病人的表现并不是那么典型，所以大家就需要抓住其中的一点，但见一证便是。但是对于这"一证"还是要仔细辨别，比如说病人口苦，对于口苦就还需要细分，苦为火味，代表了火，但是除了胆火还有没有别的火？当然有，心火、胃火，它们之间是不同的。少阳的火的特点是，病人经常表现为早上一醒来就口苦得特别厉害，因为这个时候少阳阳气开始初升，如果它升不出来，升得不顺畅，就容易郁而化火，就出现口苦了。如果是中午或下午的口苦，那就不是少阳，而有可能是阳明之火或心火，因为中午是心火当旺的时候，到了下午是阳明之气旺盛的时候，所以口苦并不是只有少阳一种可能，临床上还需要变通，灵活掌握。

得病六七日，脉迟浮弱，恶风寒，手足温，医二三下之，不能食，而胁下满痛，面目及身黄，颈项强，小便难者，与柴胡汤，后必下重；本渴饮水而呕者，柴胡汤不中与也，食谷者哕。（98）

虽然小柴胡汤的组成中有补气扶正的药物，但整个方实际上还是偏重于祛邪，对于脾胃虚弱，正气不足之人，单独使用小柴胡汤会有克伐的作用，所以有些人喝了小柴胡汤会腹泻，而且有些泻得还很严重，因此张仲景提出了小柴胡汤的使用禁例。

98条仲景明确提出来，如果有脾胃虚寒的人，有寒饮的，用了小柴胡汤的话，就会出现饮水则哕，就是说喝水以后作哕、打嗝，提示了胃气衰败。所以没有任何方是万能的，再好的方子也有它的适应证，同样也有它的偏性，当然也有它的禁忌证。

小柴胡汤的确是双刃剑，若临床上用得太滥肯定会出现问题，最严重的事件发生在20世纪80、90年代的日本，对于小柴胡汤的运用到了一种滥用的地步，普遍认为它有一种适应原样的作用，对于所有人体都是正能量，而忽略了辨证，只做药理，不顾中医理论，就好像小柴胡汤没有任何副反应一样，最终发生了因服用小柴胡汤而引起间质性肺炎的病例，并有十几人因此死亡。日本在文献整理方面做的是非常好的，他们有很多的原本，有很多珍藏本，他们也很会去做一些校对，非常严格、严谨，但是在理论方面却不怎么去探讨，他们学《伤寒论》更多是在学方，把它当成了方剂学。

所以很多中国的专家学者就反驳，这个事件的发生并不是小柴胡汤本身的错，而是医生没有正确地使用小柴胡汤造成的，没有准确地掌握它的适应证、禁忌证。现在日本对小柴胡汤用得就没有那么泛滥了，但现在日本中药产业中排在第一位的、出口量最大的还是小柴胡汤。我们十多年前就在说中国是中医大国，但不是中医强国，因为中国的出口中药占全世界份额只有百分之五六，但现在十多年了，竟然还是百分之五六，这也是值得警醒的。

小柴胡汤在温病学方面也用得很好，如蒿芩清胆汤、达原饮，都与小柴胡汤有关。《伤寒论》中所讲的半表半里是指的少阳，而温病学的湿温病则特别强调了邪伏膜原，也属于半表半里，是一种跟少阳有关的部位，有一定潜伏期，在临床上我经常用到小柴胡汤跟温病方的合方。

由此我们可以看出《伤寒论》方的一些不足，我觉得主要有两个方面：第一是《伤寒论》中对于湿温病没有一个很确定的方；第二则是对于单纯阴虚，《伤寒论》的方是不足的，养阴的方不够。所以温病学说对《伤寒论》的发展，一个就是在于湿温病的理论，另一个就是滋阴方法的发展；此外还有醒脑开窍的方法。这三法是温病学最大的贡献，是在《伤寒论》的基础上更进一层的超越。

二、少阳病兼变证

由于少阳的特定部位和生理、病理特点，很容易出现诸多的兼证。兼太阳有柴胡桂枝汤证；兼阳明有大柴胡汤证、柴胡加芒硝汤证。兼水饮，除了三焦以外也跟太阴脾有关，柴胡桂枝干姜汤证，也叫胆热脾寒证。还有心胆不宁，邪气弥漫，病人出现胸满烦惊、谵语，精神神经症状很重的柴胡加龙牡汤证。

1. 柴胡桂枝汤证

伤寒六七日，发热，微恶寒，支节烦疼，微呕，心下支结，外证未去者，柴胡桂枝汤主之。（146）

少阳太阳合病也可以从少阳论治，仲景有两个方案：一个是小柴胡汤加桂枝，在96条的或然症加减法中出现；另一个是柴胡桂枝汤。

既然是太阳兼少阳，或者称太阳少阳的合病，张仲景就把小柴胡汤和桂枝汤合起来，各取其原量的二分之一，这个方既能够和解少阳，又能够调和营卫，解肌祛风。这种处理方式是两经病证同时考虑，而这种证候更倾向于合病，合病是两经或者三经的病变同时出现，相互之间不一定有因果关系，所以都要同等考虑。

另一种思路是重在小柴胡汤，其证候就是以少阳为主，兼有太阳，在小柴胡汤原方的基础上加用桂枝，用桂枝来解表，甚至干脆直接用小柴胡汤也可以。

本条中有肢节烦疼，是表气受邪，正邪交争的反应。而桂枝汤解表力度强，桂枝可以温通，芍药甘草酸甘，可以缓急止痛，对于肢节烦疼的效果非常好，所以这里加上桂枝汤，既可以解除肌表之邪，又能有温经通络、缓急止痛的效果。

这条方在临床上应用非常多，我也经常用到这条方，主要是从两个方面去考虑：一个是病人本身既有少阳病的症状又有太阳病的症状；另一个是从经络的角度去思考，这种情况相当多，而且其中有很多都是更年期的妇女，这种病人本来就有肝郁，烦躁，什么东西都看不顺眼，同时又出现骨节疼痛、肩膀痛、肘关节痛、脖子痛，项部是太阳经脉循行部位，肩膀和肘关节是少阳经所过，所以也都常用到柴胡桂枝汤。

我不是专门看痹证的，也不看风湿病，但实际上有这些关节疼痛症状的病人我治疗的效果都还不错。现在分科很细，有一些中老年病人，一出现关节疼痛就跑到风湿科就诊，其实有很多就是退行性病变，骨质疏松，骨质增生，如果按照风湿病来治疗可能越搞越糟糕，这是我个人的认识，而且我有个病人就这样子的。

这个病人来诊时血糖很高，而且一两个月都没吃药，我就跟他说：慢慢减量是可以的，但你这样突然停药是非常不妥的。然后他就对我大发雷霆，他说本来好好的，什么病都没有，就是因为关节痛，西医就认为是风湿病，做了很多检查，然后给他上了激素。结果上了激素以后，胃也不好了，血糖也升高了，血糖高了又开始打胰岛素。就这样本来什么病都没有，结果现在从一个病没搞好又出现第二个病，病人烦躁得要死，就认为是药物造成的，所以什么药物统统都不吃了。倒是挺有道理，这个病人的一番话让我很震撼，我觉得他发火是对的，但是不应该冲我发火嘛，因为我才第一次看这个病人啊。

这个病例也让我们注意警醒药源、医源性疾病，仲景著作里也讲了那么多误治、失治，其实病本来没有那么严重，但有时候错误的治疗把事情弄大了。

我喜欢用柴胡桂枝汤还有个原因，因为这两个方都属于中医的和法范畴。桂枝汤有三种分类：它可以归于汗法，服药后要啜热稀粥，要盖被子发汗；它也可以归于补法，但要倍芍药加饴糖，这就变成小建中汤了；它也可以属于和法，因为能够调和营卫，所以可以归于和法的范畴。

中医讲调养、调和，关键是在于和，所以我觉得这两个方用得是恰到好处，各种生理功能的不谐和，体内环境不谐和，体内外环境不谐和，脏腑之间不谐和，都可以用小柴胡汤、柴胡桂枝汤来调和，有表证可以用，没有表证，没有恶寒发热，同样都是可以用的。

这个方的灵活运用特别多，可以变通。我们学校曾经承担国家科技部"十一五"支撑计划项目"寒温并用中药复方防治流感的系统监控性临床与实验研究"，提出这个创意的是邓铁涛教授，邓老认为应该寒温并用，这个思路我十分赞同，我自己在临床上也经常是寒温并用的，我自己原来是学温病学的，现在一直在做《伤寒论》的研究，所以临床和研究中经常寒温融合，这是一个很好的方向。当时讨论两个方，由伤寒教研室、温病教研室，还有急诊科的几位主任讨论确定的，出了两个方案，一个用于偏表证的阶段，一个用于偏里证的阶段。偏表证的阶段基础方就是柴胡桂枝汤，这是我提出的方案，柴胡桂枝汤的退热效果非常好。偏里证的阶段用的是麻杏甘石汤作底方，然后加了几味清热解毒的药，我们急诊科曾参加了 SARS 的治疗，有宝贵的经验，把用的很有心得的几味清热解毒药融和了进去。

虽然仲景用的方是小柴胡汤和桂枝汤各取其半，但是我们在临床应用的过程中还是需要仔细斟酌，不能够去死守这个半量。如果病情重，表证明显的话，可能柴胡、桂枝都要加量，或者是发烧很厉害的话，柴胡甚至可以用到 20 ～ 30 克。临床运用是需要变通的，原文中只是告诉我们一个模式。

我常用柴胡桂枝汤治疗的还有筋膜炎，从解剖角度来讲，这些病人的疼痛应该是在筋膜部分，但是病人有时候常讲不清楚，虽然很痛，但查来查去也查不到什么东西，各种指标也正常，用柴胡桂枝汤的效果也是非常好的。

有些病人脚麻痹，手麻痹，感觉很难受，有时候也经常分不清是痛、是酸，还是麻，病人告诉你的就是难受，如腿不知道怎么放之类。这种病人因为手脚的不舒服，肯定也会烦，会有肝郁，所以都可以用柴胡桂枝汤，桂枝汤温阳通络，也可以走表。

2.大柴胡汤证

太阳病，过经十余日，反二三下之，后四五日，柴胡证仍在者，先与小柴胡。呕不止，心下急，郁郁微烦者，为未解也，与大柴胡汤，下之则愈。（103）

伤寒发热，汗出不解，心中痞硬，呕吐而下利者，大柴胡汤主之。（165）

大柴胡汤证，一般认识是少阳阳明合病，是少阳病兼有阳明腑实。但是郝万山教授提出来，这两条原文所讲的大柴胡汤证，应该可以称为少阳胆腑热实证，认为这里的腑实不在于阳明胃，而应该在于胆腑本身。少阳既有经脉，也有胆腑、三焦腑，胆腑内藏精汁，如果精汁内郁而排泄不畅，邪气入腑与郁积之有形胆汁相结，就形成这里所讲的胆实证。

有时候急性胆囊炎发作的情况就属于大柴胡汤证，病人除了有少阳的表现，还会有"呕不止、心下急，郁郁微烦"，正是胆绞痛发作时候的表现。木乘土，胆犯胃，脏腑相关，脏脏相关，腑腑也相关，肝乘脾则会下利，胆热犯胃则胃气上逆而作呕。

本方的组成可以看作是小柴胡汤的加减。首先是小柴胡汤原方去掉人参、甘草，为什么去掉人参、甘草？因为这里是热实证，不宜使用补气的药物。然后再加上枳实、大黄、芍药，相当于小承气汤加上芍药缓急止痛。其实如果临床上看到病人正气虚的话，甘草和人参还是要加上的。我临床上使用大柴胡汤时，人参、甘草经常是不去掉的，就是保持小柴胡汤的原方而再加这几味药，治疗胆囊炎、胆绞痛急性发作的效果是非常好的。其作用机理是借大肠为出路，使郁积的胆汁通过肠道排出，使邪有出路，大黄除了通腑泄热的作用以外，本身也有很好的活血利胆作用，也能够促进胆汁的排泄。

少阳胆腑热实证只是一种理解，如果病人本身有少阳证，又有大便秘结，有明显的阳明腑实证，少阳兼有阳明腑实，当然可以用，临床上应用得更多，还有外科急腹症用大柴胡汤的也非常多。我在临床上治疗杂病也常用本方，病人有气郁、有肝郁，同时又有大便秘结，几天不大便，这时候用点大柴胡汤，大便一通病人马上就舒服了。

最近我治疗了一个七年制班的女同学，她问题很多，首先是皮肤的问题，然后又怀疑有风湿病，妇科病也有，月经不调，乳腺增生，时不时腹痛，这么多问题，当然会有肝气的郁结。西医检查免疫指标有点异常，但不是很高，只超过一点点。她父亲是西医，让她一定要吃激素，而且已经开始吃了。我非常不赞成现在这种状况就用激素，才吃一个多星期就已经开始发胖了，整个人都变形了，可能还有更多的副作用在后边等着，其实指标只是高一点点，都还没有确诊，完全没有这个必要。后来她把所有的西药都停掉了，只吃我的中药，这段时间症状应该是好了一点，用药一直就是以柴胡剂为主。其中有一次几天没有大便，就用了大柴胡汤，大便一通病人很舒服。

所以大家不要认为一定要兼有很典型的阳明腑实证，一定要潮热、谵语，不一定要这么严重的，只要患者平素大便不畅通，就可以用小一点剂量的大柴胡汤来调整，当然小柴胡汤本身也可以通大便，可以治疗阳微结，有时候用小柴胡汤后效果不好的话还是要用大柴胡汤，有时候光加枳实还不行，就干脆用小柴胡汤合小承气汤，或者合大承气汤，大黄、芒硝同用，大黄3、4克，大便一通，很多症状也就解除了，但一定要注意中病即止，见好则收。

3. 柴胡加芒硝汤证

伤寒十三日不解，胸胁满而呕，日晡所发潮热，已而微利。此本柴胡证，下之以不得利，今反利者，知医以丸药下之，此非其治也。潮热者，实也，先宜服小柴胡汤以解外，后以柴胡加芒硝汤主之。（104）

这条也是少阳阳明合病，但是有点不一样。柴胡加芒硝汤是小柴胡汤的原方加芒硝，加芒硝相当于走阳明，类似于合调胃承气汤，泄热为主，而大柴胡汤里边的枳实、大黄共用相当于小承气汤。而且柴胡加芒硝汤中没有去人参、甘草，大柴胡汤中是去掉了，所以可以认为一个是有正气不足，一个是正气不虚。另外就是治疗上，一个治疗的阳明是以燥结为主，一个所治疗的是以痞满为主。所以同样是少阳阳明同病，仲景却给出了两条方，应该说考虑得非常精当，临床上分得很细。

临床运用中，实际上经常把两个方合在一起，我用大柴胡汤经常不去人参、甘草，有时再加上芒硝，那么不就是柴胡加芒硝汤吗？再加大黄、枳实、芍药，相当于与大承气汤合用，所以临床上要根据具体情况而灵活变通。

4. 柴胡桂枝干姜汤证

伤寒五六日，已发汗而复下之，胸胁满微结，小便不利，渴而不呕，但头汗出，往来寒热，心烦者，此为未解也，柴胡桂枝干姜汤主之。（147）

柴胡桂枝干姜汤也是七味药，也是寒温并用。柴胡、黄芩两味凉药清解少阳胆热；干姜、桂枝两味温药通阳散寒，温化水饮；病人有口渴，加了天花粉，牡蛎与天花粉同用可以逐饮散结。

这类病人，既有水液内停，又有阴虚，又有气郁，三个方面的病机。刘渡舟教授提出了胆热脾寒的概念，比较容易掌握，说胆热脾寒是从脏腑的角度来把握，病人既有少阳病，又有太阴病，方子里面用了干姜、炙甘草，相当于半个理中汤。我前面讲过，如果病人既有少阳病，又有太阴的不足，可以先补后和，而这里提出也可以用柴胡桂枝干姜汤寒温并用的方法。

慢性肝炎的证型中最多的是肝郁脾虚，其中的脾虚包括了脾气虚和脾阳不足。如果是脾气虚，常用的方如四逆散合四君子汤，或者柴芍六君子汤。如果是脾阳虚，就用柴胡桂枝干姜汤，牡蛎的散结作用可以针对肝病的胁下痞硬，对于伴有肝脏肿大或脾脏肿大，病人同时又有口渴的，效果非常好。

刘渡舟教授很擅长用这条方，治疗肝病是刘老的强项，他的弟子们也延续了这个优势。有一次我们请王庆国校长过来讲座，专门介绍刘渡舟教授治疗肝病的经验，其中就讲到刘老很擅长使用柴胡桂枝干姜汤。这类肝病的病人病位肯定在肝，西医认为在肝，中医同样也认为在肝，肝病的病人当然很常用柴胡剂，这是第一。第二，这类病人消化又不太好，大便烂，有点怕冷，舌质有点淡嫩，所以柴胡桂枝干姜汤很好用。我在临床上用得也很多，除了治疗肝病以外，治疗糖尿病也用得很多。

5. 柴胡加龙骨牡蛎汤证

伤寒八九日，下之，胸满烦惊，小便不利，谵语，一身尽重，不可转侧者，柴胡加龙骨牡蛎汤主之。（107）

柴胡加龙骨牡蛎汤也是在小柴胡汤的基础上进行的加减，去掉甘草，加了大黄、茯苓、龙骨、牡蛎、铅丹。病人有身重难以转侧，胸满，烦惊，谵语，是因于热邪困阻。这个证候也涉及三焦，三焦主决渎，决渎失司导致水湿内停，郁而化热，蒸湿酿痰，痰蒙心窍，从而出现精神神经症状。加大黄可以泻心包之热，加茯苓利水湿，同时有安神的作用，龙骨、牡蛎潜镇安神。铅丹也有镇静安神的作用，因为有毒，现在用得非常少了，有时候可以用琥珀代替，也有很好的清热定惊安神的作用。这个方用于治疗很多精神神经障碍方面的疾病，我觉得效果都非常好。

我教的班上有一个学生的弟弟，大高个，一米八二，站在人群里有鹤立鸡群的感觉。他的姐姐带他来看病，精神分裂症，幻听、幻视，当时已经应用了三种抗精神病的药，而且因为精神病已经休学一年了。我开的药主要就是柴胡加龙骨牡蛎汤、桂枝龙牡汤这一类，服药一段时间以后，西药逐渐减量，最后全部撤掉，全用中药，现在中药也准备停了，以前是家人带他来看病，现在他一个人就能来看，而且很有礼貌，知道让老人家先看，精神状态已经很正常了。

这样的案例在我这里还有很多，很多效果都非常好。至于铅丹，刚才说过现在应该都不怎么用了，现在西药里面有一种抗精神病药锂剂，也是金属的化合物，可能和张仲景用铅丹的原理差不多吧。

少阳病篇的内容就是这么多，几个非常重要的方证，还是那句话："清清楚楚小柴胡，不清不楚小柴胡，无犯禁忌。"

第八讲　太阴脏寒四逆辈，肢疼腹痛桂枝变

一、太阴病本证

太阴病篇的篇幅比较短，我们先复习一下太阴病的生理病理。太阴主要涉及足太阴脾，经络主要是足太阴脾经。足太阴脾的功能失常，特别强调的是它运化功能的失常。

要注意的是，手太阴肺的病变并不体现在太阴病篇，而一般是归于太阳病篇，肺合皮毛，在温病学里面讲卫气营血辨证，肺主气属卫，卫分证是外感病的早期阶段。按照经络的角度来理解的话，手太阴肺也是包含在太阳病篇，比如太阳病篇讲到有咳嗽的问题，是肺气上逆，咳嗽虽不止于肺，但肯定不能离开肺，大家最熟悉的麻杏甘石汤证，邪热壅肺证，就不能算在太阴病中。所以大家应该知道，《伤寒论》的六经辨证，与经络并不是绝对的一一对等，它是从临床实际出发而形成的系统，不能机械的去套。

在这里强调了脾脏的运化功能，脾的运化功能有两个方面：一个是运化水谷精微，一个是运化水湿。运化水谷精微的病变主要出现在太阳病篇的变证部分，在太阳病篇的三阳寒化证的中焦部分中我们学了几个，例如小建中汤证、厚朴生姜半夏甘草人参汤证，以及太阴兼表的桂枝人参汤证。这些都涉及脾的功能，从广义上来讲我们当然也可以把它们都包含在太阴病篇，但是张仲景的原意却并非如此，他把运化水谷精微功能相关的放在太阳病变证部分，本篇涉及的则主要是脾的运化水湿的功能失常。脾

阳不足，阳虚生内寒，再加上不能运化水湿，寒和湿纠结在一起，寒湿内停而引起气机升降的失常，这就是我们讲的太阴病脾虚寒湿证。

足太阴脾的经脉对于伤寒太阴病的诊断有非常重要的辅助定位价值，脾的经脉分布于腹部，我们讲"脾主大腹"，腹部的病变，属虚、属寒的大部分都跟脾有关系，属实、属热的大都跟阳明有关系。太阴与其他脏腑的关系，最密切的阳明胃，它们是表里的关系，两者相反相成，息息相关。同样是中焦的病变，有些病人是单纯归属于胃，有些归属于脾，两者有分工的不同，二者的病变又经常可以转化，"实则阳明，虚则太阴"。还有就是，有时候两者病变也可以交叉，可以出现连带的情况，比如阳明病篇讲到的麻子仁丸证，也叫脾约证，为什么叫脾约而不叫胃约？就是因为它的病位虽然是在阳明，是属于里实热证，但与脾的运化功能又有关系，胃的津液要靠脾来转输，"饮入于胃，游溢精气，上输于脾，脾气散精，上归于肺"，然后把津液布达到全身，其中也包括胃的本身。津液敷布功能失常，该去的不去，不该去的去了，所以出现了小便数，大便难，胃强脾弱，脾和胃的功能失常。比如寒热错杂的痞证，三泻心汤证，也是脾胃功能共同失常的表现。所以说两者经常是可以纠结在一起的。

脾和肾的关系，是先天与后天的关系，当然关系也是非常密切。肾阳虚肯定会火不暖土，火不生土，而脾阳虚如果进一步发展可以影响到肾阳，发展为肾阳虚，所以说是非常密切的关系。

太阴病的形成是多方面的，可以自然传变而形成，也可以因不当的治疗而形成，如太阳病、阳明病、少阳病误治或失治都可以传为太阴病。也会有外邪直中，这种情况也十分多见，比如天气突然转凉的时候，有些人觉得还能承受，而有些脾胃本身比较弱的人就开始受不了。长沙民间有一句话叫作"沤四冻九"，意思和"春捂秋冻"一样，是说秋天转凉的时候应该要适当冻一冻，可以让身体慢慢适应气温的变化，这个当然是很科学的，但对于脾胃素弱的人，恐怕就不太容易适应了。天转冷了，脾胃虚寒的人最重要的表现就是容易拉肚子，不喜欢凉的，不喜欢水果，喜欢温暖的，所以这时稍稍不注意，没有及时添加衣服，就可能外邪直中，出现太阴病脾阳虚的表现。

在阳明病篇我们除了重点讨论阳明热证、阳明实证以外，还讨论了阳明发黄证，阳明病篇的发黄证主要是阳黄，湿热发黄，而现在的太阴病篇就涉及了阴黄，寒湿的发黄，当然在阳明病篇里也提到了寒湿发黄，两篇中的寒湿发黄都没有出方，但可以互参。

阴黄与阳黄的转换在临床上是有的。有些急黄的病人，通过治疗以后，病情得到缓解，但是尾巴很长，转为慢性，在调理过程中有可能会由阳黄转化为阴黄。阴黄也可以转化为阳黄，从《伤寒论》来讲，可以看成是脏病返腑，是阴证转阳的一个表现。

（一）太阴病提纲证

太阴之为病，腹满而吐，食不下，自利益甚，时腹自痛。若下之，必胸下结硬。（273）

怎么诊断太阴病？当然还是要以提纲证中所描述的太阴病的脉证为依据，其主要的表现就是腹胀、腹痛、呕吐、腹泻，消化系统的症状。当然原文加了一句"若下之，必胸下结硬"，这个是太阴病误治所导致的，强调了太阴病的病机是里虚寒，苦寒药攻伐药是万万不可以使用的，所以在提纲证里所提到的这句是属于太阴病的治禁。

太阴病的脉象，提纲证中没有提出，它应该是一个缓脉，缓脉当然也应当归属于虚。在讲桂枝汤证的脉象时，也讲到脉浮缓，但桂枝汤证的缓应该是讲脉体比较松弛，与紧脉是相对的，紧脉是紧促有弹性，非常有力，脉体松弛提示的是营阴外泄，营血不足。而太阴脉的缓脉，是一种懈怠的感觉，是阳气不足的征象，同时寒湿也可以阻滞气机，所以脉律不会太快，很少有数脉。不仅脉律偏慢，脉形也是比较偏松弛，而且有点滞涩的感觉，不是很顺畅，有时候可能会带点滑脉，是挟有痰湿的征象，那是另外的情况了。

经络的症状是重要的辅佐依据，这里主要讲的是腹部的症状，腹满、腹痛为主要特点。脾主大腹，寒湿停滞，阻滞气机，造成腹满，严重的腹痛。但还有一种是因为脾络不和，脾的经脉滞塞不畅，从而出现了腹满痛。

中焦脾胃是气机升降的重要枢纽，太阴脾与阳明胃之间相反相成。所以太阴失常，脾不能升清，会影响到胃不能降浊。两者往往还连带在一起，所以既有腹泻，又有呕吐。

所以我们如果从脾胃的角度去归纳的话，会有很多的问题，太阴病是一个核心，但是六经病证都可以涉及，比如说涉及消化系统的话都会和太阴有关系，只是偏重点不一样。所以作为太阴病的转化来讲是比较复杂的，也是多样的，"实则阳明，虚则太阴"是一种，这两者确实是可以转化。我经常会讲到的一个例子，现在这个社会是以瘦为美，所以很多女孩子都在追求减肥，甚至本来已经很瘦的人还说要减肥，而大部分的减肥药都属于攻伐的药物，特别是通大便的药物用得非常多，这并不是一件好事，有的女孩子本来长得水灵灵的，结果减肥以后，又黄又瘦，甚至皱纹都出来了，像老太婆一样，但是她自己就觉得是一种美。而这种人由于长期吃泻药，长期的腹泻，攻伐药物对阳气造成损伤，就可能会出现脾寒，脾的运化功能失常，有些就会转变成厌食症，甚至一吃东西就呕吐、拉肚子，由原来的可能偏燥热或正常的人变成一个偏虚偏寒的人，这就是"虚则太阴"，由阳明转为太阴了，是在人为不正常的干预下形成的。

至于太阴转阳明也很常见，有些人脾胃不好，太阴病，长期服用一些附子理中丸一类的药物，经常吃着吃着就出现了鼻子出血、大便干的情况，就是由太阴病又转为阳明病了。所以药物如果服用得恰到好处就是好的，如果服用得过头了就会形成病理变化，过度就会走向反面，适度就好。还有前面所提到的阴黄和阳黄之间的相互转化，脏病还腑，也是太阴病向阳明病的转化，是"实则阳明"。

还有就是脾阳虚向肾阳虚发展，这个也是非常常见的。我们讲三阴病是先讲太阴病，再讲少阴病，它们之间是一个过渡的关系，太阴病是三阴病的早期阶段。从好的方面讲，太阴病毕竟是属于三阴病的初期，仅仅是局部的正气损伤，局部的阳气不足，与少阴病这种危重阶段是不一样的，范围程度都没法比，所以预后还比较好，有自愈倾向。但也有很多病人，如果没有得到及时的治疗，或者环境、饮食等不良刺激持续存在，脾阳虚损就会不断加重，当脾阳损伤到一定程度，就会开始损耗肾阳，因为肾阳为一身阳气的根本，这时就由太阴病发展为了少阴病。

太阴病主要是"以其脏有寒故也"，也就是脾脏的虚寒，所以治疗要采用温中散寒祛湿的方法。代表方最理想的应该是理中丸，也可以做汤剂，但是在太阴病的原文里面，仲景提到的是四逆辈。《伤寒论》中真正讲到理中丸、理中汤的地方是在霍乱病篇，霍乱病是伤寒六经病以外的病变，但与六经病有相似的地方，可以通过六经辨证来指导治疗，所以仲景也拿来讨论，但实际上其病位、病性还是有所区别的，霍乱是呕吐、腹泻非常严重的状态，如果病证是以中焦虚寒为主的，"寒多不用水者"，仍然可以用理中丸来治疗。

（二）太阴寒湿证

自利不渴者，属太阴，以其脏有寒故也，当温之。宜服四逆辈。（277）

太阴病的内容比较简单，包括了本证和兼变证，本证就是原文 277 条所讲的。

"自利不渴"是太阴病的特点，因为脾主运化水湿，脾主升清，如果脾不能运化，不能升清，寒湿下注，就常常出现下利。对于太阴病的下利，大家不要想象得过于严重，这种下利往往是表现为大便的稀溏、烂便。如果是少阴的下利，应该是完谷不化的，同时还伴有四肢的厥冷。不过也要注意的是，有时候大便的性状与病情的轻重并不是对等的，大家还记得甘草泻心汤证吗？"下利日数十行，谷不化"，吃什么拉什么，一天十几次，但仲景用的方，干姜是半夏泻心汤和甘草泻心汤都有的，这么严重的腹泻，他却没有用附子，没有强调补肾阳，没有强调收敛固涩，只是重用了炙甘草，由三两加到四两。

为什么会下利而"不渴"呢？因为这是与少阴病的"自利而渴"相对的，太阴病与少阴病有许多相似之处，二者都有下利，而且由太阴病可以向少阴病发展，那么渴与不渴就是二者的区分点了。为什么太阴病不渴？因为它尚处于三阴病的早期阶段，加上其本身就是一个寒证，是阳虚寒湿为主，所以主要矛盾并不是津液少的问题，因此表现为不渴。太者大也，很多的意思，太阴就说明阴液很多，所以很少讲到脾阴虚，不是每个脏腑的气血阴阳都是对等的，而是与这个脏腑的生理功能有关。但是有没有特殊情况的存在，有没有脾阴虚呢？当然也是有的，尤其是腹泻的时间太长了，腹泻太严重了，病人也有可能出现口干，津液偏少，像参苓白术散就有养脾阴的作用，像益胃汤虽说是益胃，但也有健脾养阴的作用。

但渴毕竟是特殊情况，而不渴是一般情况，而且脾湿是很多的，尤其在广东更要特别重视，在广东是不太好养阴的，有些广东人一用养阴药就拉肚子，这就像吴鞠通所讲的"补药之体反作泻药之用"，稍稍不注意，养阴药稍多点就会腹泻，而且滋腻碍胃。临床上有些病人，的确有相应的症状，就开了一些有一定养阴药物的方子，病人吃了还觉得不错，但因为嫌复诊麻烦，于是照方自己抓药，一吃就是一个月，最后吃到胃胀，不想吃饭，拉肚子，这样就肯定不妥了。如果真的还需要养阴，即使病人还承受得了，也应该间断地吃，一个月或一个星期吃一两剂药。要密切注意病人的舌苔，有时舌苔的反应会表现很快的，舌苔变得厚就说明湿邪显著了，同时病人也会表现出不想吃饭等湿邪困脾的征象，这时要及时把滋腻的药物去掉。

脾的阴津是很充沛的，它的功能就是要靠自身的阳气把津液布达开来，所以往往更多地表现为阳气的不足，这是其病变的特点。少者少也，所以少阴是讲的阴津不足，少阴包括了心肾，心主血脉，肾藏精，而精血就经常表现为不足，一般情况下是不会多的，它们是机体所需要的重要营养物质，也是属于人体正气的一个部分。而厥阴的阴液就更少，厥阴主要是肝，肝藏血，血也常常是表现为不足的。由此可以看出，六经的概念，反映的不仅仅是一个符号，而且是有其生理、病理内涵的。从另外一方面来讲，病人的口渴与否，与体内津液的布达也有关系，除了脾的运化水液，还有一个重要的环节是肾和膀胱的气化水液。"脾气散精，上归于肺，通调水道，下输膀胱，水精四布，五经并行"，要靠肾与膀胱的气化作用正常发挥，才能使最后环节完成，津液才能全面地布达周身。如果病还没有影响到肾与膀胱的气化功能，尚能气化蒸腾水液，那么病人就暂时没有口渴，如果少阴肾阳不足，膀胱气化失司，气不化津，津不上承，这种情况就会出现口渴，虽然体内并不缺水，看舌象也是有津液的，但病人就是感觉到口干，这就是水液不能被正常气化导致的。少阴病的口渴还有一种情况，如果腹泻很严重而且持续很久的话，也可以阳损及阴，比较常见的是食物中毒，其发生发展得是非常快的，刚开始也许仅仅在脾胃，但很快就可能发展成为肾阳虚，甚至虚脱亡阳，因为阳虚不能固摄，同时也会出现亡阴脱液，这个时候西医的方法就是尽快地补液，如果最后发展到"利止亡血"，那就更为严重了。所以原文虽然是"自利不渴者属太阴"一句简简单单的话，但寓意非常深刻，蕴含了鉴别诊断的价值。

怎么样治疗呢？"当温之，宜服四逆辈"。那么太阴病这里为什么要说四逆辈？四逆辈的含义是很深刻的，这个"辈"是一类的意思，指的是四逆汤一类的方，其中当然也包括了理中丸，还包括附子理中丸或真武汤、附子汤一类，涵盖面很广，包含了干姜、附子这一类药的方子。

为什么要用一类方来代表太阴病的治法方药？因为这样选方用药的灵活性就加强了，太阴病是脾阳虚寒湿内阻，而脾与肾的关系非常密切，少阴肾阳为人体阳气的根本，少阴阳虚寒化证当然也包含了脾阳虚在内，而脾阳虚损也有可能很快地发展而影响到肾阳，出现肾阳虚，甚至可能阳虚水泛，甚至可以寒湿凝聚在骨节而且出现身痛，所以在治疗药物中提到四逆辈而非仅仅提理中丸。同时，"宜服四逆辈"也蕴含了已病早治、已病防变的意义在其中，四逆辈首先就包括了四逆汤，而四逆汤中蕴含了补脾的作用，其组成干姜、附子、甘草三味药，甘草配干姜就是半个理中汤，所以四逆汤本身是既能补脾又能补肾，脾肾双补，比单纯的理中丸应该更好。所以"四逆辈"三个字的用意是很深远的，仲景往往是一方、一法、一证讲得很清楚，像"桂枝汤主之""可予桂枝汤""宜桂枝汤"一类，唯独在这里是讲"四逆辈"，而没有确定在一个方，寓意深刻。

对于太阴病，临床最对证的当然是理中汤，再严重一些可以用附子理中汤，现在有成药附子理中丸，非常好用的方子，尤其到了冬天，很多太阴病这时候容易发作，一到天冷的季节就经常腹泻、腹痛，这个方就非常合适。当然四逆汤一类，临床有典型症状的也肯定要用。

现在临床上太阴病是非常多的，我前面提到过有母子两个都是太阴病的，他家中是四口人，除了妈妈和儿子是太阴病，女儿也是太阴病，只有爸爸的身体很健壮，好像这种太阴病体质也有一点遗传的特性。几个病人都用过了理中丸、附子理中丸、四逆汤一类，刚开始效果还不太理想，调养了很多年，现在还在继续，有了一些效果。

我在临床上用这类方用得最多的是治疗一些代谢性的疾病，高血糖、高血脂、高血压、高尿酸，以及肥胖一类。现在减肥的人很多，大多是强调了祛邪的这一方面，但我觉得有很多可能需要从太阴来考虑，有些肥胖的病人其实吃的并不多，但就是胖，有些病人甚至会说喝白开水都会长胖，这种病人的肉是松松垮垮的，身上一包一包的很多脂肪颗粒。从中医来看就是水湿，水湿运化不掉，当然要责之于脾，关键问题在于脾的运化功能不好，代谢得很慢，怎么样增强他们的代谢能力？我用的基本方、核心方就是附子理中汤。有时候病人不方便煮药，就用成药附子理中丸，目的就是强化他的运化功能，运化功能恢复以后，就不容易产生水湿，这是从源头上去解决他的根本问题。有时候病人其他的表现可能并不一定就是我们所讲的非常典型的太阴病，无论病人的表象上湿象、热象多么严重，我都要把这个方作为基础方加进去。因为湿热存在的话当然要用苦寒燥湿，但过于苦寒又会反过来损伤脾阳，所以用理中一类就是为了防止太过苦寒损伤脾阳。另外，脾胃是人体运化水湿的原动力，所以用这个方就是为了加强脾的运化功能。

二、太阴病兼变证

（一）太阴病兼表证

太阴病，脉浮者，可发汗，宜桂枝汤。（276）

太阴病变证部分内容比较少，一个是兼表，一个是兼腹痛，兼表的就是本条原文。其实太阴病应该说有三个层次：第一个是在四肢，脾主四肢；第二个是在脾的经脉；第三个是脾脏本身。其中四肢是最表浅的一个层次。

这里首先要讲的一个问题就是，条文中所说的太阴病并不是前面提纲证和本证中所讲的典型的太阴病，按我个人的理解，这里所说的太阴病是指太阴体质的人，这种人平常的表现还算正常，但如果稍稍不注意，就比较容易发生腹泻，同时可能经常伴有手脚发凉，一般临床看来这并不是很大的问题，就是中焦脾胃消化吸收不好，中焦偏寒。

这种太阴体质的病人感受了外邪以后，按原文中所说，脉象表现为脉浮，这就需要考虑了，我们说脉浮毕竟是人体正气能够向上、向外抗邪的一种反应，说明病位偏于表，说明里证不太虚而表证比较明显。而四肢属太阴脾所主管，为太阴病最表浅的层次，所以还伴有四肢、关节的烦痛，而且可能有手足自温，也就是说身上不太热，而手脚有些烫手。有些太阴病体质的人得了外感以后也有可能发热，这种发热就表现为身热不明显，而手脚的热比较显著，这是太阴表证的表现。

在治疗上使用桂枝汤，主要是强调了走表，这是太阴体质的人得外感的最好的治疗方法。桂枝汤本身在表调营卫，在里补气血、调阴阳，尤其可以调脾胃，方中有生姜、大枣、甘草，能够固护脾胃，所以用这个方比较恰当。在太阳病篇讲桂枝汤证的时候有第42条原文说："太阳病，外证未解，脉浮弱者，当以汗解，宜桂枝汤。"与本条是相呼应的，在桂枝汤的适应证里面就包括了虚人外感，现在这种太阴病体质的人得外感当然是符合的。在《伤寒论》霍乱病篇，讲到霍乱病后期，也就是疾病恢复期的时候，387条说："吐利止，而身痛不休者，当消息和解其外，宜桂枝汤小

第八讲 太阴脏寒四逆辈，肢疼腹痛桂枝变

147

和之。"也是用桂枝汤，除了解肌祛风，同时有调养气血、温阳通卫，以及止痛的作用。

那么这种太阴表证能否用麻黄汤？当然不行，在麻黄汤禁忌证里面就包括了脾胃虚寒，第89条说："病人有寒，复发汗，胃中冷，必吐蛔。"不能发虚人之汗，因为峻汗非常容易损伤气血阴阳，所以肯定不能用麻黄汤。

当然，太阴病的人或者说太阴体质的人得了外感的话，仲景的处理方法是有多方面的，除了这里讲的用桂枝汤，还有前面在太阳病变证部分提到的桂枝人参汤，人参汤就是理中汤，桂枝人参汤就是加入了桂枝的理中汤，其中的桂枝后下，用以解表。这里也是太阴病或者太阴体质的人得了外感，其里证的表现要比前面的桂枝汤证严重一些，出现了下利，也有心下痞，所以仲景用表里双解的方法，表里兼顾。

如果再严重一些，病人表现为典型的太阴病，腹痛、腹泻，但同时也有一定表证，这时候可能就要以治里为主，单纯的应用理中汤，而不一定要开表。所以要根据表里同病的不同程度做出权衡，采用不同的处理方法。

具体方药的选用，也可以更加灵活，比如先表后里的情况下，可以用桂枝汤，那么用桂枝加葛根汤行不行呢？同样也可以，对于表证比较明显，而有轻微下利，用桂枝加葛根汤也可以，这个方在太阳病篇用来治疗中风兼有项背强几几，如果与葛根汤对比理解的话，这个方也应该可以治疗太阳阳明合病，太阳中风兼有阳明下利，这里广义的阳明是讲消化系统，其病位仍然应该跟太阴有关，脾以升为健，脾不升清就出现下利，而葛根正可以升清止利。如果偏寒，偏重于太阴，也可以在理中汤或桂枝人参汤的基础上加葛根以升清止利，同时葛根也可以加强解表的作用。

最佳选方是桂枝汤，那么有人问能不能用柴胡桂枝汤？这个方不太合适，因为我们讲小柴胡汤禁忌证的时候就谈到了，脾胃虚寒的人用单纯的柴胡剂不妥，尽管我们说小柴胡汤是寒热并用、攻补兼施，但毕竟还是偏凉，针对的病证是半表半里的热证，在和法之外，它还是侧重于清法，至少不能属于补法，这是需要分清楚的。

（二）太阴病腹痛证

本太阳病，医反下之，因而腹满时痛者，属太阴也，桂枝加芍药汤主之。大实痛者，桂枝加大黄汤主之。（279）

太阴为病，脉弱，其人续自便利，设当行大黄芍药者，宜减之，以其人胃气弱，易动故也。（280）

"气不和则满，血不利则痛"，六经病其实都有气血分之分，前面讲的太阴病本证主要是在气分，是脾的运化功能失司，寒湿内阻，所以局部会出现胀满、疼痛，但同时会伴有升降失常，该降的不降，该升的不升，出现上吐下泻。但是本条原文中所讲的腹痛，其实是属于另外一种腹痛，是血不利则痛，它的病位在经脉而不在脏，所以它仅仅出现局部的腹痛，而没有呕吐、腹泻，没有寒湿的表现，病机在于脾的脉络不和。

虽然是局部的痛，脾脏本身没有问题，没有呕利，但这种病人的痛仍然应该是偏寒的，有时病人会表现为喜温喜按，从条文中来看，此证候的形成在于误用下法而导致了腹满时痛，所以是攻下法损伤了脾胃。

此时用方要考虑到血分的问题，最常用的是桂枝加芍药汤、桂枝加大黄汤，重点在于活血化瘀。桂枝加芍药汤证的病位比较表浅，仅仅是在皮肉部分，桂枝汤里面本身已有芍药，现在将芍药倍用至六两，所以叫桂枝加芍药汤，其中的芍药有两个方面的功能：一个是缓急止痛；另外一方面，芍药可以有很好的活血通络作用。在《神农本草经》中说芍药"主邪气腹痛，除血痹、破坚积寒热疝瘕、止痛"。所以倍用芍药的效果是两方面的，用于脾络不和，有很好的活血通络止痛的作用。

如果表现为大实痛，痛得很厉害，用桂枝加大黄汤。因为加了大黄，所以很容易联想到阳明腑实，并由此推断这个病人可能还有大便干结、不顺畅的症状，当然这是一种理解方式。同时大黄也是一味非常强的活血化瘀药，所以这里加大黄也应该有活血通络止痛的意义。另外要注意的是，桂枝加大黄汤方名虽称加大黄，但实际上芍药也倍用了，是在桂枝加芍药汤的基础上再加大黄。

关于桂枝加芍药汤证和桂枝加大黄汤证的分类问题，各家有不同的看法。有一些教材把它们归在由太阴病转属于阳明病，因为用了大黄，以方测证，病人除了腹痛以外还可能兼有大便秘结，可以认为是由太阴转向阳明的中间状态，但仍以太阴为主，阳明还不太严重，这是一种理解方式。北京的郝万山教授提出来，这个证候的病位是在经脉，属脾络失和证，重点强调活血化瘀。我们在临床上对两种说法都可以采纳，可以把两者综合起来，如果有大便不通的，甚至大便拉出来干结，那么用起来就更恰当，如果没有，同样也可以用大黄的活血化瘀的作用。

我有一个患者，女性，腹痛了好几年，在我们医院的病历本已经换了几本了，什么检查都做过，查不到任何问题，腹痛得很辛苦。当然查不到问题也是好事，因为可以排除器质性的病变，于是我大胆地用了桂枝加芍药汤。大概过了三四年，这个病人又来找我，我一看病历本，原来还是三四年前开的桂枝加芍药汤，然后就问她为什么上次没来复诊，她说用了上次的药病就好了，所以就没再过来，现在过了三四年又复发了，症状跟原来还是差不多，我当然继续用桂枝加芍药汤。

在桂枝汤中桂枝、芍药的量是相等的，那么在桂枝加芍药汤中芍药的量一定要大于桂枝，否则就不叫桂枝加芍药汤了，但是不是说一定要达到六两，这是可以斟酌变通的，同理，大黄的量也是需要斟酌的，一般不要太大。在原文280条里面就提到了，虽然是脾络中的病变，但毕竟还是一个太阴病，如果脉弱、便利，那就是脾脏虚寒显现出来了，这时即使要用大黄、芍药，也需要谨慎，斟酌减量，以防损伤脾胃之气。

我以前刚开始在病房值班的时候，收过一个病人，是位台湾的阿伯，他第一次来大陆，因为他的姐姐在广州，他来探亲，顺便也来治病，有糖尿病、椎间盘突出、肝病，主要是糖尿病。来住院的时候是晚上，病人有点发烧，血象有点高，有肺炎，于是当时我给他开了氨苄青霉素，做了皮试是阴性，当氨苄青霉素静滴完了，患者出现了过敏反应，倒在厕所里，马上抢救，处理及时，病人苏醒了，这个情况很少见，所以即使皮试阴性也不能掉以轻心。那么这里要说的是他的腹泻问题，病人在我们病房住了一个多月，总是说腹泻，而且有肝病，考虑到这个病人是肝木太旺而乘脾土，于是用柴芍六君汤，疏肝健脾，其中芍药的量用大了一些，大约用了20克，过了一两天，查房的时候病人说服药后出现了比较严重的腹泻，水样便，一天十几次。当时我就有点想不通，柴芍六君汤怎么会导致拉肚子呢？这个方本来是疏肝健脾的，应该是止腹泻的啊。后来我们主任在旁边点拨了一下，他就提到了原文的280条，所以对于他这样脾胃不好的人，要谨慎地使用芍药。于是把剂量减少，改为10克，这个病人就没有再腹泻了。

很多时候，我们一讲芍药就会想到四物汤，就以为芍药是补药，其实芍药是一个攻伐的药，阴柔酸敛，对脾胃虚寒的人是不利的。大黄对脾胃虚寒的人当然也肯定是不妥的，也要特别谨慎地用，使用时要把握量和疗程，尽量用得恰到好处，不要长期吃。

我昨天看了一个复诊病人，这个病人是西医院肾内科的博士后，她的病程讲起来比较长，整个过程可以分两个阶段来看。首先她是持续的高热，每天烧到40℃，连续两年，病人当然很辛苦，全院会诊、全国会诊，什么药都用过，什么方法都试过，最后还是想到找中医看，我们帮她开方调理以后，烧退了。后来慢慢恢复，状态非常好，没有再回肾内科，被安排到图书馆上班。然而最近因为带着儿子爬山，出了汗，然后又赶去哪里开了个会，感冒了，于是病又复发了，皮疹、发热、四肢关节疼痛，非常严重，痛到什么程度呢，别人根本不能触碰她，轻轻摸一下皮肤都会痛到哭，那是真的痛得受不了。搭脉也很麻烦，因为轻轻一碰就痛。我用什么方呢？桂枝加芍药汤，其中的芍药甘草汤重用，芍药用到50克，炙甘草30克，量很大，但我是短期的使用。病人回去以后给我发来短信，说服药后关节不疼了，很有效。但是又告诉我一个问题，腹泻很厉害，本来这个病人我还用过一些温病的方如三仁汤之类，因为舌苔很厚腻，需要祛湿，所以我认为拉肚子应该是正常的，湿邪可以从大便而去，于是原来的方不变，只是把芍药减量，减为了20克。几天后复诊，腹泻已经消失，关节还是不疼，高烧退了，但是胃口不好，有点低烧。现在我用什么方？一剂伤寒方、一剂温病方，两方交替使用。伤寒方用的是通脉四逆汤和白通汤的合方，干姜、附子、肉桂，还有四逆加人参汤，用红参，也加了葱白。病人告诉我吃了这个药很舒服，一下子胃口就有了，精神状态很好，而且她说这个药很好喝，很甜，其实方子里甜的药就是一点点甘草而已。当然也可以把方合起来用，我现在是分开用，有时候是早晚分开用。祛邪还是要靠正气，正气不足当然要补正气，然而最后还是要把邪赶出去，所以也要攻邪，温病方、伤寒方交替用，寒温合用，攻补兼施。

如果病人说喝了你的药很舒服，说明方子是开得非常恰当的，哪怕是黄连，他也会觉得口感很好。有一次我看到一个病人的舌头很黄，而且在咀嚼东西，就问他吃什么，黄连！他把黄连当口香糖来吃，我问他苦不苦，病人说不苦不苦，而且吃着很舒服，那这个病人什么问题呢？肯定是火很盛，所以吃黄连才会舒服。反过来，如果病人吃了温药感觉很舒服，那么他就应该是阳虚无疑。但是如果舌质比较淡嫩，而舌苔很黄腻，能够单纯补或单纯攻吗？所以攻一攻，补一补，交替进行，这是我的一个方法。

通过现代研究，大家知道芍药里面有个成分叫白芍总苷，现在也提炼出来变成了一个成药，治疗风湿病的效果很好，也许这个是芍药甘草汤有效的物质基础吧，但复方的效果应该不仅仅是白芍总苷的作用。

我还有一个教训。我的一个病人，痛经很严重，结婚很多年了仍然不敢要孩子，有时候还要她母亲照顾她。每个月的痛经都需要看急诊，打吗啡针都没有效，应该算是我看过的痛经最严重的了。我用了芍药甘草汤，芍药也是50克。后来她告诉我，服药之后不用去看急诊了，虽然还是痛，但能够耐受，再继续吃就不太痛了，又过一段时间告诉我不痛了。事情还没结束，有一次她陪她奶奶来看病，她跟我说吃了我的药痛经没有了，现在她在隔壁看病。隔壁？我马上意识到了，隔壁是一位脾胃科的专家，应该跟我的药有关系，芍药太大量，损伤了脾胃。其实她应该再找回我看的，但她觉得这个是消化系统的病了，就去找消化科专家了。

芍药的量用得太大，有时候并不一定都表现为缓急止痛，而有可能会引起腹痛、胃痛。我曾经有个病人，因胃痛来就诊，我用了芍药甘草汤，但用了以后疼痛更加严重，于是我就把它减量，加用了一点麻黄，有时候麻黄治疗胃痛的效果也挺好的，就是加一点点，结果不痛了，很好的效果。这个经验也很难得，什么原理呢？麻黄是辛散的，芍药是酸敛的，应该是相反相成。

所以仲景讲的东西是真真切切的，他叫你要少用，意思就是：不是不可以用，但量要少，要谨慎，要把握度。

现在临床上有一种腹膜淋巴结核，主要表现也是腹痛，病位是在腹膜上，没有呕吐和下利，没有太阴病脾虚寒湿证，这个方也是有效的。

三、太阴病预后

伤寒脉浮而缓，手足自温者，系在太阴。太阴当发身黄，若小便自利者，不能发黄。至七八日，虽暴烦下利日十余行，必自止，以脾家实，腐秽当去故也。（278）

太阴病有一个非常特殊的转归："脾家实，腐秽当去。"一般在《伤寒论》中讲的"实"，仲景大多是指邪气盛，比如说阳明病的提纲证"胃家实是也"。而脾家实的"实"则是一个好事情，是脾阳恢复的意思，病人会表现为下利，甚至可能是比较严重的下利，一天拉十几次，但这其实是个好现象，是脾阳恢复而逐邪外出的征象，这个理论在临床上很有价值。

我的一个肝病病人，经常拉肚子。有一次开了药，病人很快就打回电话来说："李教授，吃了你的方子拉肚子，还能不能继续吃？"我叫他把方子发给我看，原来是参苓白术散，这明明是条止泻的方，怎么会拉肚子呢？于是我问他："你吃了以后拉肚子很辛苦吗？"病人回答："不，拉了以后感觉很舒服。"于是我说："那你就继续吃。"又过了几天病人来复诊，拉肚子的症状已经没有了，再看舌头，原来的厚腻苔已经退得非常干净。

所以前面拉肚子是为什么呢？因为我补了脾胃，脾阳恢复以后祛水湿外出，间接地达到了祛邪的目的，把体内的垃圾全都倒了出来，而邪气外出的出路就是通过腹泻，过了几天水湿已祛除干净，腹泻自然就会消失。所以大家不要一见到腹泻就认为不好，有时候适当的腹泻是正气祛邪的反映，是邪有出路的反映。除了用健脾的药物，有时用一些单纯的祛湿药也有可能产生腹泻的反应，需要事先向病人解释清楚，以防止病人恐慌。判断腹泻是否为好现象，一方面看病人的精神状态，泻后是否舒畅，一方面观察舌苔是否由厚变薄。

当然也有些病人刚开始是好的，拉两天肚子还很舒服，后来就拉的受不了，疲倦了，这就是下利太过而伤气伤阴了，这时就需要针对下利进行适当的处理。

而从另外一方面想，如果是腐秽太盛的人，需要怎么办呢？是不是应该让他脾家实呢？比如说代谢综合征，病人很胖，肚子很大，里面都是什么？痰、湿、水、热、瘀，这些都是秽浊之邪，需要把它排掉，怎么排？靠脾家实，怎么样做到脾家实？当温之，宜服理中、四逆辈。

所以我的思路就是这样来的，把理中汤作为一个基础方治疗代谢综合征。现在很多人都有尿酸升高，甚至包括一些小朋友、中学生，导致尿酸升高的原因很多，广东人的煲汤很厉害，尤其喜欢用一些豆类的药物煲汤，这也许是尿酸偏高的原因之一。

我的病人中有一个小朋友，尿酸达到六七百，我给他开了方子，没有吃一粒西药，中药也是一个星期吃两包药，因为他住校，只能周末回家吃药。3个月之后复查，尿酸已经降了100多，到现在还降的很好。我给他开的主打方就是理中汤，因为是他自身的代谢出了问题。

第九讲　少阴虚衰分阴阳，兼表兼里也可开

一、少阴病本证

少阴病是疾病的危重阶段，前面讲的太阴病还仅仅是涉及局部的脾脏、脉络，还有脾所主的四肢，而这里所讲的少阴病，就走向更深一层了，不仅限于局部，而且发展到了全身。

从生理上讲，少阴是对心、肾功能的概括。心主管精神、意识、思维活动，我们称为心主神明。肾主藏精，上通于脑，也与神明相关。虽然说心主神明，但中医里面也没有排斥过脑主神明的说法。

第二个是涉及水液代谢与血液运行，心主血脉，肾主水液。从阳气的角度来讲，心为君主之官，内有心阴心阳，肾中则有元阴元阳，尤其肾中元阳是我们人体所有阳气的原动力，如具有卫外功能的太阳的阳气是源于肾阳，太阴的脾阳也是源于肾阳，当然脾阳跟心阳也有关，心属火，脾属土，火生土。西医讲心肾是重要的脏器，中医同样是这种看法。

少阴与其他脏腑的关系，首先是肾和脾，前面讲脾的时候讲到肾，现在讲肾的时候也要讲到脾，两者是先后天互为滋养的关系。少阴和太阳，是表里关系，经脉相连，太阳可以说是少阴之表，太阳病往里传可以传到少阴，若少阴病阳气不足，也容易得太阳病，我们讲疾病传变规律的时候，提到太少两感，就是太阳和少阴同时发病，这种情况很多见。

有一种看法是六经皆有表，那少阴的表在哪里？在咽喉，少阴的经脉"循喉咙，挟舌本"。我们平常讲到咽喉的病变，往往归于肺胃，但从《伤

寒论》六经辨证来讲，应当归属于少阴。像国医大师任继学教授就特别看重少阴肾与咽喉的关系。西医上讲，心肾的一些疾病也的确容易出现咽喉的症状。所以《伤寒论》把咽痛归属于少阴病，而没有放在太阳病篇。

少阴病的病机主要是心肾阴阳的虚衰，而心肾的虚衰其实就是全身的虚衰，一个是君主之官，一个是元阳元阴，这两个根本都动摇了，人的生命会不受到威胁吗？所以少阴病是一个全身的病变。那么在阴的虚衰与阳的虚衰之间，少阴病又特别强调阳虚，在少阴病篇出现的阳虚寒化证有8个方证，而热化证则比较少，只讲了两个方证。

少阴病的成因，可以是直中，而且最常见的也是直中。当然也可以传经而来，特别是与太阳的关系很密切，可以由太阳传来，它们是表里关系。也可以由太阴病失治、误治，进一步发展而传来。

少阴病既有阳虚，又有阴虚，但到具体的病证还是有所偏重，偏于阳虚的走向寒化证，偏于阴虚的走向热化证。

少阴病的治则与方药。对于寒化证，需要回阳救逆，代表方是四逆汤；对于热化证，就是育阴清热，代表方是黄连阿胶汤。另外大家也可以联系一个有意思的话题，最近几年比较盛行的扶阳学派，其理论渊源应该是跟《内经》有关，但是它的理法方药是紧密联系《伤寒论》的，尤其是少阴病篇，温阳离不开附子。少阴病的本证虽有寒化、热化之分，但寒化证居多，所以应该是更重视寒伤阳。

少阴病的预后，根据寒化、热化的不同，走向极端。寒化证强调了阳气为本，有阳则生，无阳则死。热化证则重视阴血，"存得一分津液，便有一分生机"。在温病学中更强调了热化证的发展规律，在温病发展后期的一些阶段也会用到黄连阿胶汤。但在温病学中，黄连阿胶汤证的阴虚火旺更强调了实火，因为温病的发展是由温热病邪侵袭开始的，阴分已伤，而热邪仍在，但从《伤寒论》的角度出发，这个火既可以是实火，也可以是虚火。

至于兼变证，可以兼表，也就是兼太阳，也可以兼阳明，也可以导致咽痛证。兼太阳的，我们称太少两感，"两感"是伤寒论里边讲疾病传变规律的一个专有名词，指的是互为表里的阴阳两经同时发病，在这里特指少阴和太阳的合病，因为它们是表里关系，这种情况在临床上多见于老年人，还有一些长期慢性病人，这个时候如果遭遇外邪就受不起了，所以说中医有句话叫作"老怕伤寒少怕痨"。

（一）少阴病提纲证

少阴之为病，脉微细，但欲寐也。（281）

从提纲证所描述的内容来看，少阴病好像很容易诊断，就是"脉微细，但欲寐"。但欲寐是什么概念呢？似睡非睡，似醒非醒，似睡非睡睡不安，似醒非醒醒不清，是一种精神极度的疲乏，"阳气者，精则养神，柔则养筋"，所以精神状态不好的人很多是跟阳气不足、阴寒困阻有关，也反映了心主神明的病变。脉微主阳气不足，脉细是脉体不充，主营血不足，所以脉微细提示的是阴阳俱虚。

"但欲寐"这种状况有没有呢？大家可以观察年岁长一点的人，有很多是想睡的时候睡不着，但是白天又比较困，别人看着电视哈哈大笑，他可能两分钟就打鼾了，但是叫他一声马上又能醒。这种多是年岁较长的人，当然也跟少阴虚衰有关，这个时候可以吃点四逆汤、附子汤，会有效。

我记得在前两年有一位来自美国的留学生，在我们学校读博士，年龄很大，接近80岁，然后他也到病房去实习，平时我们交班都是医生坐、学生站，他是学生的身份，本来应该站着，但他年岁那么长，我们就请他坐着，结果坐了没几分钟，开始打鼾了，然后叫一下又醒过来了，这种人当然也是阳虚。

原文很短，好像仲景是在轻描淡写，但是有它的深刻内涵。典型的危急状态的少阴病，我们是很容易识别的，但病情一旦发展成危急状态，救治的困难程度就会加大，而且预后也会差很多，所以我们就需要做到早期发现、早期诊断、早期治疗，这符合中医"治未病"的思想，提纲证的举重若轻正是体现了这样的思想，包括323条"脉沉者，急温之"同样也体现了这样一种思想。

（二）少阴病寒化证

1.四逆汤证

少阴病，脉沉者，急温之，宜四逆汤。（323）

四逆汤证是少阴阳衰阴盛证，仲景的条文讲得比较举重若轻。虽然讲得很简单，但实际上真正的少阳阳衰阴盛证的病人一定要有几个方面的表现：四肢厥逆，是由于阳虚不能温达四末；下利清谷，是因阳虚火不暖土，脾阳不足，运化失司；脉微欲绝，微弱似有似无，甚至摸不到，是阳虚而无力鼓动脉体；肾主水，所以病人可以出现小便不利，或者正好相反，出现小便清长；还有精神症状，如提纲证所讲的"但欲寐"。

但欲寐前面讲过的，危重病人由于阳气不足，不能抗邪，被阴寒所困顿，所以呈现极度的疲乏，精神很恍惚，似睡非睡，似醒非醒。当然前面说了，年长的人也会有这种情况。

精神状态不好的情况下，需要强调补阳气。经常会有些人精神状态不好，吃了补阳药以后就觉得精力充沛，但是还需要问的是这种状态能不能持久？"阳化气，阴成形"，人体的阳气还是需要通过阴精来化生的，如果没有阴精就无法化生阳气，补阳药所形成的精神状态也就不能持久，所以我觉得要从肾精方面入手才能够保持长期的疗效。当然在危重病的情况下，急迫的需求是救命，而补阳是短期内能够快速见效的方法。

原文讲得很简单，"脉沉者，急温之"，实际这里讲到的脉沉是非常有价值的，一定要是沉而弱的脉，沉而无力的脉，在没有其他症状支持的情况下，单纯的这种脉象并不容易把握。临床上如果真正典型的阳虚，谁都知道要扶阳，而比较难的症状是并不典型的。一种是在阳气刚刚开始虚衰而少阴寒化正处于萌芽状态的情况，其他症状尚未显现出来的时候，脉沉而无力是最早的表现，需要抓紧时间，积极的控制病情，防患于未然。另一种就是在真假难辨之间，有一句话叫"独处藏奸"，常常在一派火热的现象之间，可以找到一两点相反的症状，而这两点往往就反映了疾病的本质，脉沉无力就常常提示了病证的真相之所在。当然这两种情况都不容易把握，要做到能够非常淡定地去用温阳的方法是要有一定水平的。当然也有一个简单的方法，就是对于比较复杂难辨的病人，一定要看看前面医生开的是什么药，如果前面的药物病人服了舒服，说明方向就是对的；如果前面的药物病人服了无效，甚至病情加重，就肯定要思考为什么前面的药不行，比如看上去像个热证，而前面的医生用了凉药没效，你就要考虑他是不是真的热证。

有一次博士班的考试，有一道题是我们教研室朱教授出的病案分析题，症状有口腔溃烂，牙龈肿痛，面色红赤，眼睛也是红赤的，烦躁，失眠，大便不通，好像是一派火热的征象，很容易让我们想到《伤寒论》中的寒凉之剂，既然有大便不通，那么可能就是承气类了，或者阳明经中仍有弥漫之热，白虎汤证。但是还有两个脉症，一个是脉沉无力，一个是病人描述有下肢冷，这个就是独处藏奸了，脉象反映了真相，这个病案的正确答案是四逆汤。

我昨天的一个复诊病人，是一个工厂的老板，压力应该是挺大，主要问题是前列腺炎，这种病很难治疗，这个病人因为病的时间比较长，表现得很焦虑很烦躁，用过了很多抗生素。除了小便的表现以外，还有脸比较红，嘴唇也是红的，舌质暗红，舌苔黄白相间，而且非常厚腻，秽浊的舌头，但是他又经常神疲乏力，精神不好，总想睡觉，脉是无力的，大便还好。我首先考虑到有湿，但是开了祛湿的方子，感觉没有什么效果。为什么没效？有假象吗？我觉得湿热肯定是有，是真象，但是湿热为什么化不了呢？应该是动力不够，病的时间久了，用的寒凉之品多了，都可能损伤到阳气，于是昨天的方稍稍做了调整，用了一些温阳药，但不完全是温阳药，也考虑到外在的湿热。

因此我就感觉到仲景讲的"脉沉者，急温之"是很有价值的。临床上很多扶阳派的医生，病人看上去是阳热证，他却用温阳药，有时你可能觉得很奇怪，其实人家还是没有离开张仲景所说的，他们抓住了脉象。我们把少阴病讲得那么严重，但是仲景提纲证中又讲得很轻描淡写，"脉微细，

第九讲 少阴虚衰分阴阳，兼表兼里也可开

但欲寐"，其实是抓住了比较重要的、比较能体现本质的症状，或者是在萌芽状态最有价值的、最有特征的症状。

2.通脉四逆汤证

少阴病，下利清谷，里寒外热，手足厥逆，脉微欲绝，身反不恶寒，其人面色赤，或腹痛，或干呕，或咽痛，或利止脉不出者，通脉四逆汤主之。（317）

四逆汤证是阳衰阴盛，是后面所有阳衰寒化证的基础，通脉四逆汤证就是在四逆汤证的基础上出现了阴盛格阳。其主要表现是身反不恶寒，其人面色赤，有些病人不仅不恶寒，还有可能发烧，甚至是发高热，这种热其实就是一种假热。假热跟体温的高低没有关系，有些病人可能烧到41℃，中医还认为是个假热，所以不能以西医的体温高低来判断发热的真假，尤其是危重病人，到了疾病的后期，更容易出现体温很高的假热。

我们学校一位老师的母亲，因为肺部感染住在我们病房，有一天病房的同学就打电话给我说：老师你快点来，这个阿姨烧到43℃。我还从来没听说能烧到43℃的，后来到病房一看，是体温表测不到了。血象2万多，喘促，四肢厥逆，大汗淋漓，心跳非常快，每分钟140多次，心衰，有呼吸衰竭的趋势。我们科室的医生进行了讨论，有人说是不是需要改换抗生素，有人说要不要加安宫牛黄丸，那么我们还有一种观点：这个病人是真热吗？会不会是假热？最后大家的意见还是统一到了阳虚，阴盛格阳证，所以用大量的干姜、附子，终于把病人救过来了，状态好转了，可以下地，也可以出来走一走。直到有一天查房，问她哪里不舒服，她说：家里人不给吃饭。而她的孙女则说每次都是煲一大锅饭带来，病人是带多少就能吃多少。84岁的老人家，给很多还吃不饱，这是有胃气吗？我们觉得这个肯定不妥，当时我跟朱主任的想法是一样的，可能是亡阳！《伤寒论》中所讲的除中，当时就有老师提问，有这么久的除中吗？大概过了一个多星期，这个老人家在中午的时候突然去世了。所以之前的好转应该也是一些假象，其他的指标并没有明显的改善。

我的父亲91岁过世的，老人家一辈子都很少吃药，有点血压偏高，但是没有规范的吃药，有时候不舒服就打个电话，我就口念一个方，然后去拿药，一直都没有什么大问题。后来有一次摔了一跤，状态急转直下，有一天就突然变得很烦躁，全身发红，很热，我母亲当时就想到是不是血压高，拿了一粒降压药给他吃，然后转身去上洗手间，等她回来就发现我父亲已经去了。我母亲给我讲了这个过程，我马上就意识到这是一个阴盛格阳证，是阳气外亡的表现，说明了人在临终的时候，阳气都会暴脱出来，阴阳离决，精气乃绝。

如果我在身边可能会有一些方法，也许可能会救过来，但有时候可能也是没办法的。据我母亲说，有一个算命先生每年都会跟我父亲聊聊天，但是有一年这个算命先生却没有在我们家停下来，我妈妈觉得奇怪，就追上去问他，算命先生说我父亲过不了83岁。当然我们搞医学的是不应信鬼神的，我父亲后来活到91岁，也说明了算命之言不可信，但算命先生的话对一些人的心理状况的确可能产生很大的影响，有时候是很大的负面影响。于是当时我就让他们住到广州来，起码在身边看着方便。在这里的时候真的有几次很危险，其中有一次，他和我母亲在讲话，我在厨房里洗碗，突然就发现怎么我父亲不讲话了，回头一望我父亲的脸都发绀了，然后脉搏也摸不到了。很巧的是，我家里正好还有一瓶人参水，人参都还泡在里面，我记得当时急切间瓶盖拧不开了，还是用刀把瓶盖敲开，然后就给他灌下去，慢慢地醒过来了。

作为医生，我觉得我们可以治得了病，但是救不了命。即使是治病，可能只有三分之一的病能治，三分之二的病都治不了，所以也不能把医生的功劳夸得太大。

很多杂病、慢性病，到了多脏器衰竭阶段，很多通脉四逆汤证，此外还有白通汤证，表现为阴盛格阳、阴盛戴阳证，临床上在高血压病中更为常见，大家以后在临床上抢救危急病人，可以注意观察一下是不是这样子。

一提到高血压病，大家首先想到的很可能是天麻钩藤饮，其实不然。很多高血压病人有面红，看到病人脸红，我们也会想到去测一下病人的血压，有很多都是偏高的，这种情况好像很热一样，甚至病人还会说不怕冷，但是再详细询问的话，虽然他自己说不怕冷，摸一下他的手脚却是冰凉的，脉是沉而无力的，这种情况往往是假象，一种阳热的假象。

我们医院财务科的一位老师，他说他的高血压很难治，降不下来。后来跟我聊，他说他的脸老是红的，很怕冷。于是我就说这不是热，而是寒，给他用了通脉四逆汤，要他加葱白，有白通汤的意思在其中，服后效果很好，面红的症状也消失了。

最近的一个病人，是一所大学的院长，也是非常厉害的一位教授。他的症状也是面红，稍微讲讲课就脸红得不得了，我也是根据他的脉症，给他开了温阳药。来复诊时，说吃了效果非常好，面红也明显地减轻了，所以这个也是假热。

通脉四逆汤从组成上来讲其实就是四逆汤原方，干姜、附子、甘草，但是干姜、附子的用量要加大，干姜由四逆汤中的一两半变为三两，附子由一枚变为大者一枚，两个方就是剂量上的区别。四逆汤的治法称为回阳救逆，通脉四逆汤的治法则称为破阴回阳、通达内外。由此我们也看到，《伤寒论》的组方十分严谨，剂量稍稍调整，就变成另外的方，功效就产生差别。

3. 白通汤证

少阴病，下利，白通汤主之。（314）

白通汤也是阴阳格拒，与上一个证候不同的是本证是阴盛于下、格阳于上，其表现主要是面赤。方子的组成是干姜、附子加葱白。

葱白是什么？很多人用的是大葱，我认为应该不是大葱。有一次我去山东，当地的一位内科主任请我吃饭，他说张仲景《伤寒论》白通汤中用的葱白，就是山东特产的这种大葱。但是这种大葱是很长一根的，有时一根就可以长到半斤重，而《伤寒论》中葱白用多少量？白通汤里用到四茎，通脉四逆汤的加减法里面用到了九茎，如果是大葱的话要有多少斤啊，与方里的其他药相比，量太大了。所以我认为应该是小葱，大葱是做菜的，小葱常常是用来作为调料的，这种小葱很香，去掉头和绿叶，用中间那一段，起到通达上下的作用。

白通汤证的条文里面主要讲的是下利，但病人除下利以外，还应该有面色赤，在通脉四逆汤的加减法中有"面赤者，加葱九茎"，而白通汤组成中有葱白，所以应该是有面色赤的。

白通汤证和通脉四逆汤证，两者相同之处在于都是阴阳的格拒，不同之处在于，一个是格阳于外，一个是格阳于上，但我认为格阳于外应该包含了格阳于上。而通脉四逆汤的用药剂量也比较大。白通汤中干姜是一两，附子一枚，加了四茎葱白；通脉四逆汤中干姜是三两，附子大者一枚，加减法中葱白用九茎，所以力度要强。

这里又要提到我前面讲过的那个西医院肾内科的博士后，高热两年，请了很多地方的教授会诊，到最后诊断也没有十分的明确，但是首先考虑还是免疫风湿类疾病，可能是成人 Still 病，是省中医的一位老师推荐给我看的。我认为这种长期的发烧必然会损耗人体的阳气，到最后的发热可能就是假热了，所以间断使用通脉四逆汤或者白通汤，干姜、附子、红参，然后加上葱白。服后患者就回短信说药很甜，胃里很舒服，第 2 天烧就退了。但是她的舌苔仍然是很厚腻，舌红苔黄腻，说明湿热还是存在，所以在治疗中也考虑祛湿透表，柴胡剂、蒿芩清胆汤、达原饮都在用，但是这类药病人用了以后就常拉肚子，水泻，乏力，我就是伤寒方和温病方交替使用，一波一波地把病邪驱赶出去。病人最近又来了，状态还很好，治疗思路仍然是扶正祛邪，寒温并用，补肾中的元阳，清胃肠的湿热。

这里我就想到，免疫风湿类疾病的反复发作应该是和温病学中所讲的伏邪有关系的。邪气深伏于内，所以发作起来反反复复，尤其是湿温病，缠绵难愈。

4. 白通加猪胆汁汤证

少阴病，下利脉微者，与白通汤。利不止，厥逆无脉，干呕烦者，白通加猪胆汁汤主之。服汤脉暴出者死，微续者生。（315）

本来是白通汤证，但给病人服用白通汤后，病人出现了干呕、烦，这是阴盛格阳，阳拒于上，不能受药的征象。因为阳被拒于上，而白通汤是温药，性质相同，所以发生了相抗。这个时候仲景的方法是加猪胆汁和人尿，起到一个反佐的作用，以引阳药入阴分。同时人尿和猪胆汁都属于血肉有情之品，有滋养阴液的作用，所以白通加猪胆汁汤实际上也体现了阴阳双补的作用。

但是现在一般猪胆汁是不容易找到的，我听说在台湾有猪胆汁做成的颗粒剂，所以应用本方还很容易，但我们这里没有怎么办呢？我原来是用熊胆胶囊，算是一个中成药，但是现在熊胆胶囊应该也是没货了，因为养熊取胆汁的方法越来越为人所诟病，应该是越来越受到限制，熊胆滴眼液还有，但是不可能用滴眼液来口服啊。

按我个人的理解，在这种状态下病人腹泻得很厉害，又有呕、烦，发展到了少阴病，阳气大虚是肯定的。人尿也好，猪胆汁也好，有个最基本的功效，就是它含有丰富的电解质。呕泻的病人是不是要补充电解质？肯定的。所以在这个方里加点电解质，或者就合用口服补液盐行不行呢？可能也行。但是猪胆汁和人尿除了补充液体和电解质，应该还有更广泛的药理作用。

有人可能会想，中医里面什么都能当成药材。你还别说，人尿倒真是个好东西，前段时间看一个新闻报道说某学校在厕所里摆了很多老式马桶收集人尿，引起了家长的投诉，后来找了专家来讲，其实是尿中可以提炼尿激酶，有抗凝的作用，是西药中非常好用的药，以前主要靠进口，价格很贵。

当然我没弄懂这个新闻是正面报道还是负面报道，但是通过这个新闻我知道了人尿是这个药材的来源。而从中医角度来解读，它能够清热凉血，能够养阴，关键时刻可以救命。不只是中医里面用，国外也在用，我记得有一个报道，发生地点记不清了，可能是澳大利亚或是英国，发生了一个车祸，伤者出血很厉害，后面一辆车有一位母亲带着一个孩子，就用这个孩子的尿救了前面的伤者。

5. 真武汤证

太阳病发汗，汗出不解，其人仍发热，心下悸，头眩，身瞤动，

振振欲擗地者，真武汤主之。（82）

少阴病，二三日不已，至四五日，腹痛，小便不利，四肢沉重疼痛，自下利者，此为有水气。其人或咳，或小便利，或下利，或呕者，真武汤主之。（316）

真武汤证也称阳虚水泛证，原文包括316条和82条，82条在太阳病篇讲变证的时候出现，316条出现于少阴病篇，两者来路不同，病机一样。

虽然是阳虚水泛证，但在原文的描述中并没有提到病人有水肿，只是讲到四肢沉重、疼痛，身瞤动，振振欲擗地，这些也都体现出四肢经脉中有水的征象。在研究生阶段学习《伤寒论》，已经不能局限于一方一法了，要通过归纳、提炼，找到一些规律，而且要跳出《伤寒论》，张仲景没讲到、没讲全的东西，要善于补充，这里的真武汤证，原文中虽然没有描述病人的水肿，但我们应该能够补上。此外真武汤证还有诸多的或然症，影响到许多脏腑，所以真武汤可以应用于心肝脾肺肾各个系统。

我们教研室有位老师，病人非常多，夜诊经常可以看到凌晨。有一位来自海南某医院的中医科主任来我们医院进修，然后晚上找了个病人最多的老师抄方，病人最多的就是这位老师，但他抄了两次不去了，因为他发现这位老师整个晚上就开了一个真武汤，好像没什么学的。外行看热闹，内行看门道，其实这位中医科主任应该是能够看出其中的门道的，这个老师病人这么多，而且愿意半夜来看病，正说明了疗效。

虽然都是真武汤，但其中必然是有变化的，这位老师是将这条方真正地用到了淋漓尽致，有外感的时候也可以用，肺系疾病，病人有咳，甚至有发热，有表证，可以用。治疗杂病也在用，妇女带下病也可以用，带下清稀不也是一种寒饮？四肢沉重疼痛是基本的，但没有肿的同样也可以用。方里边的药是可以进行加减的，张仲景方后列举了一些加减方法，比如有下利的，张仲景就去掉芍药加入干姜，这种加减变通，还有剂量的调整，里面是有奥妙的。

所以有很多医生被称为"桂枝医生""柴胡医生""真武医生"，这是有原因的，因为这些方有很好的普适性。比如我们可以总结《伤寒论》

113方所用的91味药里排在前5位的药，会发现这5味药正好就是桂枝汤的组成。所以不是说《伤寒论》中桂枝汤用得最多，而是它的变通运用最为广泛，所以桂枝汤医生最多。柴胡医生当然也多，只要不犯禁忌，都可以用小柴胡汤，复杂病症就是柴胡剂。临床上这两条方确实用得非常多。

而真武汤，如果善于归纳的话，全方位出击都可以，可以扶正，可以祛邪。我们这位老师的主攻方向是糖尿病并发症，比如糖尿病心脏病、糖尿病肾病。心和肾不论是在西医中还是在中医中，都被认为是重要脏器，而从中医角度来看，心肾的问题当然属于少阴病，尤其到了最后功能衰竭的话，也会出现肿，当然是属于真武汤证。

我们讲到的利水剂，有"苓桂"系列，温阳化气利水，比如苓桂术甘汤、五苓散。其实还有一个"苓芍"系列，其中包括了桂枝去桂枝加茯苓白术汤，也包括真武汤，可能大家听说过"苓桂"的比较多，听说过"苓芍"的比较少，所以有时候在看待桂枝去桂加茯苓白术汤时，就存在去桂还是去芍的争议，但真武汤确确实实是一个利水剂，治疗阳虚水泛，方子里面没有用桂枝，一样可以利水，芍药的利水作用还是要回到《神农本草经》对它的解读。

6. 附子汤证

少阴病，得之一二日，口中和，其背恶寒者，当灸之，附子汤主之。（304）

少阴病，身体痛，手足寒，骨节痛，脉沉者，附子汤主之。（305）

附子汤证也称阳虚身痛证，病机是阳虚寒湿凝聚在骨节。从药味上来看，附子汤和真武汤也就是一味药之差，把真武汤中的生姜去掉，换成人参，就变成了附子汤。但实际上，两方还有药量上的区别，附子汤中附子的用量比较大，用到2枚，比真武汤中附子用量多一倍，白术用到四两，也比真武汤中白术用量多一倍。

这个方子的特点是，附子配人参，大补元气，大补元阳，其补阳、扶正的力度要比真武汤强。我们现在临床有一个针剂叫参附注射液，就是人参配附子，体现了二者相配的效用。仲景常用的人参配甘草的药对是用来补气，而这里人参配附子的药对，则可以大补元阳。

前面的真武汤是阳虚水泛，所以方药里面用生姜来散水气。在《伤寒论》当中以生姜治疗水饮是常用的，如治疗胃虚停水的茯苓甘草汤，这个方也叫苓桂甘姜汤，还有治疗"胁下有水气""腹中雷鸣"的生姜泻心汤，当然还有真武汤。因为生姜辛温，走而不守，故用其来散水气，这是它的特点。而这里的附子汤证是阳虚寒湿凝聚在骨节，骨节间的疼痛，而且有黏滞的湿邪，如果没有强大的动力，很难祛除隐藏凝聚在角落缝隙中的寒湿邪气，所以仲景用人参配附子，通过大补阳气，扶正以消除这些阴寒邪气。

临床上附子汤治疗痛证非常有效，其中从单味药来说，附子的镇痛作用也是非常强，两枚附子应该在 40~50 克，也并不像今天有的人用得那么大量。

7. 吴茱萸汤证

少阴病，吐利，手足逆冷，烦躁欲死者，吴茱萸汤主之。（309）

吴茱萸汤证也可称为寒逆剧吐证。剧烈的呕吐是由于胃气的上逆，而胃气的上逆则是由于肾阳不足，寒饮上逆于胃，而导致胃气随之上逆。病人的烦躁和四肢厥逆，常常是在吐利剧烈的时候出现，是由于阴阳气机的乖戾导致了阴阳气不相顺接，从而出现了四肢厥逆。

从原文来看，这个病好像很重，因为病人有"烦躁欲死"的感觉，但其实吴茱萸汤也不算是个救命的药，这个"烦躁欲死"更多的还是一个自觉症状，因为剧烈的呕吐而导致严重的烦躁，甚至烦躁到想死。我曾经有一次见到一个病人咳嗽，痰很多，咳得很厉害，病人甚至说都咳到想死了，有这么严重吗？所以这是由于症状表现过于剧烈而引起的病人的情绪改变，不代表病情很重。

治疗用吴茱萸汤来温阳、散寒、降逆、止呕。吴茱萸主要走厥阴肝经，是一个降逆止呕作用很好的药。但是这个药很难吃，一方面是辣，另一方面是有一种臭味，所以用的时候常常会叫病人用开水泡三遍，然后再煮，就不会那么难吃。

用量我觉得也不能太大，虽然仲景讲的是用一升，大概60多克，但按现在的常用量来看，这个量还是挺大的，临床上我没用过那么大量。

吴茱萸汤证在《伤寒论》三个地方出现：一个是阳明病，阳明寒证，"食谷欲呕，属阳明也"，用吴茱萸汤降逆止呕。第二个就是这里的，属少阴病篇。还有一个是在厥阴病篇，"干呕吐涎沫，头痛者，吴茱萸汤主之"。三处吴茱萸汤证，体现了异病同治的精神，其主要的共同病机都是胃气上逆，但是来路不同。阳明病的病位就在阳明胃，少阴病篇的是由肾阳虚而导致的阴寒上逆，厥阴病篇是厥阴肝寒导致的阴寒上逆。有的同学说，既然吴茱萸汤证是下焦的阴虚上逆，为什么方子里边没有用到附子呢？怎么归于少阴病呢？仲景将其放在少阴病篇，应该说是跟少阴阳虚有关，或者其后的进一步发展会影响到少阴而出现少阴阳虚。当然有些教材把这个证候作为少阴病的一个类似证，因为它也有四肢厥逆，也有吐利，也有烦躁，很像少阴病，而放在少阴病篇进行一个鉴别，这种认识也是可以的。

8. 桃花汤证

少阴病，下利便脓血者，桃花汤主之。（306）

桃花汤证是阳虚便脓血证。一般来讲，出现便脓血的病证往往多为火热性质，但实际情况中阳虚也可以导致寒凝，也可以导致肉腐血溃。比如最典型的例子就是冬天手脚长冻疮，由于寒凝而导致了肌肉、血管的损坏，严重的可以出现肿胀、出血。当然还有另一个病机就是阳虚不能固摄，从而导致出血，其中尤其与脾阳虚不能统血有关系。

如何判断这种出血是桃花汤证的出血呢？从出血的本身是可以判断的，出血的颜色比较晦暗，闻起来没有什么明显的气味。此外这个病人一定会有阳气的不足，常常是生病时间比较久，或者是体质很弱的人，舌质比较淡嫩，脉象很沉很弱。他们的便脓血往往伴有腹痛，而这种腹痛是喜温喜按的。这些都与湿热的便脓血，也就是厥阴病篇的白头翁汤证，是截然不同的。湿热便脓血的腹痛是拒按的，而且血色鲜红，气味臭秽，同时伴有全身阳热的表现，舌红苔黄或黄腻，脉弦数有力或滑数有力，都反映了其实热的性质。

之所以用桃花来命名，因为桃花是春天开的，而春天自然界阳气回复，提示了这个方的功效是补阳的。另外这个药煮出来以后的颜色有点像桃花，其组成中的三味药，赤石脂、粳米和干姜，粳米是白色的，赤石脂是红色的，药汤煮出来又红又白。

药物组成中的粳米、干姜可以补脾，尤其干姜是温中健脾为主。其中赤石脂是重点，它是一种高岭土，其性质是收涩的，在《伤寒论》原文中特别强调了它的用法是"一半全用，一半筛末"，也就是一半放到汤药里面去煮，另一半打成细粉用汤药来冲服。煎服取其收涩之气，做成细粉冲服则是在局部发挥作用，覆盖于肠黏膜之上，对其产生保护作用，并且可以吸附毒素。

这个方子里面也没有用到附子，为什么会放在少阴病呢？应该说它也是跟少阴有关，或者是未来进一步发展会走向少阴病。这个方原意重在收敛、固涩、止泻、固脱，而这种收敛固脱的方法，我们常常特别强调是纯虚无邪的病人才能用。中医治病绝不能是见咳止咳、见利止利，因为怕闭门留寇，但急则治其标，滑脱不禁的时候短暂地用一下也是可以的，同时仲景也强调了"若一服愈，余勿服"。当然除了固涩，方中也有治本的药物，干姜配粳米。

便脓血的症状在临床上除了最典型的细菌性痢疾、阿米巴痢疾，还有各种各样的病变，比如溃疡性结肠炎，严重的话也可以出血。这些病症如果反复发作，病程时间很长的话，可能就需要考虑一下收敛。但是我觉得在临床上最多见的还是寒热错杂类型的，而且湿热痢跟虚寒痢之间也是常可以发生转化的，湿热痢长时间不愈可以转为虚寒，虚寒痢在某阶段急性发作也常夹有湿热，我在临床上更多是寒温并用，单纯收敛的方用得相对较少。

（三）少阴病热化证

1. 黄连阿胶汤证

少阴病，得之二三日以上，心中烦，不得卧，黄连阿胶汤主之。（303）

少阴病中既有阳虚寒化，也有阴虚热化，如果病人平素偏于阴虚，那么病入少阴后就有可能走向热化。

黄连阿胶汤证的病机主要是心肾不交。正常情况下，心火要下温肾水，以防止肾水过寒，而肾水要上济心阴，防止心火独亢，如果维持在一个相对平衡的状态就是心肾相交。如果某一方面不足就会导致另一方面的偏亢，肾阴不足就会出现心火偏亢，病人出现心烦、不得卧的情况，也就是失眠。

因为这条方在温病学中温热病发展的中后期也在使用，所以我们经常和温病学老师探讨一个问题，就是阴虚阳亢中间的阳亢是真还是假，是实火还是虚火。从温病的角度来讲，其热邪是从表入里，从外一路移行过来，所以热邪一直都存在，到后期由于热邪进入下焦，热盛伤阴而又出现了肾阴虚，所以在温病学中认为是实热。而从《伤寒论》的角度来讲，应该是以虚热为主的。但是实热可不可以用呢？当然可以，方中的黄连、黄芩都是清实热的，阿胶、鸡子黄、芍药，滋阴降火。

这个方治疗顽固性失眠的效果很好，不过比较难吃，又苦、又酸、又腥，阿胶、鸡子黄味道都很腥。这个方的一个特点是鸡蛋黄入药，其实整个鸡蛋都是药，后面还有用到鸡蛋清的苦酒汤。这里把新鲜的生鸡蛋黄搅烂，然后用煮好的药汤去冲，鸡蛋差不多处于一种半生半熟的状态。

我曾经治疗一位阿婆，是香港人，但经常在广州这边居住。糖尿病病史，血糖很高，降不下来，后来经过仔细询问得知，这位老人家有长期的顽固性失眠，平素很烦躁，舌质也偏红，比较干，所以我马上就想到黄连阿胶汤，开了三剂药。病人的反馈有三点：第一，这个药太难吃了；第二，失眠的症状明显改善；第三，服药后血糖也跟着降下来了。

前两点是肯定的，这个方治疗的就是失眠，至于第三点反馈就值得思考了。前面提到了全小林教授的研究，研究显示，一些含有黄连的方剂，或者说一些清热的方剂有很好的降血糖作用。我在临床上也发现一些有意思的现象，比如说某个病人血糖总是控制的不好，但这个病人很相信我，即使血糖没有控制的很好也一直来复诊，而这个病人很可能在某一个阶段血糖突然又控制的很好了。我回过头来研究为什么会出现这种现象，发现这些病人都是通过调养后出现了一个热象，如大柴胡汤证、小柴胡汤证、黄连阿胶汤证、葛根芩连汤证，于是有是证用是方，方一变，症状就改善了，血糖也随之降下来了。

我多年之前发表过一篇文章，是我的心得，总结了一下治疗过程中的阴证和阳证转化的现象。中医说阳证好治，阴证难治，而在治疗阴证的过程中，通过我们的治疗，会使本来以虚寒为主的病人出现了热化，这个虚寒证调治的过程很长，而热化证的出现有时就比较突然，热化证一到位，相应的药物用下去后，效果就非常明显了。这就是阴证转阳，脏病返腑。

黄连阿胶汤还可以治疗很多病，如我们经常用来治疗糖尿病的眼底病变、眼底出血。仲景并没有讲过这个方可以治疗眼底出血，我们这样用的依据是什么呢？心有两个功能：主神明，主血脉。心中烦、不得眠，这是心主神明的病变，而眼底病变，眼底的出血，热性的出血，阴虚阳亢的出血，是心主血脉的病变，所以这个方也可以治疗眼底出血。除了眼底出血，其他部位的出血如果是属于阴虚阳亢的，我觉得也可以考虑这种方法，病机相同，异病同治。

2. 猪苓汤证

少阴病，下利六七日，咳而呕渴，心烦不得眠者，猪苓汤主之。（319）

猪苓汤证的病机是阴虚水热互结。

其基本症状中有小便不利的症状，这就需要和前面的五苓散证相鉴别。猪苓汤和五苓散都是五个药，其中有三个药相同，猪苓、茯苓、泽泻。五苓散证兼有表证，而且是个寒证，所以加了桂枝、白术，用桂枝温阳化气，兼以解表。猪苓汤证则有热、有阴虚、有水饮，所以加了滑石、阿胶，用阿胶养阴，用滑石清热利尿。

猪苓汤证在《伤寒论》既见于阳明病篇，又见于少阴病篇的少阴热化证，来路不同，病机一致，治法一致，体现了异病同治。在阳明病中，热可以伤津，如果病人本身原有下焦湿热，影响膀胱气化，就会形成下焦的阴虚水热互结。而少阴病本就是一个虚证，阴虚可能出现火旺，肾主水的功能失常，膀胱气化不利，小便不利，也会形成阴虚水热互结。

临床上对于猪苓汤证这一类的病人，既有水湿又有阴虚，很难应对，补阴则助湿，祛湿又伤阴，两相矛盾。我个人感觉最典型的疾病，如肝癌或肝硬化病人的后期，出现了腹水并伴有腹膜炎，这种病人的表现，首先是有水，腹中肯定有水，但去看这种病人的舌象，经常是光红少苔，病人常表现为很渴，但又不敢喝水，喝下去肚子更胀。很容易腹部感染，但肝硬化的腹膜炎又和外科急腹症不一样，因为腹腔中大量水的存在，其腹膜刺激征并不明显。这种病人小便少，本来应该用利尿剂，但应用利尿剂的效果并不好，这种病人常有血压偏低，因为水都跑到腹腔里面，有效循环血量少，人体分泌抗利尿激素增多，减少排尿以保护自己，所以反倒是应该补液，以保证有效循环血量，然后再使用利尿剂效果才好。由此我想到刘方柏教授讲座中曾讲到的一个难治性腹水，他用到了大量的养阴药，阿胶、鳖甲都在其中，而且量非常重，养阴利水。

猪苓汤也是养阴利水，但是它的养阴力度不强，仲景在224条里讲道："阳明病，汗出多而渴者，不可与猪苓汤，以汗多胃中燥，猪苓汤复利其小便故也。"阳明病伤津严重的不宜用猪苓汤，因为猪苓毕竟是偏于渗利，利水药多于养阴药。同样，对于少阴阴虚为主，而水结相对较轻，或单纯的阴虚，是不可以使用猪苓汤的。

我在临床上使用这条方，还用来治疗一些老年人或糖尿病人的尿路感染，有一些病人虽然短期应用抗生素会有效，但反复发作，长期应用抗生素后效果会越来越差，这种情况我就经常用到这个方。

二、少阴病兼变证

（一）少阴病兼表证

少阴病，始得之，反发热，脉沉者，麻黄细辛附子汤主之。（301）

少阴病，得之二三日，麻黄附子甘草汤，微发汗。以二三日无证，故微发汗也。（302）

麻黄附子细辛汤和麻黄附子甘草汤证，也就是太少两感证。

中医治法非常灵活，虽然都是少阴病，但要具体地看病人的状态，大原则来讲少阴病是虚证，不能随意用攻邪的方法，但有时候有兼夹就要灵活处理。有表邪不得不汗，但是要在固正的基础上去汗，所以麻辛附子汤用了附子，扶正以祛邪。当然也可以认为这里的少阴病讲的是少阴体质的人，或者说少阴病并不是特别重，如果真的是很严重的少阴病，又会是表里同病而急当救里的情况了。

这里的少阴病，并不是表现为下利清谷、四肢厥逆、脉微欲绝这些症状，病情应该是比较稳定的，或者是病人年龄大了，脾肾阳气素有虚损，这类人得了外感，其治疗应该是扶正以祛邪，温补脾肾的基础上再加以解表，这条方就是既能够走表又能够温里。

两个方中，麻黄细辛附子汤的力度比较强一点，用到了细辛，既能助附子温肾阳，又能助麻黄解表。麻黄附子甘草汤相对比较平缓一些，配甘草可辛甘化阳。因为病程的长短有不同，症状的轻重有不同，所以用药有差异，但都是扶正以祛邪，温阳解表。

我在临床上使用这个方也比较多，除了治疗阳虚外感，还有就是用来治疗老年人的脚跟痛，或者长骨刺，效果很好，我不知道病人的骨刺是不是真的能消除，但是病人的症状是绝对消除了。有些病人甚至三十几岁就检查出脚底骨质增生，几剂药后症状就消除了，一直都没有发作。其实这个方法并不是我的原创，而是跟陈亦人教授学的，我读了他的著作，其中就有用麻黄细辛附子汤治疗跟骨痛，肾主骨，本方太阳少阴同治，有温阳通络的作用，也有止痛的作用。

大家都知道，李可老中医是非常擅长使用温阳的方法，非常擅长使用附子的。我先生有点皮肤病，也不是很大问题，有一次我们两个一起去拜访李老，顺便就请李老开个方，李老开的就是麻黄细辛附子汤，而且细辛用到45克，麻黄用到45克，还加了几十克的红参，我自己是不敢用到这个量的，当时把药抓齐后就准备煲药，感觉还是很紧张，好像要英勇就义一样，我当时还说要不要先测个血压，记录一下吃药之后的反应，因为从来没吃过这么大的量，不过后来服药后其实也没有什么不良感觉。由此我知道了李老是非常喜欢用麻辛附子汤这个方子的。

李老的书我看过，现在也有人专门研究李老的书，比如辽宁的孙其新，他把李老的危急重症临床经验集看了五遍，在杂志上也发表了一系列对李老临床经验进行研究的心得，应该说总结的非常好，建议大家看一下。我也读了孙其新的文章，他是把很多个人的体会融会到了他的研究之中，其中就讲到李老为什么喜欢使用这条方。首先是《伤寒论》中特别重视太阳病，开篇就讲到"辨太阳病脉证并治"，在《金匮要略》里面讲到"千般疢难，不越三条"，也十分重视外邪致病，因为太阳为一身之藩篱，所以基本上外邪致病都是从太阳开始的。太阳病为什么会慢慢演变成各种变证呢？或者说产生很多我们现在所讲的痼疾呢？很大的原因就是表证处理不当，邪留于内，尤其是感冒发热，大家首先想做的就是要把烧退掉，巴不得当天就能把病治好，因此经常使用一些所谓的快捷方法，比如说用一些寒凉之品，烧是退了，邪气也被压制在体内，而不是透出体外，同时寒凉之品又损伤了人体的正气。就像有些人特别喜欢喝凉茶，一生病就喝，不管生的是什么病，有时候就是有点上火也喝凉茶，当时的感觉可能会喝完了舒服一些，但正气却越来越虚弱，需要喝凉茶的频次越来越高。所以很多疑难病症都是由表证发展而来，尤其是正气受到打压后，邪气在体内慢慢积累，形成了很多的痼疾，要治疗这些痼疾，就要一波波的把邪气从里赶出去，麻黄细辛附子汤正可以起到这方面的作用。有些病人吃了药以后可能出现一些表证的状态，在某种意义上来讲就是邪气由里达表的表现，是一种好的现象。李老治疗很多疑难病症先上这个方，病人可能刚开始吃了不舒服，但是一段时间后就慢慢把邪气清除掉了，这是治本的方法。

这个方是不是一定要有太阳表证才能用呢？也不一定，比如说一些身体的疼痛，一些皮肤的疾病，虽然不属于《伤寒论》中所说的太阳病，但在病位上都属于表，都是可以使用这个方的。

（二）少阴三急下证

少阴病，得之二三日，口燥咽干者，急下之，宜大承气汤。（320）

少阴病，自利清水，色纯青，心下必痛，口干燥者，可下之，宜大承气汤。（321）

少阴病，六七日，腹胀不大便者，急下之，宜大承气汤。（322）

少阴三急下，可以看作是少阴病兼阳明病。《伤寒论》中有九个急：阳明三急下，少阴三急下，表里同病的急当救表、急当救里以及"少阴病，脉沉者，急温之，宜四逆汤"。阳明病篇讲急下存阴，少阴病篇也讲急下存阴，区别之处在于来路不同，阳明病的急下证是土燥而水竭，少阴病的急下证是水竭而土燥。两者虽然来路有别，但在某个阶段，形成了相同的病机，所以同样用大承气汤来急下，釜底抽薪，急下存阴。这里也体现了异病同治的思想，阳明病和少阴病都可以用同样的方，不正是异病同治吗？但还可以看得更清晰一点，这两者一阴一阳，来路不同，去路也不同，预后转归肯定不同，"同"只是暂时的。我们说少阴病是一个虚衰证，所以禁汗、禁下，不能攻邪，但是我们也看到一些具体的治法中运用了汗法、下法，这不是很矛盾吗？对于少阴病来说，急下仅仅是一个治标的方法，是权宜之计，短期内使用。我前面给大家提到过的那篇文章"我的老师"，里面作者回忆到父亲生病，急症，有心衰，有肺功能不全，有大叶性肺炎，发热，二便不通，病情很危重，六位专家会诊提出不同的见解，但最后依从了胡希恕先生主张的下法，最终转危为安，这正是少阴使用下法的特殊情况。

（三）阳郁致厥证

少阴病，四逆，其人或咳，或悸，或小便不利，或腹中痛，或泄利下重者，四逆散主之。（318）

气郁致厥的四逆散证，本来这个证候应该归属于少阳病，属于柴胡剂系列，为什么摆在少阴病呢？这个是有争议的，各家有不同的说法。有一种讲法我觉得比较恰当，少阴病也有热化证，或者少阴病寒化证使用补阳的药物，在阳气逐渐恢复的过程中，阴寒并不是全部立刻散掉，而是局部阳气恢复，周边还有寒，或者是在阳气恢复的过程中，路没有打通，阳郁而不达，又出现热化。所以这个证候跟阳气的分布不均匀有关，可以看作少阴病恢复过程中的一个中间状态。

对于阳气虚损的病人，我们当然要强调补阳，但更要强调的是，补阳的同时一定要通阳，否则就会因补阳而发生阳郁，郁则容易化火。使用四逆散并不是要清热，而是通过调达气机，使阳气能够很顺畅的达到全身，不会发生阻隔，这就是四逆散的功效所在。

三、咽痛证

咽痛是非常常见的病症，提到草珊瑚、西瓜霜、金嗓子这些治疗咽喉疾病的含片，估计没有几个人不知道，可见这是多么大的市场需求。那么《伤寒论》中有没有关注这个病症呢？当然有！

因为手少阴心经上挟咽，足少阴肾经循喉咙、夹舌本，所以在《伤寒论》中把咽痛的病变归属于少阴病，这是《伤寒论》的特点。但后世温病学中把咽痛的内容融在了卫气营血的卫分阶段，咽喉为肺卫之门户，温邪上受，咽喉部的症状往往容易在早期出现。两种认识都有其临床应用的价值。

甘草汤是《伤寒论》中最小的方，只有一味药，就是生甘草。《伤寒论》里使用甘草大多是炙用，只有在治疗咽痛时生用，取的是生甘草清热解毒的作用，而其他地方炙用主要是取其健脾补气的作用。

桔梗汤是以生甘草配伍桔梗，解毒利咽。现在耳鼻喉科有一个常用方，叫作玄麦甘桔汤，也被做成了中成药，其实就含有桔梗汤，又加入了玄参、麦冬养阴利咽。

咽痛证中除了客热咽痛，还有客寒咽痛，治疗用半夏散及汤，半夏、桂枝、炙甘草三味药。大家不要以为咽痛都是火，咽痛而咽喉不红的是属于寒的。

苦酒汤用于治疗咽喉部生疮溃烂。从仲景的原文来看，苦酒汤的制作过程好像是非常复杂，但实际做起来也比较简单。我有次在马来西亚讲课的时候，同学们就带了坛坛罐罐来现场实验，整个过程并不难。这个方子的主要组成除了方名中所提到的苦酒，也就是米醋，还有半夏和鸡蛋清。米醋可以消肿敛疮，半夏可以涤痰散结。前面黄连阿胶汤用到了鸡蛋黄，鸡蛋清也没浪费，这里就用上了，甘寒清养，保护黏膜。

我在临床上也经常给病人用这个方，效果很好。有个病人年龄50多岁，两个扁桃体肿大，差不多要合到一起了，西医需要做手术切除，但病人感觉自己年龄大了，不想做手术。于是我给他用了这个方，结果很漂亮，现在一边的扁桃体已经正常了，另外一边也已经消了一大半。但是我的煎药方法改良了一下：最好选用生半夏，找不到的话法半夏也可以，半夏用30克，水用400毫升，煮到剩一半的时候，再加70毫升的醋，同时加4个鸡蛋清，混匀后几沸即可，做好的药汁过滤出来，放在冰箱里，有空就倒出来一点，含在口中，会慢慢向咽喉部流动，最后也是进入腹中的，但主要是让药液在局部多停留一段时间。

咽痛证里还有一个猪肤汤证，为阴虚咽痛。猪肤汤可以看成一个食疗方，方中用到的都是日常的食品，主要是猪皮，同时用了白蜜和白粉，白粉就是米粉，用糯米粉养阴能力更好。这个方子的应用范围可以再拓展，邓老把它用于治疗皮肤干燥证，尤其是冬天，很多人出现皮肤干燥、皮肤发痒，都可以用这个方子来治疗。当然还能够用于美容，可以再加百合、黄芪，增强补阴能力和补气效果，做好以后可以放到冰箱里面，因为含有大量的胶质成分，拿出来就像果冻一样。如果这个东西开发成罐头，成本又不高，又养颜，又养胃，应该很有市场。

有的同学问我，我们每个人应该都有过咽喉疼痛的病症，难道都是少阴病吗？少阴病不是危重症吗？是不是一定要危重病人得咽喉证才可以用仲景的方呢？当然不是，在六经辨证体系中，每一经都包含了经络、脏腑，每一经病证都有经病、腑病或脏病，少阴病如果出现脏病，涉及心和肾，那肯定是很危重的。但是咽痛证主要是少阴的经络受邪，对少阴之脏心和肾的影响肯定有，却不一定达到很严重的地步。有时候咽痛日久的病人，用一般的清热解毒效果并不好，这时就要考虑从少阴入手。咽喉有病可以影响到心肾，心肾有病也可以反应在咽喉。比如说病毒性心肌炎、风心病，这些疾病不就跟咽痛有关，跟外感有关吗？比如说一些肾病的发生或病情的加重也跟咽喉部的感染有关。一般的外感，太阳病阶段，也可能合并有咽痛，但它是短暂的。少阴病的咽痛，特别强调的是病久或者正虚，邪客少阴经脉，或在阳气的恢复过程中，或是阴虚阳旺，或是阳虚阳浮，都可能出现咽痛的症状。

第十讲　寒热错杂厥阴象，厥逆呕利宜细辨

一、厥阴病本证

《伤寒论》中的厥阴病是外感病的终末期。从其生理、病理、诊断以及分类治疗等方面来看，包含了大量的内容。从脏腑上看，厥阴的脏应该包括了足厥阴肝和手厥阴心包，但更多的是关注足厥阴肝；从功能上讲，厥阴之气是对肝及其内寄相火功能的概括。从原文中所描述的方证来看，并不是完全按照中医基础理论、《内经》的样子来排序，而是有所选择，因为它特别强调外感风寒之邪所引起疾病的发生发展及转化规律，这个思路对我们是有启迪的。

肝具有疏泄的生理功能，主要体现在疏通血脉和帮助胃肠消化等方面。肝和胆是表里关系，肝分泌精汁而藏之于胆，然后胆又定时将胆汁排入肠道，帮助胃肠进行消化。肝胆跟脾胃的关系，是木与土的关系，非常密切，消化系统疾病的病人常常伴有肝胆的问题，肝胆疾病的病人也经常表现为消化道的症状，临床上密不可分。很多肝胆系统疾病都可以归属于厥阴病。

前面所讲的太阳病是表寒证，阳明病是里实热证，少阳病是半表半里的热证，太阴病是脾虚寒湿证，少阴病是心肾虚衰证，而这一章的厥阴病则是寒热错杂证，因为疾病发展到终末阶段，已经变得非常复杂。单纯从病理角度来讲，发展到厥阴也许存在两种情况，要么就死了，要么就活过来了，两条路。但实际上，活过来就能马上恢复正常状态吗？肯定不是，

更多的是呈现一种复杂的状态，寒热错杂，虚实夹杂。

但是厥阴病也有单纯的寒证，也有单纯的热证。单纯的寒证如寒邪内客厥阴经脏，包括了吴茱萸汤证、当归四逆汤证。厥阴阴尽阳生，如果阳复太过，可能出现热化，代表证候如白头翁汤证。所以厥阴病比较复杂，治疗方面多是寒温并用，也有单纯地用温法，也有单纯地用清下法。

因为厥阴病以寒热错杂为代表，所以有一些医家在六经病的方证归类中，往往把寒温并用的方都归属于厥阴病篇，这也是一种思考。

厥阴病属疾病的危重阶段，和少阴病结合起来，我们从中看到了张仲景对危急重症的处理思路和方法。在《伤寒论》原文中的厥阴病篇看上去比较复杂，尤其关于厥利呕哕这一部分，所以近代医家陆渊雷就提出厥阴病为"千古疑案"。实际上只要抛开辨厥利呕哕这一部分，厥阴病的脉络还是比较清晰的，真正属于厥阴病的方证并不多，寒热错杂的以乌梅丸证为代表，还有干姜黄芩黄连人参汤证、麻黄升麻汤证，寒证有当归四逆汤证、当归四逆加吴茱萸生姜汤证、吴茱萸汤证，热证有白头翁汤证。而其他出现在厥阴病篇的方证大多是用来做鉴别的。

（一）厥阴病提纲证

厥阴之为病，消渴，气上撞心，心中疼热，饥而不欲食，食则吐蛔，下之利不止。（326）

厥阴病的诊断与分类，主要是依据其提纲证。我们刚才讲它的病性是寒热错杂、虚实夹杂，从哪里体现出来？主要就是通过它的提纲证，提纲证其实就是仲景所确立的诊断标准。

首先讲到"消渴，气上撞心，心中疼热"，呈现出一派的热象，紧接着说到"饥而不欲食"，其中的"饥"也是一个热象，说明病人胃火比较旺盛，所以出现有明显的饥饿感，但是虽然有饥饿感却"不能食"，因为脾中虚寒，不能行使其运化功能。

"食则吐蛔"，蛔虫有一个特点，喜欢避寒趋暖，它要去的地方一定是暖和的地方，而上面比较暖和，所以它经常是往上蹿，往下走的比较少。

当然，吐蛔一定要有蛔虫才能吐，如果没有蛔虫吐什么？所以这里的吐蛔更多的是代表了一种复杂的状态，反映的是一种寒热错杂的病理状态，其中最主要的是上热下寒。

至于厥阴病的主脉，在条文中并没有提到，在桂林古本《伤寒杂病论》中提到："厥阴病，脉弦而紧，弦则卫气不行，紧则不欲食，邪正相搏，即为寒疝，绕脐而痛，手足厥冷，是其候也；脉沉紧者，大乌头煎主之。"与《金匮要略》中"腹满寒疝宿食病篇"中的原文类似，且不论桂林古本的真伪，其中所提出的厥阴病脉弦而紧的确有一定参考意义。弦脉可定位于厥阴肝，紧脉则体现了邪实的意思。

除此以外，还有厥阴经络方面的症状，厥阴经与少阳经同行，但偏于里，所以也会有胸胁的烦满，当然也会有厥阴肝经的特殊之处，比如说足厥阴经绕阴器，与生殖系统有关。厥阴经脉上通于脑，达于颠顶，所以颠顶部位的疼痛常常反映了厥阴经的病变。六经都会表现出在经脉循行部位上的疼痛症状，如太阳病的头项痛，阳明病的前额痛，少阳病的头两侧痛，厥阴病的颠顶痛，少阴病的咽痛，太阴病的腹痛。

此外还有厥逆的症状，因为内环境不稳定，发热和四肢厥逆交替出现。厥阴肝内寄相火，有布阳化阴的作用，如果这个功能失常，就会表现为四肢的厥冷。

厥阴肝和脾胃的关系密切，所以厥阴病往往多见脾胃的病变，本篇内专门列了一部分辨哕呕下利的内容。

（二）厥阴病寒热错杂证

1. 乌梅丸证

伤寒脉微而厥，至七八日肤冷，其人躁，无暂安时者，此为脏厥，非蛔厥也。蛔厥者，其人当吐蛔。今病者静，而复时烦者，此为脏寒。蛔上入其膈，故烦，须臾复止，得食而呕，又烦者，蛔闻食臭出，其人常自吐蛔。蛔厥者，乌梅丸主之。又主久利。（338）

乌梅丸证是寒热错杂证中的一个代表性方证。在仲景的原文中，强调了病人既有上热下寒，又特别强调了跟蛔虫的关系。

原文的一开始讲的是"伤寒脉微而厥，至七八日肤冷，其人躁，无暂安时者，此为脏厥，非蛔厥也"，采取一种对比的手法，同时讲到脏厥和蛔厥。先讲的是脏厥，脏厥往往是从少阴病发展而来，少阴病本身已经是危重证，继续向下发展的话，出现了真脏的虚衰，从少阴虚寒转向全身内脏真阳的衰竭，就走向了厥阴病，所以脏厥病的预后是非常不好的，是处于疾病的垂危阶段。之后的原文则开始讲蛔厥，最后特别指出了蛔厥证的治疗方药，就是乌梅丸。

蛔厥病的特点，病人有吐蛔的病史，也有四肢厥逆，其四肢厥逆是发作性的，原因是蛔虫的扰动，蛔虫闻到食物的味道，上蹿下扰严重，病人就会发作四肢厥逆或四肢厥逆加重，等到蛔虫安静一些的时候，四肢厥逆又会缓解。这种厥逆与脏厥的持续厥逆是不同的，脏厥不仅手脚凉，而且整个身体都是凉的。

原文中最后指出了用乌梅丸"又主久利"。所以从原文出发，乌梅丸应该可以治疗 3 个病症：第一个是提纲证所讲的上热下寒证；第二个是治疗蛔厥病；第三个是治疗久利，这种久利因为病程很长，不是单纯的寒或热，而呈现一种寒热错杂的状态，所以可以用乌梅丸，方子本身是寒温并用，同时乌梅又有收敛止泻的作用。

首先这个方治疗蛔虫是有效的，现在蛔虫病很少见，不过我还真碰到一例这样的病人。病人是个小朋友，大约 6、7 岁，非常瘦，主要的问题是腹痛，刚开始查不到原因，在儿童医院做了很多检查，肠镜、胃镜，肠和胃都有溃疡，最后是从大便里找到了几粒虫卵，才诊断为蛔虫病。虽然基本明确了诊断，但西医治疗无效，中成药也吃过，最后没有办法才来中医院看。从腹痛的特点来看是非常像本篇所讲的蛔厥，痛的时候很烦躁。虽然他吃过乌梅丸的中成药，但没有效果，我开的仍然是乌梅丸，不过用的是汤剂，同时进行了加减，增加了调理脾胃的药物，看了两到三诊，后来再也没痛过。

蛔虫是一个病，但有时候我们也可以通过蛔虫的状况而推测人体的一些状况。我曾听说一位老中医会诊一个小朋友，这个小朋友遭遇车祸病情很危重，正在抢救。老中医去看的时候，小朋友刚刚排了一条蛔虫，老中医就问这条蛔虫是死的还是活的，结果蛔虫是死的，老中医就不看了，他说连蛔虫都养不活，人还怎么能够活过来。说明这个人体内的环境是很差的。就像有些人买菜就喜欢买那些有虫子的，其实是有道理的，如果虫子都不愿意吃的菜，那么你也就别吃了。

除了蛔厥以外，这条方临床上可以治疗很多病，比如说有人用来治疗崩漏，当然一定要符合寒热错杂的病机，病情比较复杂，不是单纯的寒或单纯的热。对于崩漏，临床上有属于热的，迫血妄行；或者属于寒的，阳虚不能摄血。但也有些两种方法效果都不好，其病机是寒热都有，所以治疗应该寒温并用。而且方中还有乌梅，有酸敛收涩的作用，所以可以止血。

这条方也可以治疗咳嗽。久咳之人，常常寒热难辨，有时又常跟情绪有关，一激动就咳，一生闷气就咳，咳的时候胁肋也会胀痛，往往这种咳也多见于更年期，用这条方寒温并用，除调理寒热以外，也有收敛止咳的作用。

当然，也要看病人的具体情况，有些病人平素胃酸比较多，吃了乌梅丸以后容易反酸，这就不太适合，或者用的时候量不要太大，或者加一些制酸药。

所以这个方的使用可以拓展开来，用于多种疾病。前面讲少阳经的时候，说了三句话："清清楚楚小柴胡，不清不楚小柴胡，不犯禁忌。"小柴胡汤证就很复杂了，到了厥阴病，病情同样复杂，厥阴和少阳为表里，厥阴还有一个特点是主藏血，所以涉及厥阴肝的，与血分有关的，病情复杂的，都经常考虑从厥阴论治，使用乌梅丸。我还记得我们病房的一个病人，病了好多年，时时发烧，长期卧床，不能站立，手拿东西都不行，卧床两三年，我们根据脉症，最后讨论的结果是乌梅丸证。用药后有效果，后来可以慢慢走了。所以这类比较复杂的方，可能是我们对它掌握得不太好，而并不是它不好用，真正掌握的话，可以用到多个方面。

原文中讲到乌梅丸"又主久利"，现在临床上有一些过敏性的结肠炎，吃东西稍有不对就容易拉肚子，甚至肠道局部可能有些溃烂，也是可以考虑使用乌梅丸。

乌梅还有很好的抗过敏作用，祝谌予教授有一个方叫过敏煎，其中就有乌梅。当然我们也可以在乌梅丸的基础上，加上防风一类的药物，用来治疗荨麻疹。

运用这个方最关键的是要找到这个汤证的特点，寒温并用，收敛的作用，抗过敏的作用，符合寒热错杂的，有些久病需要收敛的。

乌梅丸的组方中，酸味的、苦味的、辛味的都有，还有甘补的。从治疗蛔虫的角度来讲，蛔得酸则静、得辛则伏、得苦则下，而蛔虫病人因病程较长，多有气血亏虚，脾胃不足，面色萎黄，气色不好，所以里边也有当归、人参、米、蜜，起到健脾益气，气血双补的作用。在乌梅丸的制作方法中提到，乌梅丸的药物要和着煮熟的饭、蜜一起打烂，捣成泥，所以如果我们改成汤剂，开方的时候就要注意让病人加点米，或者开方的时候用点怀山药，喝药的时候加点蜂蜜。黄连、黄柏苦寒清热。桂枝、蜀椒、干姜、附子、细辛，是大辛大热之品。所以这个方子有苦、辛、酸、甘四个方面的成分，起到寒温并用、攻补兼施的效果。

临床上很多的疑难病，可以经常往少阳病和厥阴病上面想一想。

2. 干姜黄芩黄连人参汤证

伤寒本自寒下，医复吐下之，寒格，更逆吐下，若食入口即吐，干姜黄芩黄连人参汤主之。（359）

干姜黄芩黄连人参汤证，是上热下寒相互格拒，寒格证。仍然是寒热错杂，病人的表现主要是吐，同时也有腹泻，但此处的腹泻是源于本来就有的少阴病，现在主要是吐。一般辨呕吐的寒热虚实，如果食物是入口即吐，呕吐剧烈，往往火证比较多；如果食物吃了以后隔一段时间才吐，朝食暮吐、暮食朝吐，则寒证虚证比较多。所以本证中的上热是指的这个呕吐，下寒则应该是在讲下利。

干姜黄芩黄连人参汤这个方里边，干姜配人参相当于半个理中汤，温补中焦之寒；黄芩、黄连是苦寒之品，可以清上焦之热。总的来说，虽然是寒温并用，但方中寒凉药用得比较多，以寒为主，所以其治疗应该是以热呕为主。

临床上这样的病例不少，既有寒又有热，而且以呕吐为主要表现。前两天有一个学生向我咨询，说他的妈妈在江西，呕吐得很厉害，有时还会吐几口血出来，又有拉肚子，吃了很多止呕药、止泻药，理中丸也吃过，藿香正气丸也吃过，黄连素片也吃过。我就建议他从寒温并用去考虑，可能是上热中寒，单纯用凉药会伤阳气，单纯用温药可能助阳热，所以需要寒温并用。也有人用这条方来治疗急性胃肠炎，或者是一些食物中毒病程比较长，余热还在，但脾胃已经虚弱。

干姜黄芩黄连人参汤证、三泻心汤证、黄连汤证要进行鉴别。黄芩、黄连配干姜其实有点像半个半夏泻心汤，再加大枣、甘草就是全部的半夏泻心汤了，所以它也是调寒热，但它的主证没有痞。痞证的病位一定是在中焦，上下气机升降失司，壅塞不通，首要的症状是中焦胀满，然后才是伴有呕吐、腹泻。本证没有痞，只是上吐下利，而且以上吐剧烈为主。半夏泻心汤中去掉黄芩，加桂枝，就是黄连汤。半夏泻心汤证强调了痞，黄连汤也是上热下寒，但下寒要多一些，温药又多加了一味桂枝，桂枝同时又有交通上下的作用。

《伤寒论》中很多寒温并用的方，大家乍一看上去好像都差不多，但是一定是有区别的，病位有别，病情偏性不同，所以用药比重也就不一样，这其中就体现了仲景用药处方的精当、辨证的精当。没有两个病人是完全相同的，每个人都是唯一的，病症也是唯一的，只有做出精细的调整，才能取得更好的疗效。

3. 麻黄升麻汤证

伤寒六七日，大下后，寸脉沉而迟，手足厥逆，下部脉不至，喉咽不利，唾脓血，泄利不止者，为难治，麻黄升麻汤主之。（357）

麻黄升麻汤证也是上热下寒证，这个方用得最少，在杂志期刊也很难找到这个方的验案。应该说方子的组成比较复杂，病机也比较不容易理解，所以现代好像并不是特别重视这个汤证。而且在原文张仲景自己都说"为难治"，我们现在想想，这个病证也是很难治的。

本方是《伤寒论》中最大的方，14味药，比较难于记忆。首先方名叫麻黄升麻汤，麻黄、升麻两味药主要强调辛散祛邪。然后是方中含有白虎汤的意思，石膏、知母清胃热，又用黄芩清肺热，热在肺和胃。再加玉竹、当归、芍药、天冬，养血活血排脓，针对吐脓血的症状。再加针对中焦虚寒的苓桂术甘汤加干姜。按照药味脏腑的归属来理解，就比较容易记忆了。

因为中寒，病人有下利，泄利不止，所以用苓桂术甘汤加干姜，也可以看作是理中汤加桂枝。上热是肺胃有热，严重的可以出现吐脓血。这个病证的得来，是由于太阳病误下所导致的，所以方中也体现出升阳举陷的意思，既然邪是因误下而传里，自然要反其道而升提之，仍然用开表的方法，所以用麻黄、升麻，一方面升阳举陷，一方面强调了辛散祛邪。

这个方的药味比较多，但是每味药的用量都不大。仲景组方的特点，小方子中每味药的剂量往往很大，而且救命的时候往往要顿服，譬如桂枝甘草汤、干姜附子汤这类，实际用量相当于一般用量的三倍。而大方子中每味药的用量往往较小，乌梅丸中虽然用到300枚，但最后是做成丸药，每次只吃几丸，实际用量并不大。这里的麻黄升麻汤药味同样很多，但用量最大的麻黄也只有二两半，其他的药物更是精确到分、株，这在仲景的方中是比较少见的，而且即使是这么小的量还要分温三服。药味多，剂量轻，是本方的特点。

因为病证很复杂，单纯的寒或单纯的热都不行，所以要考虑的复杂一点，方药照顾的面要多一点，剂量不太大适用于慢性病长期服用。

这个方会有一定的发汗作用，因为是太阳病误下而来，所以治疗中也有一种逆流挽舟的意思，邪由表入，亦使之由表而出。麻黄在方中用量较大，有辛散开表作用，服后病人有可能会汗出。

我在临床上第一次用这个方是在马来西亚讲课的时候。授课班中一位学生的先生有病，很复杂，病了已经有一年了，本来是做汽车配件的老板，现在已经不能工作了。他的病症的特点是每天早上一定会吐几口鲜血，然后出现四肢冰冷，拉肚子，小便排出来上面会有一层白膜。在西医院做过检查，但所有的检查资料都存在医院里面，不给外人看，所以至今都搞不清从西医学角度来讲他是得了什么病，西医大夫也不跟病人讲病情，也不让多问，就是开了药给病人吃，但没效果。这个学生看他吐血，用过麻杏甘石汤，因为拉肚子很厉害，也用过附子理中汤，但效果都不好。正好我在讲课，她就把她先生带过来了，当时我问同学这是什么病证啊，同学异口同声，都说是麻黄升麻汤证。为什么呢？因为上午刚刚讲完麻黄升麻汤证，下午就见到这个病人，咳吐脓血，泄利不止，跟原文所说一模一样。我开了这个方，但是加了两味药，黄芪、当归，用以补气血的，因为久病气血必有耗伤。3 剂药之后，咯血止住了，脚也慢慢地变暖了，本来他是弱不禁风，不能工作，出门都不行，全凭他太太服侍，等我讲完课将要回国之时，竟然已经可以亲自驾车把我送到机场，见效之快，不得不让我们感叹经方的神奇。

所以在临床上这种病人并不是没有，只是很多人对这个方证不熟悉而已，如果熟悉就能用上。现在本科生教学中，很多老师都不讲这个汤证，很多教学大纲里也对这个汤证不做要求，但其实这是个很有用、很有疗效的方。

我近期治疗的一个病人也很有意思，是一个二十几岁的女孩子，病程有 2 年，什么症状呢？咯血，不停地咯血，转了很多科，后来还找到了一位非常著名的呼吸科专家来看，最后也没有完全确诊，认为应该是肺血管炎。西医最后确定的治疗方法就是用激素，找到我看病的时候，激素用量是 4 粒强的松，无法减量，一减就继续咯血，减 1 粒都不行。除了咯血，她还有全身的毛病，没有一个地方是好的，病史和症状写了几张纸。刚来找我的时候就问我什么时候能看好，我说那么出名的呼吸科专家看了那么久都没什么结果，我怎么能马上给你答案呢，难治的病，我只能尽力了。我开的第一副药就是麻黄升麻汤，第二副还是麻黄升麻汤，但做了一些调整。有效果，原来激素是根本不敢减量，现在已经由 4 粒减到 2 粒，我最近要求她再减 1 粒，希望最后能把激素彻底停掉。除了咯血，其他症状也改善了很多，尤其是妇科的问题，原来每次月经都会痛经，现在已经没有痛经了，病人感觉轻松了很多，现在这个案例还在继续观察当中。

所以大家以后如果遇到咯吐脓血，上面有热，中焦脾胃又有寒的，就应该想到《伤寒论》的麻黄升麻汤。这些方证我们都应该尽量多的掌握，这样才能做到"手中有粮，心中不慌"，也许你刚开始对它没感觉，但当你用了一次并取得疗效之后，你一定会记住它。

（三）厥阴病寒证

1. 当归四逆汤证

手足厥寒，脉细欲绝者，当归四逆汤主之。（351）

厥阴既包括了厥阴的脏，也包括了厥阴的经脉，而从功能上讲，厥阴肝脏是主藏血的，所以厥阴也与血有关，血分的病变可以归属于厥阴病，从厥阴论治。

这一条中的厥是血虚寒凝厥，寒凝于血脉之中。前面讲少阴病的提纲证是"脉微细"，四逆汤证又有四肢厥逆、脉微欲绝，这里血虚寒厥则是"手足厥寒，脉细欲绝"，手足厥寒与少阴病的四肢厥逆相比，四肢厥逆要冷得更加厉害，而这里只是寒，相对要轻一些，而其中的细脉反映了本证的重点在于血虚。

当归四逆汤的作用是温经养血通络，在临床上的使用非常多，有人归纳过当归四逆汤可以治疗三十多种疾病。比如说现在已经到了冬天，很多女性会出现手脚发凉，甚至出现疼痛，当归四逆汤是非常好的方子。或者妇科的痛经，月经中有许多瘀血块，因于血虚寒凝的，本方也很好用，如果痛得十分剧烈，甚至痛到呕吐，那么在本方的基础上加用吴茱萸、生姜，也就是当归四逆加吴茱萸生姜汤了。还可以用来治疗不孕症，不孕症的原因很多，其中有一部分是与宫寒有关，西医检查没有什么问题，就是无法受孕，当归四逆汤用得也比较多。甚至有的学者提出来用当归四逆汤治疗失眠症，也是很有道理的，当然本方所治疗的失眠症应该还是要符合血虚寒凝的病机。

2.吴茱萸汤证

干呕，吐涎沫，头痛者，吴茱萸汤主之。（378）

厥阴肝寒，浊阴上犯，胃气上逆，病人严重的可以出现干呕吐涎沫。这里的头痛应该是颠顶头痛，属厥阴肝经受邪。

吴茱萸汤证在《伤寒论》中有三处，阳明寒证、少阴病寒化证、厥阴病。同样一个方证在不同的地方出现，体现了异病同治的原则，其病机都有胃气上逆，但是来路不同。在厥阴病篇主要强调病本在肝，肝寒浊阴上犯影响及胃。阳明病篇的吴茱萸汤证本身病位就在胃。少阴病篇的可以认为是少阴肾阳虚而出现寒饮上逆，影响到胃。

综合几处出现的吴茱萸汤证原文，病人除了四肢厥逆以外，还有呕吐，还有烦躁欲死，这里的烦躁欲死并非指病很重，而是因为病人吐得非常厉害，导致心里很烦，烦到想死。

吴茱萸汤证的真正归属应该是在厥阴，因为方中的主药吴茱萸是走厥阴的，常作为治疗厥阴头痛的引经药，这里作为治疗厥阴头痛的主药。其呕吐的特点是吐清水。还有就是怕冷，尤其是头怕冷，很多病人会要把头包起来，女性尤其容易出现，一痛就吐。吴茱萸镇肝降逆，配生姜降逆止呕。

吴茱萸这味药比较难吃，又辣又臭，所以吴茱萸在煮之前最好用开水洗几遍，而且量不要开得太大，一般几克，最多十五克。

（四）厥阴病热证

热利下重者，白头翁汤主之。（371）

此处的下利，最关键的是有里急后重，因为这个病症是湿热下注大肠而引起，"有一分里急就有一份热，有一分下重就有一份湿"，所以本证的病机中特别强调了湿热。

白头翁汤是非常好的治疗热利的方。我们常把这条方与桃花汤对比，桃花汤治疗下利便脓血，病机属虚寒；而白头翁汤治疗下利便脓血，病机属湿热，所以其下利便脓血的表现是赤多白少，说明血分的热比较多。病人一定有典型的里急后重，腹痛腹泻，腹痛拒按，舌红苔黄，甚至还会伴有全身的热象。

白头翁汤在临床上不仅可以用于治疗热利，凡属于厥阴肝，肝脏或肝经有湿热都可以使用，只要抓住肝的湿热就可以，或者是涉及血分的，便脓血或者其他地方出血，从头到脚都可以用。常见的比如说目赤肿痛、颈部淋巴结结核、急性乳腺炎、肋软骨炎、带状疱疹、病毒性肝炎、泌尿系统感染、急性盆腔炎、急性前列腺炎，这些部位都与肝经有关，进行一些适当的加减就可以扩展这个方的运用，取得很好的疗效。

二、厥热胜复证

厥热胜复严格来说是一个热型，以这种特殊的热型而命名这个证候，其表现为四肢厥逆与发热的交替出现。

厥阴病之所以容易出现寒热错杂证是有几个原因的，首先，人体经脉相连，如环无端，而厥阴经是阴阳交接的一个点。第二，厥阴是阴尽阳生之脏，疾病发展到厥阴，就有阳气来复的机转。此外，厥阴肝与心肾、脾胃都有密切的关系，肝与肾乙癸同源，水生木的关系，肝与心是木生火的关系，肾为水脏，心为火脏，厥阴之病上影响心、下影响肾，就容易出现寒热错杂。脾与胃是一对矛盾，生理上相反相成，病理上"实则阳明，虚则太阴"，厥阴肝木乘脾犯胃，也容易出现寒热错杂、虚实夹杂。所以厥阴肝病的病证非常复杂。

厥阴病的形成有几个方面。一种是由少阴病传经而来，在讲蛔厥的条文中先讲到了脏厥，这个脏厥就是从少阴传经而来的。厥阴病也可由直接感受外邪而来，比如后面要讲的吴茱萸汤证和当归四逆汤证，吴茱萸汤证外寒伤及厥阴肝脏，当归四逆汤证外寒伤及厥阴经脉。但是厥阴肝是不会心甘情愿被寒邪侵犯，如果寒郁的太甚，就会郁而热发，阳气来复。但如果阳复太过的话又出现热证，或者局部的阳气恢复，而另外的部位阴寒仍盛，就出现寒热错杂。

这种阴寒的郁积和阳气的来复也可以交替出现，就表现为这里所说的厥热胜复，四肢的厥逆与发热交替出现。这种厥热胜复与少阳病的往来寒热非常相似，也反映了正邪的分争，也反映了正气的不足。但少阳病是在三阳阶段，厥阴病是在三阴阶段，所以少阳病的预后是比较好的，而厥阴病的预后就要差一些。对于少阳病的往来寒热，我们更注重的是其正气不足，因为三阳阶段正气尚旺，应该能够抗邪，但少阳存在着"血弱气尽，腠理开，邪气因入"的病理，所以小柴胡汤中有人参、大枣、甘草以扶正祛邪。那么厥阴病阶段的厥热胜复要如何看待？应该说在一定程度上是好现象，因为三阴病总的来说是正气虚为主要矛盾，而厥阴病是疾病的最后阶段，如果这时还有发热，可能就是好现象。

厥热胜复的结果有三个方面。第一种是厥愈热回，预后比较好，四肢厥逆与发热的时间相等，阳气的恢复恰到好处。第二种情况是热多厥少，发热的时候大于厥逆的时间，是阳复太过。第三种情况是寒多热少，厥逆的时间大于发热的时间，说明阳复不够。

总的来说，热比厥多代表了阳气的恢复，预后较好。相反，如果厥多于热，说明阳气回复的不够，预后不好。但如果厥回而热不止，四肢厥冷虽然没有了，但病人持续的发热，阳复太过，预后也不良。在危重症的过程中，这种对于厥冷与发热的观察就相当于我们今天在重症监护室中对疾病的监控，根据厥热判断预后，或者作出处理判断。厥热胜复代表了正邪的抗争，代表了阴阳的胜复，也由此更强调了"有阳则生，无阳则死"的思想，说明阳气非常重要。

三、四肢厥逆证

凡厥者，阴阳气不相顺接，便为厥。厥者，手足逆冷者是也。（337）

厥阴肝内寄相火，有布阳化阴的作用，能敷布阳气，消除阴寒邪气，使脏腑保持温暖安和，所以内环境的稳定常常是要靠厥阴肝的维护。有些病人常出现血压忽高忽低，或脉压差很大，血糖波动很大，情绪波动很大，体温波动很大，都属于不稳定的状态，许多老年性疾病、内分泌疾病，各种各样的更年期表现，都与厥阴肝是有关系的，说明厥阴肝出了问题，不能维系稳定的状态。

四肢厥冷，《伤寒论》叫厥证，但与其他医籍里所说的厥是有区别的。《内经》讲到了煎厥、薄厥，都是有神志的改变，可以称之为昏厥，而《伤寒论》中的厥，就局限于指手足逆冷，"厥者，手足逆冷者是也"，其中的"逆"字，应该还有错乱的意思，既体现了"阴阳气不相顺接"的病机，也体现了这个冷的严重程度。

《伤寒论》的原文中，既有"手足逆冷"，也提到过"手足厥寒""指头寒"，哪个更严重一些呢？从原文中体现出的病机来看，应该是寒轻冷重。从症状上来看，判断冷的程度还要看病人的冷是否超过肘膝，过肘膝叫逆冷，没有过肘膝就只称为冷，也就是说这个"逆"字体现了病情之严重。

为什么厥证要放在厥阴病篇？其实在厥证这一部分里面，张仲景所采取的是一种类证相聚的写法，就是把一类跟厥有关的病证都拿过来，放在一起给大家鉴别，体现出同病异治的思想，而其中并不是完全都属于厥阴病。当然，四肢厥逆也是厥阴病的一个主要表现，但要进行鉴别诊断，同样的症状，病因病机不同，处理方法不一样。真正属于厥阴病的厥应该是蛔厥、脏厥，还有血虚寒凝厥。

前面讲过的四逆汤证和当归四逆汤证这一类，都是由于阳气虚，本身的动力不够，而导致的四逆厥冷。四逆汤证的寒厥在少阴病篇已经重点讨论过，典型的四逆汤证表现为四肢厥逆，下利清谷，脉微欲绝。蛔厥证，表现反复发作，有吐蛔的病史，有腹痛，由于蛔虫的上蹿下扰导致气机逆乱而厥。脏厥证，不仅四肢厥冷，而且整个身体都是凉的，如西医学的心源性休克。痰热厥，如麻黄升麻汤证，有上热，有中寒，上有吐脓血，下有下利，手脚也是冰凉的，是由于痰热阻隔了阳气，也由于本身中焦阳气的不足。

伤寒脉滑而厥者，里有热，白虎汤主之。（350）

这条讲的是热厥。白虎汤证也可以出现四肢厥逆，虽然四肢逆冷，但是胸腹灼热，其病机是阳热郁在内部，不能达于四末，也属于"阴阳气不相顺接"。在表的阳气需要在里的脏腑阳气不断的敷布以补充，如果内部的原动力不够，当然在表的阳气就会不足，但也有可能是动力还有，但中间的道路被邪气堵塞，包括寒郁、瘀血、痰湿、水饮、气滞，都可能影响阳气的敷布，而出现四肢厥逆，不同的原因处理方法不同。热厥的处理方法，张仲景讲的是"厥应下之"，这里的"下之"是广义的，具体应用中，轻的可以用四逆散，严重的如果没有燥屎内结的就用白虎汤，如果有燥屎内结，大便不通的，就需要用承气汤。

病人手足厥冷，脉乍紧者，邪结在胸中，心下满而烦，饥不能食者，病在胸中，当须吐之，宜瓜蒂散。（355）

还有相当一部分是由于邪阻而导致阴阳气不相顺接，包括了痰厥、水厥。在太阳病篇的疑似证中提到过瓜蒂散，其病机是痰饮阻滞胸膈，在这种情况下，痰饮也会阻隔阳气外达的通路，因而出现手足的冰凉，使用瓜蒂散涌吐后，痰饮消除，阳气能够向外通达，厥的问题就解决了。每次讲到瓜蒂散证，我就会想到我自己的晕车反应，晕得严重的时候后背发麻、又寒又热、手脚冰凉、脸色发青、恶心欲呕，这个时候不需要什么止呕的药，只要能够吐出来，所有的症状马上就缓解了，因为吐出来以后，郁于内部的阳气就宣通了，面色就好转了，手脚温度也就恢复了。

伤寒厥而心下悸，宜先治水，当服茯苓甘草汤，却治其厥。不尔，水渍入胃，必作利也。（356）

茯苓甘草汤证，也叫苓桂甘姜汤证，其药物组成是茯苓、桂枝、甘草、生姜，病机是胃虚水停。本证需与五苓散证的水停膀胱相区别，五苓散证必定有小便不利、口渴，因为膀胱气化失司，气不化津，津不上承，有时可能有点胃痛或胃胀，甚至可以出现水入则吐的水逆证。水停于胃主要反映在胃有振水音，胃胀，心慌心悸，是水气凌心的症状，同时还有四肢厥逆，是由于水气阻隔而胸阳不能布达。

除此以外，还有亡血之厥，与失血有关，伴有血虚的症状。还有冷结膀胱关元厥，是局部的客寒在经脉中而导致的四肢冷。

四、呕哕、下利证

厥阴肝主疏泄，尤其与脾胃关系密切，可以帮助胃肠的疏泄。从五行上是木与土的关系，生理上是木克土，病理上可以发生肝木乘土，克制太过则为乘，这种情况往往出现伤胃、伤脾，脾伤则易出现下利，胃伤易出现胃气上逆、呕吐。所以呕哕下利是厥阴病所派生出来的比较重要的症状，这是一个间接的作用，不是厥阴本身直接的呕逆。

但是这一部分也并非是单纯地讲厥阴病所引起的呕、利，而是采取了类证相聚的方法，把许多能引起呕、利的病证放在一起进行鉴别诊断。

呕而发热者，小柴胡汤主之。（379）

小柴胡汤是少阳病的主方，在这里出现，一方面是类证相聚的写法，另一方面也体现了与厥阴的相关，因为厥阴与少阳相表里，容易互相影响，有可能是病变从厥阴转到了少阳，脏病还腑，阴证转阳，其病向愈，是一个好的现象，所以在这里专门提出来这样一个现象。

这条原文很容易被读者所忽略，而我们往往容易记住少阳病96条的"往来寒热，胸胁苦满，默默不欲饮食，心烦喜呕"。

我记得很多年前，有一次我的小孩发烧，那时候我对小孩子的疾病还没有太多经验，就带到医院里面吊针，用了几种抗生素都没有什么效果，用了退烧药往往是只能出一点点汗，然后接着烧，无汗，7天没有退烧，而且不停地吐，状态很差。当时我们教研室的林安钟教授过来看望，我非常感动。林老师说："你还记得《伤寒论》里面讲'呕而发热者，小柴胡汤主之'吗？"然后林教授开出了小柴胡汤，加了青蒿、葛根、石膏几味药。效果很好，一剂药就退了烧。

所以不要以为只有往来寒热才能用小柴胡汤，张仲景的原文就已经告诉我们了，持续性的发热同样可以用小柴胡汤。自从林主任给我女儿用过这个方以后，我此后上课讲这条原文的时候就非常清晰，非常有底气，而且在临床上也开始经常用这个方治疗同时有呕吐和发热的病人。

下利谵语者，有燥屎也，宜小承气汤。（374）

小承气汤是攻下的，为什么下利可以用小承气汤？这种下利应该是热结旁流，虽然下利，但没有粪便，只是粪水出来，而且病人腹痛明显。这种状况的治疗方法是通因通用，虽然表面上有下利，其实里面有闭结，所以要用承气汤。当然我们还是应该强调仲景使用承气汤攻下是比较谨慎的，这里是特殊情况。

下利清谷，里寒外热，汗出而厥者，通脉四逆汤主之。（370）

如果是属虚寒的下利，同时有寒热格拒的，用通脉四逆汤。

在这里本来是少阴病，放在厥阴病讲也是强调了鉴别诊断。通过这种类证相取，体现了同病异治的思想。

除了通脉四逆汤证，少阴病寒化证和厥阴病都有下利的症状，如四逆汤证、白头翁汤证、白头翁加猪胆汁汤证、真武汤证、附子汤证、吴茱萸汤证、桃花汤证，所以要灵活运用，根据具体情况具体分析。

《伤寒论》的主要内容，到此为止，我跟大家复习了一遍，不知道大家感觉如何？仁者见仁、智者见智，每个人的基础不一样，对《伤寒论》的理解层次、感悟、收获应该都有所不同。但总的来说，《伤寒论》并没有把所有的东西都讲穷尽，也不可能讲穷尽，空白的地方是留给我们后人去发挥的，张仲景的高明之处在于给我们指明了方向，点出了纲领。今天我们的很多想法、思路都源自于《伤寒论》，所以它的指导价值实际已超越了书的本身，也因此我们把它称为经典，真的无愧于这个称号。它的理法方药无穷无尽，我们也在不断地运用，不断地探索，在临床的过程中不断地学习、不断地感悟、不断地提升。学到老，活到老，作为仲景的传人、仲景的弟子，希望大家齐心协力把《伤寒论》、把仲景学说拓展到一个更高的层面。整个课程结束了，谢谢大家。

学术交流（一）

李教授：在座的都是博士，而且有很多应该都是从事临床工作多年的高手，还有很多应该对《伤寒论》各个方面有兴趣而且有独到见解，所以我们在这个课程中给大家一个平台，除了我讲，也让大家来讲一下自己的心得，大家相互学习、相互分享。我想今天第一位就请吴博士，第二位请周同学，第三位请广东医学院的黄老师，我曾经跟黄老师交流，感觉他讲的很地道。大家首先掌声有请吴博士。

吴博士：向大家学习！我原来是学西医的，现在走到中医这条路上来了，从西医到中西结合，再到纯中医这条路，我的感觉是中医学最厚、最久。能够上李老师的课，能够跟着李老师做一些研究，是我的荣幸。今天课堂上李老师讲很精彩，我感觉收获很大，我下面要讲一些个人的体会，如果有不对的地方，请李老师和各位同仁指教。

我们在讲到《伤寒论》的时候，都是从表到里、从上到下、从外到内这样一种讲法，说明这是很有条理的一部书，而且不仅仅是在理论上，在临床上也的确是非常有规律的。比如从热证这个角度来讲，就存在着从上到下这样一种规律，刚开始是比较轻的无形之热，热扰胸膈证，再往下走一点，影响到肺脏本身，引起整个呼吸系统的问题，那就是麻杏甘石汤证，从西医角度来讲，包括肺炎、呼吸道感染或其他一些疾病，如果痰不是很重，而以发热为主的时候，这个方很好用。当然呼吸系统另一个非常好用的方是小青龙汤，有这两个方，我们常常就能把很多小孩子的病解决得差不多了。如果再往下发展，发热的时间长了，肺的津液明显受到了损伤，津液代谢紊乱，或者由肺热壅盛发展到肺胃热盛，胃的津液也受到损伤，可以用白虎加人参汤，很快就能退烧。这些都还是在无形热盛的阶段。如果继续向下发展，就可以由无形向有形发展，比如向下发展到肠，形成葛根芩连汤证，除了热以外还有湿，就是有形的东西出现了，用葛根芩连汤可以清热祛湿。或者热邪也可以发展到胆，黄芩汤也非常重要，这些方法我都用过很多次，屡试不爽。

我原来是西医出身，第一印象是看病，不是看证，但是从上往下所有内脏的疾病，不管西医怎么说，只要按经方的规律去把握，按《伤寒论》所讲的病理去解释各种疾病的话，什么病都能用得上。这些是我临床上的一些体会，我临床上用方60%以上都是经方，基本上所有的病，不论是外感病还是内伤病，不论是内外妇儿哪个科的病，都是用经方来剖析和理解，稍微加减一下就非常好了。所以我对《伤寒论》非常热爱，借这个机会分享了一下我对六经辨证的一些认识，谢谢大家！

李教授： 好的，谢谢吴博士！我知道你还有很多心得没有讲到，我们还给你留了机会，下次再请你讲。下面有请周同学，他也有很多不一样的见解，让我们一起来听听。

周同学： 李老师好，各位同学好，我的见解可能比较少，平时经方这方面的书看得比较少，这次因为要考试，才使得我有机会把李老师编的《伤寒论》教材从头到尾仔细看了一遍，包括经方班的课程也看了一遍。经方班曾经邀请过黄煌教授来讲课，他有一本书叫《经方的魅力》，那本书很薄，但我喜欢的书都是很小的书，容易看完，因为我经常是看一本书看不完，看不完就觉得很可惜，这本书让人很容易看完。经方里面我最喜欢的应该是小柴胡汤，因为它的变化很多，比如稍微变一下就成了泻心汤，也是七味药，干姜和生姜换一下，换几味药就可以变化出很多个方。

在临床方面我其实也没太多可以谈的，因为我很晚才开始真正地学习中医，之前我是做科研的。我在国外读的研究生并获得了硕士学位，学习的是蛋白质化学，那时候老师就告诉我们，读研究生要能够提出问题来，即使你不能很好地解答，但要能提出问题来，提出一个好问题，就说明你在想东西。所以当时我就提出来一个问题，是有关于剂量的问题，比如经方中使用的剂量都非常精确，麻黄多少两，桂枝多少两，剂量都很有讲究，我觉得这个就跟科学是一样的东西，是经方里面很有意思的东西。《伤寒论》和《金匮要略》都是非常有系统性的，我们需要去挖掘里面的内涵，现在有个流行的名词叫数据挖掘，我们对古文献进行的这种研究就叫文献挖掘。

我认为《伤寒论》里面不是只有经方，经方只是其最后的产品，而在此之前，其中还有很多的理论，张仲景的语言文字中所表述出的想法、所蕴含的理论。我刚才说的剂量的加减都是有讲究的，甚至看似最简单的"姜枣草"的使用都是很有讲究的，需要我们去挖掘其中蕴含的机理。我觉得大家首先是要能够提出问题来，即便是愚蠢的问题，提出来至少说明你在思考，能想出来可以自己回答，想不出来还可以请别人来回答，请老师解答，教学相长嘛。

李教授：周同学虽然说的不多，很谦虚，但言辞中很有科研的精神，我看可以称周老师了，他接受过严格的科学培训，也的确做过老师，在分子生物学、生物化学方面都是非常厉害，感谢他为我们提出的问题。

确实，大家都在读《伤寒论》，大家都喜欢读《伤寒论》，但读法各有不同，伤寒专业的可能大都是传统的读法，但是大家换个角度来读又未尝不可呢？可能会有不一样的感受。希望大家都能从《伤寒论》中挖到宝藏，希望每个人都有收获。

下面有请广医的黄老师。

黄老师：大家好，很荣幸能在这里跟大家交流，我是我们学校中西医结合七年制毕业的，我非常清楚地记得刚入学的时候，邓铁涛他老人家第一次跟我们见面，讲的题目就是用中西医结合的方法做铁杆中医，他还给我们题了词，印象深刻。我自己也是力争做一名铁杆中医，这里把几个病例拿出来跟大家一起分享。

第一个是咯血的病例，是我们呼吸疾病研究所的一个慢性咳嗽的疑难病例，病人咳嗽咯血五六年，所有的西医检查全都做遍，没发现什么问题，所有的西医治疗手段全都用过，都没有效。最后请中医会诊，在把脉的时候发现手腕上有很多道伤痕，由此知道了他曾经有多次自杀，再继续询问他第一次发病，是由于跟外孙吵架，然后吐了一次血，之后就咳嗽咯血不断。当时我的想法很简单，用了一个逍遥散，吃了几剂以后，再咯了一次血，之后就不再咳嗽了。

第二个病例是抑郁症。这个老人家有严重的焦虑情绪，总认为自己有喉癌，结果就一直都说不出话。具体用的第一个方记不太清了，只记得是《方剂学》课上学过的非常普通的方，用了之后出现了咳，然后用的方是封髓丹加潜阳丹，砂仁、黄柏、甘草，再加上附子、龟甲，用了以后出现了呕血，据病人自己说应该是吐了两团褐色的痰，然后就说出话来了，这个病例我到现在还没有想清楚其中的机理。

第三个病例是腰痛。这是一个 52 岁的女性，50 岁的时候停经，停经之后就开始一直腰痛，当时给她用了一个肾着汤，我记得白术和白芍的用量都比较大。吃了三剂以后，病人说来月经了，病人自己还挺高兴，说是吃了这个方恢复年轻了，我听了以后可是非常担心，怕会不会有宫颈癌，于是叫她去妇科做了一些细胞学的检查，最后也没有发现什么问题。这个病人还在继续随访中，以后有机会继续跟大家讨论后面的变化。

还有一个体会是关于桂枝汤，从一个病人身上体会到经方的学习还是要原汁原味的去学。这个病人是一个表虚感冒的病人，很典型的一个桂枝汤证，于是开了桂枝汤，因为药房没有生姜，我就告诉他回去煮药的时候要自己加生姜。后来病人打来电话说："医生，我忘记加生姜了，就另外拿生姜煎了水来喝了，不知道行不行。"我就叫他观察一阵，后来发现不行，他说身体痒得很，但就是没有出汗，感冒也没有好转。于是我让他再煎一次桂枝汤，生姜要跟其他的四味同时煎，小火慢慢煎，再吃一次，盖好被子再试一下。后来病人给我的反馈是汗出了，病好了。所以我就体会到，我们医生经常跟病人说要加一点生姜，但这个生姜要怎么放，什么时候放，常常是没有交代清楚的，所以通过这个病例就体会到学习和用伤寒方的过程中一定要先原方照用，不要有太多的创新和发挥。

还有就是谈谈我自己的工作经历，我现在工作的呼吸疾病研究所，工作环境是一个西医综合医院的大环境，但我们中医科的中医氛围却是非常浓的，一方面是生存的需要，更重要的是出于对中医的感情，我们经常都用纯中医来治疗。虽然在西医院的大环境下，不可避免的就是西医的干扰因素非常多，但在这些西医的干扰因素里面，中医又有了很多新的切入点，有了更多的生命力，我觉得这些生命力的原动力还是在于经典。

就比如拿非常普通的感冒病来说，只要一出现发烧，病人大多数情况下都是首选吃西药退烧。但实际经常是吃退烧药出汗以后，汗一停又继续烧起来了，这种情况在临床十分常见，那这时究竟是一个什么证呢？病人已经用西药发出了汗，现在是桂枝汤证、麻黄汤证，还是小柴胡汤证呢？我看还是要"知犯何逆，随证治之"吧。

再比如说一些手术后的病人，出现类似吴茱萸汤证的证候，可能是因为手术室很冷，在这种情况下病人的腹腔被打开所引起的，病人出现吐涎沫、头痛这样的症状。还有一些心脏冠脉放了支架以后，路是打通了，但是血没有，这个时候吃中药可能也是一个很好的切入点。在跟西医医生和学者交流的过程中，我最大的体会就是，不管是中医还是西医，到了一个比较高的层次时是殊途同归的。我们跟一些做基础研究的专家交流，他们体会到在做中药的实验研究时，也真的是要寒温并用，对很多的蛋白通道，既能够抑制，又能够促进。

我刚刚工作的时候，脾气不太好，可能是不太能适应当时的环境，曾经和一个西医主任顶过嘴。他跟我说："你们中医几千年就没变过，你看我们的指南几年就变一次。"当时我觉得忍无可忍，因为这位主任对中医的态度实在让我生气，我忍不住就说："如果是对的话，何必年年都改呢？"当然我这话不是针对某个人的，纯粹是表达我的一种想法。所以我觉得中医的疗效就是最好的证明，时间就是最好的证明，希望跟大家一起做铁杆中医，一起好好学习中医经典，谢谢！

李教授：讲得非常棒，黄老师是 2002 届七年制毕业的，我们中医药

学术交流（一）

201

大学的七年制门槛很高，有很好的口碑，只不过那时招的人还不是太多。黄老师讲的病例和体会也让我觉得很有收获。刚才几位同学的分享也都挺好，我希望我们在座的各位都能上台来讲几分钟，大家提前做好准备，奉献你们的经验，开拓大家的思路。

学术交流（二）

吴博士：学习是平等的，今天能够有机会跟大家在一个学校，一个班里上课，我感到很荣幸。虽然我入门的医学是西医，但是我更荣幸的是现在入了中医的大门，更荣幸的是遇到我的老师，我以后的人生路程从这里开始。

今天我谈谈为什么我要走中医这条路，每个人的人生经历都不一样，也许我的经历对大家可能没有什么帮助，但是从中医这个角度来看，我感觉可以分享一下。

我做医生27年了，接触中医算是30年了。我读中学的那个时候，对于西医和中医没有什么概念。小时候生病经常找中医开几副药，好不好也就顺其自然。那时西医也不行，我高考前发烧了一个月，到当地的小卫生院去看，只有葡萄糖推注，吊针都没有，一个防疫站的工作人员说，你发烧就吃退烧药吧，所以那时觉得西医好像也是没什么用，可能那时只有到县上的卫生院才会好一些，但那个年代常常是没有条件去县里面看病的，有病经常都是熬着。我烧了1个月，瘦了二三十斤，瘦到70斤，就是发烧，也不想吃东西，去厕所都要扶着走，家里人也很着急，但没办法，熬到高考前一个月，病自己好了，整个人就感觉到好像脱胎换骨一般。

现在读大学很容易了，但那时上大学不容易，一个县城考上本科的也就十几个，跟我一个班的同学，考上本科的只有我一个，所以我们都很珍惜读大学的机会。好在那时读书不用花钱，不仅不用交住宿费和学费，而且还有国家补贴，一个月补贴23块5，刚好够自己生活用，不需要家里再给钱，就是回家的时候坐车需要亲戚帮忙。

因为有这样一个经历，所以参加高考的时候报了医学，当然另一方面也是觉得当医生可能以后不用饿肚子。在我进入中山医科大学之后才知道，中山医科大学是我们广东最好的学校之一，在全国应该都可以排前三，那时的大学教育非常严格，差一分不及格都不能毕业，考试也不会划重点，老师们出题就喜欢考大家不注意的地方，但是大家的学习热情都很高，而且很努力，因为大家都很珍惜上大学的机会，我们那届四百多个同学，就只有一个没毕业的。

学西医不容易，但是学好中医也不容易，西医读完后就知道该怎么做，因为有规程，容易掌握，上临床一两年就能上路，五年以后就升级。但是做中医，我感觉二十年以后才心中有数。

我在学西医的时候就对中医很感兴趣。那时教我们中医课的老师，算是比邓老差一点点的那种级别的人物，在中山医科大学里面就属他中医最厉害。那时西医很多科室也都是要排队，但是病人都没有这位老师的病人多，这位老师的病人是最多的，两只手同时号脉，讲讲话就把方子开出来了，治的都是西医那边看不好的病人。另外还有一个是针灸医生，诊室墙上挂了幅子午流注图，感觉很神奇，我天天看这个图，但他不怎么解释，有时大概讲一讲，感觉很玄妙。所以我对他们很崇拜，天天都去看他们。

读到大三的时候开始有一年的中医课程，总共有三本书，一个是《中医学》，分上下册，加起来八百多页，还有一本《针灸学》，有三百多页，三本书加起来有上千页。当时对我们的要求就是，虽然我们不是专门搞中医的，但别的中医医生开个方你要知道，如果不懂的话好像就不如人家了。就在那个时候，我就听一位福建的同学说，有一本书叫《伤寒论》，是一本很好的书，我就买了一本，晚上偷偷在床上看，篇幅不长，一个小本子，基本都是条文，没有什么注解，看得似懂非懂的，看了好像觉得这本书都是讲伤风感冒的，就这个水平，看完了什么都没有学到，就知道有这本书而已。

虽然这段时间学习的中医很肤浅，但终于有点入门的感觉。虽然是一年，但要求比现在的本科还严，学习《针灸学》时在临床实习，第一天是看医生的操作，第2天自己就要上手，是很到位的实习，老师开处方，由我们自己操作。要求背熟五六十个穴位，而且要懂一百多个穴位，这样才能够比较正确地寻找到穴位和进行操作。学习《中医学》方面也是很严，在门诊就要写病例，门诊病例虽然没有病房的病历那么详细，但基本上把要点都写出来了，至于诊断，需要我们发表自己的意见，确认之后就抄方。虽然只有1年课程，但是的确学到了不少东西，这是一个开始。

我为什么爱好中医，应该说跟个人的缘分也有关系，我对什么都比较感兴趣。20世纪80年代的时候有个气功热潮，我接触比较早，比较好奇，感觉和中医所讲的气很有相似性。我开始练的是广州体育学院的一个老师传授的动功，练了一个月之后，感到身体有很大的改变，感觉做什么事情都非常有信心，身体也非常好。因此我就觉得中医学不是我们在解剖上所看得到的，而是看不见的，那时我就想，大家都在学西医，每个都差不多，我是不是要自己学点别的东西。那时候我自己的目标是做神医，不做普通开药打针的医生，所以在学西医的期间，每天早上3～5点就起床练功，还试过辟谷，21天不吃东西，瘦了20斤，就这样去感受。

毕业以后我回到我的家乡，那时大学生不愁工作，我进了我们那里最好的医院，问我想进什么科，我对中医感兴趣，感觉中医和外科的关系不太大，于是就选了内科。进了内科以后，因为对针灸有点了解，所以就拿起了针灸针，1天可以针灸30～50个病人。那时候我开药还不行，但对针灸比较有体会，感觉针很有效，治疗发烧也可以、疮疡也可以，疼痛自然不用说，所以病人很多。

因为开方还不会，所以就看书，按书中所写的症状对号入座，也看了很多中医杂志。我通常在星期天做两件事，一个是去书店，一个就是去卖针灸医疗用具的地方。每个星期我都会去书店逛一逛，看到有什么中医书出来，尤其是古版医书，一有出版我就买回家。在我的书架上，西医方面的只有教科书，其他的全是中医书。

当时在西医病房里面，在按西医规程处理之后，有些病人的一些症状没有得到很好地解决，就会想到用中医去辅助治疗一下。我管20个病人，再加上门诊，每个病人我都有机会开方，感觉病人大都会说吃了中药更好一些。因为病人反馈还不错，所以有些其他医生管的病人也跑来找我看，这样我就觉得不太好了，病人就去请示他的主管医生，他的主管医生一般也没办法不同意，所以后来我这个病区的病人，中医方面都是叫我看，基本每天都开30到50张中医处方，比中医科医生的处方还要多。

当时我自己感觉挺高兴，虽然有时候护士有意见，因为每天都要送处方煎药。我那时候年轻，不知道得失，不知道人际关系。当时有个副院长，是中医搞西医，中西医结合，也挺有名气，我年轻不懂，什么病人都看，连他的病人也看了。那个病人是肾病，做了四年透析，没有一点尿的，家属听说我开的中药好，就来找我，一个真武汤下去，排出了100毫升的尿液，很神奇，不过我还是说这只是暂时有效果，不等于能避免透析。后来领导知道了我给他的病人开方，可能有些不高兴，查房的时候专门查我的病历，说我的病历不规范，其实说的也对，我确实是没有规范地写过中医病历。

我慢慢地也感觉到了压力，很多科室好像都对我有意见，好像我在抢病人一样，有时我一个主治医生开的方，还要副主任以上的医生来转抄。我自己也觉得，医生不应该在一个科室、一个医院里面混一辈子，很多问题很复杂，有时候也感觉到很压抑，很多关系也处理不好。于是我选择走出去，离开医院，院长很开明，说：你走吧，选择你自己的路。

那时是1993年，而医师法是1999年才出台的，也就是说毕业后就一个毕业证，没有医师资格证，有单位就有工作，没单位就什么都没有。我出来的时候也咨询过卫生局，我们当地的卫生局局长比较赞同我，说你这个人有点创新思想，但不要辞职，保留公职吧。那时工资低，虽然工作了7年，也没攒下什么钱，出来是空空如也，自己就一万块钱，又借了两三万，盖了一个诊所，就开始看病开方了。

做了一个半月，生意就好了，一天有上百个病人，也有打吊针的病人，没有请护士，全是自己做，所以这段时间很磨炼人。那时很多重病我也敢看，比如小孩子中毒性菌痢、高烧神志不清的，都抢救过，自己那时也是年轻，根本没想过会不会死人这个概念。干了三四年，周围的卫生院都有意见了，因为病人都跑到我这里来了，其他卫生院都发不出工资了。后来我就慢慢地开始尽量少给病人打针，主要就开中药。这样做了5年，碰到一件不可预料的事情，我的一个同学患了精神病，总是找我麻烦，而且还闹得很大，干扰我的工作，诊所做不下去了，于是我去了深圳，在深圳也做得很艰苦，什么都是重新开始。

刚开始行医还是偷偷摸摸的，但为了生存也没办法，为了减少风险就少打针，努力用中医思路想办法，就这样坚持下来。到2004年时，深圳有个开明的政策，为了解决看病难，要开放医疗市场，增加诊所名额，当时要增加120个有牌证的诊所，全国有资格的医生都可申请来考。有这样一个机会我当然报名了，一千多个人考试，我考了第一名，但考的是西医而不是中医，因为我的毕业证是西医，只能考西医。2005年发牌，2006年的工作就是正规的了，病人慢慢得多了起来。

那个时候还没有牌证的时候比较苦闷，不知道往后的路要怎么走，尽管有些实践，但也感觉自己中医的底子还不行，于是在2002年的时候就报了广中医的中西医结合班，那个时候就听过了李老师的课，受到了很大的启发，慢慢地就用伤寒的思路去思考、体会，按照传统的方法对号入座，慢慢体会到了经方的了不起。

2007年的时候比较稳定，每天有三四十个病人，但是还是感觉到读的书不够，于是又回去读了本科全日制班，到2013年毕业，那段时间除了周六、周日回家看病，其他时间都在学校里度过，完整地充实中医理论。后来感觉还是要深造，于是又做了李老师的门生，从此感到更有信心了。

我今天带了几个病例，很有意思的。首先是2006年的一个病人，72岁，阵发性右下腹疼痛10天，在医院检查是胆石症，肝内外胆管结石，还有慢性胆囊炎，石头最大的有3厘米，胆总管里面有个1厘米多的，肝管里面有个差不多近1厘米的，这3个把左右肝管、胆总管、胆囊都堵住了。禁食，病人已经一个星期不能吃东西，靠打营养液维持着，有呕吐。后来西医说保守治疗没效果，要安排第2天手术，需要家属签名，病人自己不想手术，他也知道自己年纪大了，怕有危险，医生说不做就更危险，逼着签字，不签字就出院。这个病人晚上11点钟的时候偷偷来找我，问我还有没有办法。我真不敢说能不能行，当时病人还在痛，很痛苦的表情，讲不出话来，皱着眉头，问诊都问不下去，还有中度的黄疸，没有发冷发热，感染不是很明显，在医院打了几天针，没什么大感染了，应该主要就是堵塞的问题。辨证辨得不是那么绝对的清楚，想到了大柴胡汤，腹痛、烦闷、欲呕吐，和这个差不多。一周没吃东西，年龄又大，考虑有气阴两虚，就用大柴胡汤加了生脉汤，当场冲给他喝。喝了10分钟后，病人抬起头来了，自诉舒服了些，我判断应该是石头掉了一块了，阻塞解除了，就嘱咐他，既然不堵了，那就可以吃东西了，打针维持不了营养的，叫他吃东西的时候细细的咀嚼，回去可以先少量的喝半碗粥，隔20分钟如果没问题，可以再喝一碗，如果第2天不痛，就不用做手术了。第2天早上，他出院了。后来我让他继续吃药，这个病人还有脚肿，还有心动过缓，有医生动员他装起搏器。我说不用，就是身体弱，还是用中药，先用真武汤，有点效果，后来用补中益气汤，加溶石的药，郁金、鸡内金、金钱草这"三金"。第一个月复查，石头消掉了一大半，到第三个月复查就全没有了。两年以后，这个病人又来找我，是因为疼痛去复查，发现又有石头长出来，在胆总管里面，没有完全堵死，也没有黄疸，身体还是虚弱，就用了黄芪建中汤，加金钱草、鸡内金、茵陈、郁金，开了15天的药，一个月后复查又没有了。有时候并不是说西医开刀就能解决问题的，有个老师跟我讲，胆道结石的病人，一旦开刀就没完没了，一直要开到死的那天，因为很多病人手术之后总是在反复。我这里用的方子，大柴胡汤和黄芪建中汤都是经方，补中益气汤也是后世非常经典的方子。结果很震撼，那个医院的医生都不愿意相信，可事实摆在那里，他不相信也得相信，后来那个B超医生还介绍很多亲属来找我看病。

还有一个小青龙汤证的病例，这个病人12月份来就诊，主诉是咳喘 20 年，加重 3 个月，近 4 天发烧。他的咳喘就根本没有好过，每天都在用药，近 3 个月来住院 5 次，基本上是出了院几天就又回去，一直在喘。病人来我这里的时候是让人扶着来的，坐下来就喘气，讲不了话。他把用药情况拿给我看，气管扩张剂、激素、抗过敏药，一大堆。我就跟他说，你要是找中医看，就要把你现在用的这些西药都停掉，这些西药用上去，不清楚中药到底有没有作用。我开了一个小青龙汤的原方，没有进行加减。本来让他 1 周后来复诊的，结果没来，2 个星期后，病人来复诊了，已经没有喘了，病人自己说差不多好了七八成，没有及时来复诊是由于因为痛风发作而住院了，吃了一个星期治痛风的药。现在痛风好转了，但还有点感冒的症状，鼻塞、流鼻涕，我就用了小青龙汤加苍耳子散，因为病人说住院的十天都没有大便，就加了生大黄。第 2 天家属打电话来，说吃了药以后病人好像很辛苦，抬不起头来，头晕，没力气，不想吃东西。我觉得没道理啊，这个药应该没问题，就让病人过来，以便看清楚具体问题。来了以后，病人没有喘，心跳也不快也不慢，也没有发烧，不像是有加重的表现，就是人感觉没力气，头晕。我就问他吃完药大便没有，病人说吃完一副药就排出很多大便，然后就感觉全身没力气了。我马上就明白了，因为大便突然泻下来，压力往下走，头部血供不足，肯定会头晕，再加上没吃东西，没能量，所以没精神，感觉身体重了。于是我让他继续用这个方，只是不再用大黄，因为病人手脚冰凉，四肢厥逆，所以加了附子，一天用 24 克。

有个病人是从黑龙江坐飞机来看病的，她女儿先在这里看月经失调，感觉效果不错，把她妈也带来看病。这个病人的主要问题是水肿，水肿的病因很多，但她的原因查不出来，医生也说不清楚，水肿已经有 14 年了。除了反复的水肿，还有气喘，应该是心衰。病人还有个问题是经常感冒，而且一感冒病就加重，一加重就去住院，经常离不开医院，14 年就是这样过来的。来到我这里后，不能再依赖西医，只能靠中医了。从症状来看，很像真武汤证，当时没想太多，就用真武汤，因为病的时间比较长，就加了丹参。吃了一个星期以后水肿消了百分之二三十，效不更方，继续用真武汤，又加红参进去。第三次来复诊的时候，浮肿加重了，同样用真武汤，为什么现在会加重？仔细一问，有呼吸道的症状，于是又想到了小青龙汤，小青龙汤不但治咳嗽，也可以治水。她还有点咳黄痰，有点内热，于是用小青龙加石膏汤，又加了鱼腥草。一个星期后，浮肿又减轻了，之后继续用小青龙加石膏汤治疗了一段时间。在治疗一个月之后病人告诉我，她说14年没有月经，但来这里吃了中药以后开始来月经了，我问什么时候开始来的，她说来看的第一个星期就来了，现在有一个周期了，又来月经了，而且量也正常。这是好事还是坏事？我的第一印象是这个可能不是什么好事，子宫内膜癌是首先想到的，那么就要看这个血会不会自己止住，如果不止住，就需要检查了。但这个病人之后的情况是，观察了半年，每个月都来月经，很规律。我就问她当时为什么会闭经，她说在发生水肿以前做过一次子宫手术，什么手术、怎么做的，她都讲不清楚了，但是当时医生说过，做过这个手术以后月经如果能来就来，不来也就不来了，也就是说医生提前打了招呼，预见到这个病人可能会长期闭经。这次治疗水肿，却使月经恢复了，怎么理解？中医里有句话："血不利则为水。"她在做完一个手术之后，血不利而得了水肿病，血通了，水就消了，两个有因果的关系，这当然是不太好用西医学来理解，结果却很震撼。这个病人看了两个月以后去旅游，七天后轻轻松松地回来，然后又开开心心地坐飞机回去了。后来就打电话拿药，基本都是小青龙汤或苏子降气汤一类。

还有一个肺功能减退的病人，病人不敢独自出去散步，出去散步一定叫他老伴陪着，基本上走50米就要停下来歇一会儿。他来的时候，上一级楼梯就歇一歇，进门口都要分两个步骤进来，一边讲话一边气喘，呼吸音非常粗，沙沙的，好像有纤维化的感觉，但是没有哮鸣音，就是缓不过气来，讲话也没有力气。开始考虑也是用小青龙汤，但效果不太好，可能判断不准确，后来换一个桂枝加厚朴杏仁汤，加了苏子降气汤，病人症状就减轻了。后来就是苏子降气汤、苓桂术甘汤、真武汤，几个方变来变去，苏子降气汤用得比较多点。后来这个病人恢复到可以走几公里去市场买菜，出来经常走路比我还快，平常还带着小孩买菜做家务。

有些病例应该说西医是束手无策，但是用经方常常能取得非常好的效果。我比较崇尚伤寒的理论，伤寒的理论中包括了脏腑，但没有太过于强调脏腑，它首要是从阴阳的角度去判断问题，既可以判断外感病也可以判断内伤病，所以这个阴阳包括得很好。我是从西医转过来的，可能还需要继续洗脑，有很多东西还搞不太明白，比如说肺通调水道，确实治水常常需要治肺，临床上有效果，风水病水肿初期从肺来治，用宣肺的药，确实能够利水，能够治疗水肿病。在西医里面是肾的病、心的病，在中医里面又治肺、治脾，理论可以这么说，但是要怎么理解？这个问题我纠缠了很久。我们讲太阳病跟肺有关系，小青龙、大青龙不都是肺的问题吗？太阳主寒水，水的运输是由这个系统完成的，五苓散是利水的，越脾汤是宣肺利水的，这些都可以从伤寒角度理解太阳寒水，但又有问题了，阳不是指的热吗，为什么又成寒水了呢？这个问题我又纠结了很长时间。后来我就想到自然界，天水循环，地面上的水气化上升，上了天空变成云，再下来变成淡水，生物才能生存，这个水的循环就是太阳主管的，所以说太阳管寒水。但为什么是寒水而不是热水呢？这又是一个纠结的问题，应该说水蒸气升上去以后，要因为寒才能下来，海拔每升高一千米，气温就降低6℃，水汽往上升，到一定程度就凝固成水，慢慢融合成雨滴就掉下来，所以水要变寒才能往下走。我们太阳病篇的方很重视温阳气，不是寒才能下水吗，为什么用温的方法？因为水的上升需要太阳的蒸化，才能获得向上的动力，所以太阳的本质是阳，它的标是寒，阴阳转化，很奥秘。于是我就想明白了，肺通调水道，跟自然界是相似的，天人相应的理论。那么再从西医角度理解，我认为循环系统就是这个水液循环，全身的水都是靠循环系统输送，有这个想法之后，我就不纠结了。

现在深入学习《伤寒论》以后，我有了更深刻的感悟，尤其感觉阴阳的神奇。大家都知道中医学有两个特点，"天人合一"观和辨证论治。"天人合一"观是中医的基础，没有"天人合一"观，就没有我们对五脏六腑的认识，就不会有三阴三阳的出现。人体的各种功能肯定有实体的基础，但在"天人合一"观的指导下，我们并不能把功能与实体的解剖相对应，比如讲到心的时候，不能只想到心脏的实体，讲到肺的时候也不能只想到肺的实体，在治疗鼻炎的时候，我就用这个原理来理解的。

我在临床中治疗的鼻炎最主要有两种：一种是过敏性鼻炎，表现为鼻塞流清鼻涕一类症状；一种是鼻窦炎，表现为流脓涕之类；更多的可能是两种夹杂。这个病很多医生治疗可以有效果，但也有很多比较顽固的，尤其是过敏性鼻炎，有些病人到处看病，二三十年都没看好。这个病的部位是在鼻子，从西医来看可能就只会看到鼻子，而不会看到肺，但从中医来看这个病则是属于肺。中医又讲五脏相关，所以单纯一个肺的问题又可能与其他脏腑有关系，从六经辨证的角度来看，跟两经有关系。第一个是太阳经，太阳主一身之阳气，足太阳经的循行又是从睛明穴开始。另一个是阳明经，阳明经循行经过鼻子。所以鼻窦炎我就考虑阳明经证，过敏性鼻炎我就考虑太阳经证。太阳经证治疗就选用小青龙汤，小青龙汤证是外寒内饮，过敏性鼻炎流大量清涕就是水饮，在此基础上加上开鼻窍的药，选苍耳子散里面的几味，大部分的病人都能有效。如果是鼻窦炎流脓涕，就用葛根汤，葛根汤是入阳明的，里面化痰的药物可能不够，就再加桔梗，需要清热就再加石膏，如果大便不是很通畅可以再加适量大黄，再加川芎发挥宣通气血的作用，效果非常好。这就是经方给我的武器，我慢慢体会到《伤寒论》的威力。

李教授：谢谢同学们的分享，这就叫"梅花香自苦寒来"，经历了很多的磨难，对经方有了更深刻的体悟。他所讲到的临床案例也很震撼，尤其是他自己理解的很多东西，在学习的过程中给自己提出了很多问题，然后又自己从经典里面寻找答案。他的这种经历，也可以说是一种对中医的研究方法，对我很有启发，我想在座的各位也会有同感。

尤其他最后讲的如何去治疗鼻炎，是非常精彩的，作为一个学习西医出身的人，能够走回中医的原本，从"天人合一"来理解，非常难得。我觉得我作为教《伤寒论》的老师，还想再把你推出来，让你有机会在更大的舞台上来跟大家讲讲你的经历，或者是临床上的典型案例，也请你好好地整理一下，你带来的都是实证的东西。很多人都在走中医的路，都不知道未来怎么走，甚至没有摸到方向，你的经历可能是一个很好的借鉴。

所以今天非常感谢吴博士，大家再次掌声感谢吴博士精彩的演讲。同时我还希望更多的同学来讲一下自己的经历，大家都有不同的背景，也必然有各种各样的经历。有些同学从事基础研究，从分子生物这种很前沿的领域里面走过来。我也知道在座的还有同学自己本身也患了重病，然后坚持来听课，自己不断地感悟。所以来这里读博士不只是为了那个学位，更多的是一种追求，大家在学习的过程中得到了快乐，最终向实现自己的理想迈进。在座的每个人都有不同的目标，通过《伤寒论》的学习，一些人能够找到自己人生的定位，这是非常棒的。再次感谢吴博士，下次课我们继续！

学术交流（三）

　　李教授： 学习中医，尤其是当你有临床基础的时候，学习起来更容易有所感悟，而且学得很快、很开心，下面就请这位广东医学院（以下简称广医）的老师来讲讲吧，你讲的可能比我讲的更有说服力。

　　广医老师： 刚才下课时我请教了李老师一个问题，现在也拿出来和在座的各位同学一起讨论。我先生是在神经内科，ICU 工作的，上次听李老师讲完阴病出阳的道理以后，我们回去讨论，他拿出了好几个真实的病历，主要是重症的脑血管意外，大量的脑出血，或者大面积的脑梗死，在他们病房做了手术或者介入的治疗。治疗完以后，有些病人出现发烧，于是做血培养，做各种检查，但是有好几个病人就是找不到病原，也就是说没有明确的感染依据。对于这样持续的高热，一般按临床常规都会用一些抗生素，甚至可能用一些激素，希望给他尽快退热，但是效果都不好。有时还会观察到一些病人发热的时候有寒战，寒战完还有可能继续发烧，这些都不太好解释。

　　我们当时讨论，这会不会就是阴病转阳，是阳气鼓荡起来抗邪？但是我们有碍于西医学医疗常规的一些要求，常用到一些抗生素，烧到 38.5℃或 39℃以上，还会用到冰床、冰毯，实际上相当于全身放在一个冷的环境里降温，我们就讨论这种方法是不是走错了路子？阳气好不容易鼓荡起来，阴病终于有机会从阴转阳的时候，我们又把它压制了？然后我们就开始反思这个问题，我们很希望观察到这样的病例，根据六经辨证，真的从阴经转出阳经的时候，鼓舞一下正气，预后会不会更好？

我们在临床做医生有时候也是两难，西医学有西医学的常规，病人发高烧几天不退，很难跟家属解释，有时用了各种方法以后热退了，出院了，好像是解释过去了，也没有留下什么后遗症，但是过后心里一想，还是觉得心里面不安，感觉这个处理不是特别合适。

我们有时候也会想，像脑梗死的病人，有些人的后遗症期很短，有些人的后遗症期很长，会不会跟我们治疗的过程有关，会不会在他有机会向愈的时候，我们折伤了他的阳气。我先生提到他自己有一些手术后的病人，年龄很大，发烧，小便不通，他值班的时候有两次遇到这样的病人，术后尿潴留，尿管成功地插到膀胱，但是小便就是不出来，然后辨证用了个麻杏石甘汤，小便很快就出来了，但是他们科室西医氛围比较浓，大家都不相信，认为是碰巧，但我们知道肯定不是碰巧，一定有中医的原因，用中医理论可以很好地解释，中医中的肺有通调水道的功能，用麻杏石甘汤退热，正起到了提壶揭盖的作用。

刚才我请教李老师，她也鼓励我们要勇敢地去探讨中医在危急重症中的切入点。对于患者的阳气，正气来复的关键时机要把握住，这个时候就应该拉他一把，我们很希望通过学习《伤寒论》，找到拉他一把的这个力量。我们每一次上《伤寒论》课程都很有感触，回家都要进行病例讨论，感谢李老师，感谢在座的同学。

李教授：她讲得很真切，这的确是在临床上面临的难题，我们在临床上也常觉得这种情况难以处理。西医毕竟是主流医学，国外做出来，国内就会推广，很多程序已经是基本上没有改变了，但其中有很多东西是和我们所学习的中医理念相违背的，我们要怎么选择？

其实，我们首先应该对中医有自信。中华民族繁衍数千年，在西医传入之前，也从没有因为疾病而灭种，相反大家看看中国历史上的几个盛世，与世界上同时期的其他国家相比都要厉害得多，靠的是什么？经济文化的繁荣离不开大量人口的繁衍，而人口的健康繁衍离不开伟大的中医学，所以中医是我们的国宝。

对于现在西医和中医理论相左的情况，我觉得可以做一些探讨。在我们身边，不乏被西医判了死刑而求治中医以后生活得很好的案例。据我所知，有的地方规定所有医院的 ICU 必须有中医参加，所有的重病号会诊一定要有中医参加，这是对中医的重视，也说明当地卫生部门对中医有非常正确、非常深刻的认识，是非常有远见的，因为中医真的不仅仅像一般老百姓所认识的只能用于慢性病调养，而在危急重症的时候，中医也是有非常强的优势的。但现在的情况是用进废退，越不用就越不会用，结果就慢慢失传了。

讲到中西医结合，我觉得两者是各有优势的。西医有很多技术是值得赞赏的，但是它也不是唯一的方法，其疗效也并非百分之百，其中仍然存在有困惑的地方。所以我觉得完全可以有中国模式，危重症的抢救还是中西医结合，要恰到好处地结合，把各自的长处整合，尤其是理念上更要整合，而不仅仅是手段上整合。

首先要让西医懂得有些发烧不一定是坏事情，当然这个发烧我们要辨别。在《伤寒论》里边讲的发热一般是三阳经发热。"病有发热恶寒者，发于阳也；无热恶寒者，发于阴也"，这里阴和阳的真正病机是正邪交争，正气不衰的时候是阳证多，如果正气衰竭则阴证肯定多。但是阴证有没有发热？阴证有时候也可能发热，正不胜邪的时候有可能出现阳气外亡的情况，这时病人也可以出现发烧，但和阴病出阳完全不同，这种被称为阴盛格阳、阴盛戴阳，属于危重症，在《伤寒论》中也有治疗的方，在这种发热中，我们看到的就不是热，而是寒。

让我特别有感触的是，在我们医院也有 ICU，而且相当多的医生也是中医出身，但有些也已经西化了，有时中药可能就是做个陪衬，甚至有时都不给中药。曾经有一个在外院住院的重病号，神志不清，想转院过来，因为家属对我们医院非常信任，所以 ICU 就同意他转了过来。转过来以后病人家属强烈要求我去看一下，因此我才去 ICU 会诊了几次。这个病人是外省的，在深圳工作，因为家中急事连夜开车赶回去，睡觉就睡在阳台上，疲劳受寒，回到深圳以后就开始发烧。病人自己也觉得很热，据他母亲讲，他当时想要吃冰棒，就给他买了一箱的冰棒，一箱有几十支，一天之内就吃完了，吃了冰棒以后，大概进院没几天，就开始昏迷了，昏迷原因不清楚。

治疗过程中用了大量的抗生素，还有很多次抢救，但神志越来越差，全身都不能动弹了。病人还很年轻，三十几岁，家里希望不顾一切代价地救他。来到我们 ICU 以后，各种常规检测、治疗手段都跟上了。我去看的时候，这个病人全身都肿，手脚冰凉，舌质淡嫩，舌苔厚腻，再根据他母亲讲的发病情况，我判断是一个寒证，所以用了小青龙汤合吴茱萸汤。服药以后，病人的分泌物越来越多，每天都需要吸痰，但是手脚开始能动弹了，家属在窗外叫他的时候，他还会有点反应。那时我每天都会去看看有什么进展，有一次我正好要出差，回来以后人就不在了。因为他的分泌物特别多，他们觉得有风险，怕呛到气管里，所以就把中药停了，结果停药后第 2 天病人就死了，十分可惜。这个病人用药后分泌物增多，再不断地吸痰，其实这是寒饮外排，正是好的现象。他的病因中有疲劳受寒，又吃了几十支冰棒，还用了大量的抗生素，全是寒。而且他的检测指标，基本上都是低下，甲状腺功能也明显低下。

所以这个病例给我印象最深的就是，现在即使是中医院的 ICU 都西化得很厉害。让西医来接受这些东西不容易，但中医院 ICU 基本都是中医出身，把中医的东西丢掉真的不应该。

所以我觉得今天广医老师讲的这个案例，这种思考是非常有必要的。我们作为临床医师，学习《伤寒论》不是为了花架子，不是为了考试，而是应该在灵魂深处感觉到震撼，在理念源头上找到感觉和方向，这才是受益无穷的。

学术交流（四）

李教授： 吴博士刚刚跟我讲，有一个喜讯告诉我，大家看看他有什么喜讯告诉大家，掌声欢迎一下。

吴博士： 我有个在中山医读书时的同班同学，也读了博士，原来主要做科研，搞病毒研究在广东首屈一指，英文非常好，国外专家来访问的时候，他做同声翻译。后来他去了国外，但是他觉得做科研没什么意思，就想做医生，在国外西医行医资格证很难考，他考到了。但是他觉得这么大年纪才开始搞临床，别人都做了几十年了，虽然找个工作没什么问题，但感觉好像很难有什么出息。后来他就问我，到底是中医好还是西医好，我就跟他说：我认为你中医还是很有潜力，如果能搞透，可能会有发展，西医是跟着世界走，很难有多大出息。这已经是 6 年前的事情了，后来他就没有再做西医，转而去搞中医，他本来就有一定的基础，然后看了很多的中医书，包括很多古籍和近现代名老中医的经验著作。然后他跟我说，他要专门去搞疑难杂症，像癌症、类风湿、皮肌炎、红斑狼疮。3 年前他告诉我，他现在治疗这些病效果好像还是不太行，有点效果，但还是解决不了问题。又过了 3 年，就是今年，他打电话给我，他说已经能搞定很多病了，像甲状腺癌、乳腺癌、食道癌、胃癌、直肠癌、子宫癌、前列腺癌这些肿瘤，还有类风湿、皮肌炎、红斑狼疮，都有方案。

后来我有个类风湿病人，类风湿 20 年，长期吃止痛药，还有激素，一眼望上去好像吸毒的人一样，眼眶黑，体瘦，整夜失眠，很痛苦。我就按照辨证论治，一般的方，一般的剂量，有效果，但是病人还是要吃止痛药，离不了西药。于是我就请教我这个同学，他说，类风湿的病人，附子用200克以上才行。他有经验，但我不敢用那么多，刚开始我用了制附子30克，后来用到60克，还是不太行，最后还是用到200克，交代病人要煮2个小时。200克的制附子下去，效果马上就出来了，明显感觉到吃药以后病情缓解，睡得着了，胃口也好了，疼痛减轻了，西药止痛药慢慢减少了。这样吃了2个多月，关节痛基本缓解，有一段时间不用吃止痛药，长胖了十几斤，脸色好了，精神也好多了。这个例子说明我这个同学真的是很有胆量，突破了很多东西。至于他治疗癌症的经验，我看了几例癌症，参照他的方法，开始有效，3个月到半年，半年以后就不行了，我也没多大信心。

我还有个病人，最近的治疗效果让我震惊了。这个病人应该也是免疫风湿类的疾病，以发烧、关节痛为主，3年前我就开始看，那时他发烧两个月，住院以后，包括抗生素等各种方法用上去，越来越糟，高烧不退，午后两点钟烧到39℃、40℃，半夜2、3点钟以后慢慢退下来，早上是37℃、38℃的低烧，每天反复，很有规律，全身关节肿痛。当时医生说只有激素有效，只能考虑用激素，没什么方法了，但病人害怕激素，知道激素很有害处，不敢用。找我看的时候，已经发烧2个多月了。我一看这个病人，午后发烧，身热夜甚，没什么汗，舌红，口干，这不是犀角地黄汤吗？于是就开犀角地黄汤，2天以后烧就退掉了，吃了一个星期，没有发烧。但是这个病还是有反复，一年反复两三次，每次反复都找我看，有时候用犀角地黄汤有效，有时候要用防风通圣散才有效，有时候又会用到当归六黄汤。最近这次是发烧第三个星期了，用过柴胡桂枝汤，用过人参白虎汤，用过防风通圣散，后来病人说六七天没大便，所以大承气汤也用过，但都没什么效。病人的表现还是原来的那个规律，午后高烧，39℃以上，早上会退一点，37～38℃的低烧，一发烧就特别怕冷，背部最怕冷，还有口淡，不想吃东西，脸色苍白，口有点干，能喝一点水，但还是以口淡为主，口唇脱皮发焦。舌质淡，而且还很干。关节痛经过治疗已经不太严重了，淋巴结也不大了，但是烧退不了。

上个星期听了老师的课以后，考虑用甘草干姜汤。甘草干姜治疗的是脾阳虚，这个病人午后发烧，正是土气旺的时候。午后申时发热，在《伤寒论》里面有大承气汤的日晡潮热，这是实的，但这个病人病久了，是慢性病，应该是虚证，但跟土有关系，是土虚的表现。补中益气汤我以前用过，没有效，所以我感觉应该从阴阳的角度来看，越简单就针对性越强，才会有效果。然后我就给他用甘草300克，干姜30克，让病人当喝酒一样，一小杯一小杯的慢慢品尝。

刚刚打电话问他怎么样，他说："昨晚体温已经开始有点下降了，今天早上起来完全退烧了，还感觉出汗舒服了。"原来这个病人是没汗的，出汗就说明邪气外泄了。这个效果让我很震惊，就赶快给老师和大家汇报一下。所以《伤寒论》真是厉害，就是我们的水平不够。

李教授：甘草用到300克，干姜用30克，这个我也是第一次听到。你讲的这类病，我前面也治疗过一个，之前上课时曾经提过的。也是发烧两年，诊断不清楚，病人非常痛苦。在之前的中医也用过扶阳的方法，也用过补中益气的方法，但病人烧没退。我用的方法还是以《伤寒论》的方为主，用过通脉四逆汤、白通汤，加了一些温病的方，如青蒿鳖甲汤之类，有的时候一天两种方药，白天晚上用不一样的方。这个病人原来是很怕冷的，家里都不敢开空调、风扇，治疗一段时间后开始想吹电风扇了，烧也慢慢退了，也敢去逛超市了，现在已经上班了。她虽然自己就是西医，但非常感慨中医的疗效，甚至自己就想来学中医。很多病人都像这样，因为生病得到了中医的帮助，从而喜欢上了中医。

吴博士刚才讲的这个病例也是，确实阳虚是根本。但你所讲的甘草重用有一个缺点，就是甘草用的时间不能长，长的话可能引起水钠潴留，还有胃胀，病人会现消化不良和水肿，所以见好以后用量可能还要调整。

我前面讲过我的一个在香港的博士生，他患尿崩症，一直用西药抗利尿激素。就是因为得了这个病，他自己开始学习中医，现在读我的博士。他现在是用纯粹中药治疗，也是重用甘草，把激素的用量慢慢地减了下去。不过这其实也是借用了西医的理念，因为甘草的成分具有一些类醛固酮的作用。

生甘草在《伤寒论》里面主要是解毒，治疗咽痛，其他地方都是用炙甘草。你这里把生甘草用得这么大量，再加上干姜，一个凉一个热，也是非常特别。疗效是金标准，有了疗效，再回过头来看，虽然仿的是甘草干姜汤的思路，但为什么用生甘草，需要慢慢琢磨一下。

医生其实很辛苦，最近社会上有很多负面的现象，医患关系很紧张。但我们做医生的，病人疗效不好，我们常常吃饭吃不香，睡觉睡不安，一旦疗效好，比什么都开心，所以今天吴博士才会这么兴奋，我们大家都为他高兴。

人体很复杂，世界上最难的题目就是人，很多东西还是未知，医学不断地发展，又不断地遇到新问题。我们需要不断地积累，继承前辈宝贵的经验，不断地往前走，《伤寒论》是我们的方向。

学术交流（五）

越南留学生：老师好，大家好，我是来自越南的，我今天想说的是从吴博士的基础上展开的，他上次讲过用甘草干姜汤治疗一个长期发高烧的病人，我就想为什么甘草干姜汤能够治疗发热，其中的原理是什么，甘草是性平的，干姜是辛温的，为什么能够退热？

我们都知道，脾胃属中焦，属土，又分为戊土和己土。在阴阳八卦里面，胃是属于离卦，脾属坎卦，如果从离卦和坎卦理解其中的阴阳，离卦有两个阳爻，说明胃火是常有余，寒是常不足的；坎卦有两个阴爻，说明脾的寒是常有余的，火是常不足的。脾胃是一对阴阳，有互相制约的方面，脾寒上升就抑制胃火，使胃火不能上炎，胃火又能够下来温脾阳，导致脾不会太寒。

因为脾是寒常有余，所以它在病理上经常表现出来的是阳虚寒象，胃在病理上经常表现出来的是热性。《内经》里面说饮入于胃，然后上传于脾，脾就升清于肺，肺再通调水道下输膀胱。如果病人脾虚，它常盛的寒气就不够多，就制约不了胃火，胃火就会上炎，导致了这个病人长期发烧，我想甘温除热可能是这个道理。其实甘温除热也不仅仅是表现在脾胃这个方面，也可以表现在心和肾，比如肾水不足，就不能够制约心火，所以导致整体的一些表现。

我刚刚问了吴博士，问他用甘草干姜汤用了多长时间，他说用了三天，之后病人又曾经出现一个反复发烧的过程，他又用了补中益气汤，用了补中益气汤以后，病人的烧又缓解了。所以我觉得他这种发烧，所用的这两个方子，只是程度上的一些区别，持续用同一个方，可能会有耐受性，所以我们可以调另外的方剂来用，或者是因为当时他的热已经在另外一个等级了，所以可以用补中益气汤调理一下阴阳。这些是我的一个小小的心得，供大家参考。谢谢大家！

李教授：讲得挺好，越南的语言完全不一样，这位越南同学的普通话已经讲得非常好了，而且还要用汉语表达这么深奥的理论，像易经、八卦，从这个角度来理解，讲得很生动，而且他没有用发言稿，都是印在脑子里面的，非常不错。

大家都很关注那天吴博士所讲的病例，我们请吴博士给大家讲一下后续的过程。

吴博士：这个病人真的很复杂，这回算是比较严重的一次，发烧两个星期还没好，以前用的有效的方现在都没效，到底是哪里变了，中医就难在这里。病人来的时候，上气不接下气，话也说不出来，也不想吃东西，没胃口，虽然口干，但水也喝不多，也没汗出，脸色白白的，没点血色，眼睛抬不起来，讲话很没力气，看上去很严重。

病人越是坚持来找我看，我的压力就越大。虽然书本上讲过附子、干姜一类药可以用来退烧，但在实际中有时候真的不敢想、不敢用，但是其他的方法用过又没有效果。

后来我又详细询问，他说白天的时候喝水是甜的，好像喝糖水一样，到晚上高烧的时候，就出现口苦，一天之内口里有甜和苦两个味道，又不想吃东西，用承气汤也没有排大便出来，就考虑脾胃中土应该是真的虚到这个程度，不过用300克甘草加30克干姜，还是感觉很冒险，有点在赌运气。病人吃完后，当晚上半夜全身出汗湿透，12点钟以后就开始退烧，早上体温完全正常。第2天我就让他把甘草加到500克，再吃一副，白天烧是退了，晚上37.5℃，不到38℃，还有低烧。到了第3天我就换了一下，炙甘草、生甘草各半，病人的情况还是非常稳定，除了还有点低烧，全身症状都缓解了，精神好，有气力，吃饭正常，大便通畅，我就感觉是脾胃的功能已经恢复了。

前面老师说，甘草有类似醛固酮的作用，这样看来，用大量甘草退热好像是西医的方法，不过我用的时候都没想到，我只是考虑到平衡的作用，当全部都乱套的时候，把中土稳住可能有帮助，而且考虑甘草没什么毒性，试一下也没关系，后来查书也看到说甘草有激素类的作用，但它的成分不是激素本身，应该不像激素有那么多副作用。

不过我还是想知道，到底是大量甘草中的某个成分在起作用，还是辨证论治的作用，于是第4天我就给病人改成了补中益气汤，普通剂量，合上甘草干姜汤，不用那么大量甘草了，用了60克炙甘草，30克干姜，就是按《伤寒论》里面的剂量。结果很神奇，这天晚上完全不烧了，看来这是补中益气的作用，不是甘草单独的作用。

后来让他坚持吃3天，第2天、第3天体温又到了37℃多，还是不能完全退烧，这个应该就是病证在变了。仔细询问发现，病人的口甜基本上没有了，口苦也很少了，现在主要是口很干，而且是到了半夜特别的干，感觉口干后就很想喝水。半夜口干欲饮，再加低烧，早上还自己退，这是阴虚啊。这个病人本身是阴阳两虚，一方面补充起来了，主要矛盾就发生转换了，既然夜热早凉，就开了青蒿鳖甲汤，服后口不干了，人也舒服了。

不过还没完，病人低烧还有反复，昨天晚上我跟病人打电话，他说还有点低烧没完全好，其他状况很好，精神、气力、吃饭、大小便全都正常，退烧的时候还有点汗，但不像以前那么多，除此以外还有点关节痛，绷紧紧的感觉，走路不方便。我忽然想到《伤寒论》第29条，先温其阳，乃复其阴，先用甘草干姜汤，再用芍药甘草汤。于是又用芍药甘草汤，白芍用60克，炙甘草用30克。今天早上7点半我打电话问他，他说昨晚服药以后，出汗增多一些，退烧提前了，到12点钟的时候烧已经退了，半夜的时候比较舒服，今天早上起来，关节痛减轻了，脚很舒服。

这些病例给我的感觉真的是像按照张仲景的原著生病一样，不用想那么多，按照书上阴和阳两方面用药，用准确就非常厉害了。我刚开始做医生的时候，感觉方子里面越多药就越可靠，因为什么功效都有，加在一起总会有效果吧，其实这种方子有效是有效，但效果不会很满意，如果把思维转到《伤寒论》上，思辨阴阳，所有的问题都是阴和阳两个方面，阴又分为三阴，阳又分为三阳，阴和阳又互着在一起，很多证也就辨出来了。

比如甘草的作用，我整理了一下现代科学对甘草中有效成分的研究，其中甘草甜素是研究的最多的，还有甘草环苷等二十几种成分。而甘草的药理研究也是非常多的，首先甘草有解毒的作用，第二是有抗炎、抗变态反应的作用，第三是有祛痰作用……到第九个才是激素样作用，具有肾上腺激素样作用，除此以外还有强心作用、抗癌作用等。甘草作用很多，所以我们用的时候也不知道到底是用其中的哪个成分、哪个作用，应该是在一起的。所以我们按照中医的思维去想问题，就比较容易了，如果要用成分去理解问题，怕是越研究越困惑，一个甘草都有这么多研究结果，更不用说整个方剂了。所以中医在整体这一层面把握疾病，是我们中医的长处，不能拿中医跟西医比谁厉害，各有各的长处。做中医，就要立足中医的思路去想问题，如果从一个病灶、一个药物靶点、一个作用去研究的话，那就走偏了。

所以按我的思路，在五脏六腑上想问题想不通的时候，我就要想天人相应。后来我就想甘草干姜汤为什么吃了出大汗，原来病人没有出汗嘛，土怎么变出汗呢？后来我仔细一想，还真是这么个道理，好比现在的自然环境中水土流失，没有土壤了，水也就保不住了，没有水，植物也就不生长了，补土以后，能保持住水分，植物又重新生长，植物生长，又进一步保持住水分，同时植物还能让水不泛滥，所以治土就是治水。治水有两个含意，一是挡住水不让它泛滥，另一个方面是存水，没水也不行。饮入于胃，上输于脾，脾气散精，上归于肺，到肺以后又通调水道，下输膀胱。所以实土以后，水能保存下来，又能蒸腾向上归于肺，肺通调水道，水道会通畅、会下雨、会出汗，所以病人吃了这个药就能出汗，这些都是相通的。

李教授： 非常难得把这个病案追了这么久，一直一直走，又讲到运用甘草干姜汤，然后又是芍药甘草汤。通过这个案例，我觉得他是非常客观的现身说法，非常精彩。

有一位西班牙来的同学，家里有一个案例，可不可以跟大家来分享一下？

李龙： 大家好，我妈妈最近生病了，她有癌症，上个星期家人给我打电话，说我妈妈在住院，我在中国非常远，感觉有点无奈，到底是先回国还是留在这里，很矛盾。我每天都给妈妈打电话，这个癌症发生的很快。

开始的时候，是腿部的皮肤上有一个伤口，然后伤口越来越大，一直没有恢复，开始也不知道是什么问题。我是西班牙人，西班牙在地中海那边，我们传统上也会借助自然的力量，爱是一种治疗的办法，我们还很喜欢太阳，还有海，环境对病人非常重要，很多医院在地中海，环境非常好，所以我妈妈决定去海边休息三四年。但是这个问题并没有得到解决，而且越来越严重，去医院以后说有癌症，所以要赶快解决这个问题。西医的治疗就是把这个东西切掉，然后控制。

现在这个癌症扩散的很快，所以我们决定用西医方法切除，然后从中医方面慢慢平衡。手术以后非常好，在五天内恢复得很快。我觉得从中医来看一个人，应该有三个部分：一个是可以摸得到的东西，比如说肉；一个是气，摸不到，但真实存在，像练气功的人就能感觉到，有气很重要；还有一部分是神，我觉得癌症的很多问题都和神有关。

为什么癌症扩散得这么快，我考虑很多东西，虽然是肉的问题，但肉的问题可能是受到神的影响，压力大，情绪不稳定，这些看不见的东西，会对身体产生反应，影响在肉这个空间内。手术之后，我觉得最重要的是从比较轻松稳定的方面照顾我妈妈，因为她需要爱，我们不光每天都打电话，而且每天都去医院，这就是从神的方面调理。有形的东西切掉以后，我们觉得还需要从饮食、休息、养生等方面照顾，饮食非常重要，用些容易吸收的东西、补气的东西，所以五六天内恢复得非常好。那里的西医生就想对我妈妈进行一些研究，因为在这种情况下很多病人是需要化疗的，但我妈妈看来不需要化疗，医生就想研究一下为什么她的身体跟别的病人不一样。

我还需要考虑吃什么中药。现在感觉有些气不足，有时会痰多，最近出汗很多，忽然发热，忽然发冷，情绪也不是很稳定，容易累。《伤寒论》太阳病篇说到卫营，我考虑是不是从卫营这方面着手，请大家分析下，补充下我的思维。

李教授：谢谢分享。很难得中文讲的不错，应该不需要翻译了，大家基本能明白他的意思。

首先，我代表我们整个博士班向你妈妈表示问候，也请帮我们转达我们大家的关心。

你对《伤寒论》的理解不错，想到了太阳病，想到了桂枝汤，我觉得是对的。你前面说的三个部分，我的理解应该是精气神，有形的、无形的，形而下的、形而上的，神的确是很重要。你刚才讲了桂枝汤，是可以的，当然这种寒寒热热还是要跟前边讲过的太阳病类似证相鉴别，真的是太阳病吗？用桂枝汤干嘛？一阵阵地出汗，桂枝汤治疗汗证，既可以发汗，也可以止汗，营卫不和的自汗证，并不一定有表邪，也是可以用桂枝汤。

所以建议也用上玉屏风散，从气的层面，固护正气，抗御外邪，也有祛风的作用，黄芪、白术、防风，再加桂枝汤。如果有点肝郁，我会想到用四逆散，但是其中柴胡的用量要小一些，因为本身就有汗，柴胡又有散的作用，容易加重出汗，需要综合考虑一下。或者用点麦芽，麦芽也可以疏肝，又能够健脾。或者用这些比较轻和的，如合欢皮、合欢花，不会太烈，可能更好一些。

学术交流（六）

　　同学：关于经方的东西，有些人就觉得《伤寒论》这里面的方子都很简单，到底行不行？桂枝汤、麻黄汤、芍药甘草汤这些方，这么简单，很怀疑。我一开始看《伤寒论》第一印象也差不多，好像都是伤风感冒、发冷发烧的小问题，好像古人都没什么技术，就是看些小病。其实这种观点是因为没有深入了解《伤寒论》，如果没开过没用过《伤寒论》的方，是体会不到其价值的。

　　我做医生差不多30年了，越来越感觉到古人非常厉害，我学了30年也不敢说学好了。我真的有深刻体会，如果都用《伤寒论》的思路、思维方式，用《伤寒论》的方、法，基本上大病小病、急性慢性病、疑难病，都会有很好的治疗思路，而且我现在越来越经常用这个思路去考虑问题了。

　　像现在的各种疾病，以前应该也都有的，为什么古代人都是用这些方法，就敢去治这些病呢？他们是实践出来这些方真实有效的。但是我感觉现在的中医退化的很厉害，教科书编的都是为了去考试的东西，都是一些零零碎碎的东西，没有把病这个问题串起来。

　　随便举个例子，现在最常见的呼吸道感染发热，小孩子最多。这种病人来看病，个个都说咽喉发炎，西医这么说，中医也这么说，因为咽喉是红的肿的，但我看来未必每个都是咽喉发炎，感冒的时候咽喉都会有充血的嘛，咽喉一般都是红的嘛，那这个到底是感冒引起的还是咽喉炎引起的，还是扁桃体发炎引起的呢？其实很多医生包括西医也分不清楚，但是看病的时候每个病人都要看喉咙，所以都看到了咽喉发炎，发烧也咽喉发炎，感冒也咽喉发炎，扁桃体炎也咽喉发炎，一看局部红就是咽喉发炎，没有掌握病因，一用药就是抗生素，搞不定就再加点激素、维生素，再加补液，"三素一汤"。抗生素用下去一般来说都会有点效，它虽然能杀菌，但也抑制免疫力，把身体的正气压下来，导致邪气斗争降低了，发热也就降低了，抗生素本身就是凉药。

有些医生为了效果好还加点激素，很多医生都是这种思路，抗生素、激素下去，病人也能好个七七八八，其实这种思路就是没什么思路。我老家有几个赤脚医生，稍微培训一下，没有经过大学教育，也没跟什么师傅，就是会打针，几种抗生素，青霉素、头孢之类，所有的病都是抗生素加激素加补液，生意好得很，一天看几十上百个病号，但是如果再认真看一下，翻来覆去就是那么一两百个病人转来转去，他们的复发率很高，一个月起码会看两次病，所以他生意好，病人说有效果，表面上看这个医生很有技术，实际上是在害人，病人每天都看，但是越看越坏。

以前我在基层做中西医结合，也差不多，病人来了就是打针，但是也不会那么大量地用抗生素加激素，一般来说感染的用抗生素最有把握。现在我不一样了，我现在很高兴有发烧的病人找我看，有发烧的病人来找我看就说明我治病有办法，很多发烧的病是不用打针的，吃中药可能比打针更快。

举个例子，急性化脓性扁桃体炎，是比较常见的病，常高烧至39℃，甚至40℃，用抗生素要两三天才能压得下来。我最近越来越多体会到中医效果要比西医好。若病人有表证，发烧发冷高热不退，扁桃体红肿化脓，全身中毒症状严重，不想吃东西，往往大便也不通畅。这种病人就很符合攻下法，一般我会想到凉膈散，其中也有调胃承气汤的组成，再加了清热解毒的药，黄连、黄芩、连翘一类，这个方用下去，效果是比打针还快。

前几天一个病人来，也是发热3天，去医院看过，但家长不愿意给病人打针，觉得打针对小孩子不好，以前在医院打针都很难恢复。他就打电话问我小孩子吃中药行吗？我说中药应该可以，你来看看吧。我一看，就是扁桃体化脓，两个扁桃体肿大有红点，还是感染比较重的。按以前的想法，必然首先考虑抗生素，但是现在我不是这样想了，中药应该不差于抗生素，我用凉膈散的底，再加清咽利膈汤。开完药后跟病人说这个药服下去应该第二天就会有好转，后来病人打电话说晚上吃药以后烧就退了，所以中药真的是不差于抗生素的。

所以中医也不怕急性病，我最喜欢看感染性的疾病，有挑战性，病毒感染更是没得说。我有个病人，变态反应性疾病，是病毒或者其他感染引起的，变态反应损伤了血管，引起血管炎。发烧不退，口唇一圈红红的，十个手指间都红肿，在医院看了三四天，没办法退烧，不吃饭，不说话，起不了床，可能心脏功能也受到了影响，当时的医生也是觉得有危险，让他住院观察，化验结果白细胞在 2 万以上，中性粒细胞也偏高，心肌酶也超标。后来看了两三天还看不好，病人对医院没什么信心了，就来找我。这种病我也是第一次见到，对很多西医相关的东西都不太了解，但是心肌炎的症状已经很清楚了，病人脸色苍白，没力气，不想说话，不想吃饭；舌红，苔白腻，小便黄，发烧持续几天不退。我当时考虑是温病湿热证，就用三仁汤，加了银花连翘。隔了一天以后病人来复诊，原来在吃了药第二天就退烧了，退烧以后胃口好转，精神也好了，从表面看和正常人一样。然后去检查化验，白细胞也正常，酶也正常。除了嘴唇和手指头肿等血管炎的体征还没有完全消失以外，其他都好了，真是很神奇，两副中药就搞定了。

所以中医治疗感染性疾病非常厉害，抗生素是比不过的。抗生素的耐药性太可怕，天天更换，没效果以后更麻烦，所以西医也是面临着很大的风险，新药的研究永远赶不上细菌耐药性的产生。但是我们中医有长处，不怕细菌有耐药性，中药是天然的东西，跟微生物生态平衡，共同生存，这些药用植物都是跟人类共同进化的，所以我们跟它们能够和谐平衡，所以中医中药永远不会过时。

李教授：这些分享对我们很有启发，而且这位同学的西医很扎实，中医也用了这么多年，有独到的见解。我觉得未来很多东西还是要回归到中医的理论，西医和中医不是对抗的，而是协调的。不是什么都要切掉，存在就有价值。除了耐药性，菌群失调也是个大问题，我们人体里本身就有很多细菌，这对于人的健康是非常重要的，现在国际研究的一个前沿重点就是关于肠道菌群的生态环境。菌群失调可以产生很多病，恢复正常菌群是很多病治疗的基础，中药很大程度上可能就是这样一种功效。再次谢谢这位同学！

学术交流（七）

李教授： 感谢各位博士分享心得，我希望每一位同学都能上来谈一谈，哪怕一两分钟，结合伤寒论，给大家一些启发。这次我想请福建中医药大学的老师，现在也在我们这里读博士，她是搞中药的，请她来跟大家分享一下心得，大家掌声欢迎！

福建中医博士： 谢谢李老师！谢谢大家！

我学中医大概十几二十年了，以前没有系统地学过《伤寒论》，为什么现在来学习这个？是这样的，我认为我是个病人，我从小到大基本上就是一两个月就要发烧一次，每次发烧也会出现腰背、肢体酸痛，头痛，非常难受，大概从几个月开始就是这样，一直到我读大三的时候，状况才慢慢地好转。在小的时候，每次发烧母亲都很着急，就把我带到医院去打庆大霉素，打得我现在耳朵也是不太好。我的奶奶比较信中医，因此经常跟我母亲吵架。我大概记得有一次，我发烧一周，烧得很厉害，几天都没有尿，我奶奶就把我抱到一个乡下老中医那里去，可能是开了个猪苓汤，大概喝了两副以后，烧退了，小便也出来了。

因为我经常生病发烧，考大学的时候我母亲就逼着我去学医，当时我不是很情愿，只是在最后一个参考志愿报了中医，没想到就这样跟中医结缘了。在医院我是属于易感人群，到呼吸科我更是经常会发烧，所以毕业后我也没有选择去当医生，而是到了学校的研究所去。开始是做一些经络研究，之后因为一些学科的交叉，又去做药理方面的研究，十几年了。通过我这些年所做的研究，我自己认为单味中药或中药复方中的确是有抗菌、抗病毒的成分，但是效果并不太好，我们手上做了几个药，包括复方，它真正的抗病毒效果确实不好。大家可以看我们现在的药理书上，像黄连、金银花这些，对它们的抗菌、抗病毒能力的描述，大部分都是讲抑制，比如说抑制金黄色葡萄球菌、绿脓杆菌的生长，而不是杀灭。我们也做了一些中药解热作用的研究，中药在解热镇痛方面、抗炎症的红肿热痛方面的效果是相当好的。

我长大以后，一有感冒的症状，一有发烧的症状，就赶紧吃药，有时候吃西药，有时候吃中药，以中药用得多，福建跟广州的气候有点相似，偏于湿热，所以经常就是开一些金银花之类的中药。最近有发烧，烧难退，我发现麻黄汤、桂枝汤这些经方的退烧效果很好，而且在退烧以后，接下来不容易发展到咳嗽，不会迁延很久，基本上在两三天之内就可以解决。如果是开清热解毒类的中药，症状也会减轻，但是之后会慢慢咳嗽、流鼻涕，会拖很久。这些是我个人的感觉，应该是解表祛邪的作用。

所以我觉得中药在人体所发挥的作用应该不是直接的抗病毒、抗菌作用，其解热镇痛的作用应该是调动了全身多个系统，如交叉系统，内分泌、免疫、神经系统，所引发的一个整体的共同作用，从而产生相应的治疗效应。如果用单个指标进行研究，比如说提高免疫力，提高激素水平，中药的调节效果我看并不会太明显。

我经常思考，我们的复方，甚至单味药，其成分都是相当复杂的，每一味药可能有几十种成分，复方更不用讲了，配伍以后的有效成分更是相当复杂的。应该说是老祖先找到各种药物之间的最佳配伍、最佳组合，并通过其调动全身系统进行有机的整合，从而发挥共同的效果，这是我个人的一些想法。

关于中药的煎煮法，李老师前面讲过，我也有一些经验。我们做中药药理的，制备实验药物时当然要煎煮，一般就是按最传统的中药煎煮方法，然后提取分离，然后根据临床上的剂量折算用在动物身上，这个过程中就涉及药物的浓缩，浓缩的时候温度不能太高，温度一般控制在50～60℃，过于高温可能会破坏其中的一些成分，还有一些成分是需要有机溶剂提取。

现在临床上有中药颗粒剂，颗粒剂也分两种，一种是用传统的水煮，然后干燥、浓缩，另外一种是按照现在文献上可查的，按药物指标成分用不同提取方式分别提取浓缩，比如有的成分要乙醇提取，有的成分要低温提取。根据临床上朋友们的应用，感觉后者的效果比较好，就是说参照指标成分进行提取的，比普通煎煮浓缩的颗粒剂要好。在台湾还有一种复方煎煮后提取的颗粒剂，这个大陆现在好像还没有。

我想在临床上，传统方法煎中药都是用水煎的，最后的成分应该还是用水提取的颗粒剂的那个指标成分。临床医生开药，也是几种药合在一起，煎煮过程中可能出现药物之间的相互作用，或拮抗，或增效，而单味药分别提取、浓缩，没有把复方浓缩在一起，药物之间的相互作用被人为地去掉了，那最终的效果是不是还跟原方一样呢？

李教授：今年暑假我们在福州开仲景学会的年会，就是这位老师接待了我们，现在这位老师又来我们广中医攻读博士学位，也是缘分，所以我比较了解她，她刚才讲的是她个人的经历，学医的过程，同时又是以一个病人的身份来讲，讲得很真切，很好。

我觉得中医的基础研究挺难的，不能因为基础研究没效就否定中医，因为中医最关键的是临床有效，真正要研究中医应该走临床路线，有临床实证是最重要的，因为中医诊病太复杂，整个体系把天地人都涵盖在一起，理念太博大精深。所以有时候我的研究生做实验，做出来阴性结果很紧张，我就说紧张什么，结果是什么就是什么，只要设计严谨，就是真真切切的过程，阳性结果对中医也不过是一个佐证而已，阴性结果也不能够否定中医，你做了，别人还会重复做，其中影响因素太多了，一个指标没效不等于另外一个指标没效。

又要说葛根芩连汤，我知道仝小林教授他们在研究这个方的降糖作用，临床上这个方降血糖效果很好，但是检测血液里边的有效成分却很低，几乎测不到，他们就思考为什么有那么好的疗效却在血液里测不到什么东西，后来想到把这个课题和微生物联系在一起，研究起菌群失调，由此认为中药可能不是靠吸收之后产生直接作用，而有可能是中药作用于胃肠道，通过改变胃肠道的菌群，间接起到综合的作用。

我们中药是要靠口服，血液测不到不代表没吸收，不等于没效，如果要跟西医的非常准确的、非常量化的东西来比较，绝对不是中医的优势，中医应该有更大的空间，更大、更广泛的思维方法值得我们去探索，西医只是一个学科一个领域，也只是一个层面的问题，它不代表全部的科学。

下面欢迎吴博士再跟大家讲讲最近的心得。

吴博士：我有个看法，西医一般是先做体外实验，从体外再做到动物，最后才是人体实验，所以他研究的作用点是从物质本身的直接作用去研究的，而我们中医中药实际上是通过人体去起反应的，它是把药物作用在机体以后，跟机体共同去对抗疾病的，所以作用肯定跟西医的研究是不一致的，这是我的理解。

我在临床中感觉到，对于感染性疾病，尤其是病毒性疾病，中药的确比西药效果好，以前我没有用纯中医，都是用抗生素和抗病毒药，感觉效果并不是太好，有些病人耐药，效果就更差，经常打针三天五天，甚至十天八天都没搞定感染发烧的问题。

后来慢慢改为中医思路以后，我感觉效果要比西医快，病程还短，药开得好的话，一两副药，半天搞定，一般不会超过三天，除非有些病是慢性疾病就没有那么快。所以我感觉中药对于微生物的作用肯定是通过整体来起作用，肯定不是药物本身的抗菌抗病毒作用，所以很少产生耐药性，而且效果还要更好。

又回到前面说的那个病人，用了甘草干姜汤，用了三天以后烧就退下来了，虽然还有些低烧，但时间很短了，就是从下午 4 点钟到晚上半夜12 点之前有一点点，基本上没有不舒服的症状。我用完那个方以后，有的同学问我，到底是甘草起作用，还是机体自身脾土的作用？我又按着思路仔细再想一遍，用完三天的甘草干姜汤以后，我又改了补中益气汤给他吃，烧全退掉，一点低烧都没有，但是好景不长，过了一天低烧又回来了，看来补中益气汤也不能解决病根，于是我想应该还是跟中医讲的脾胃有关系。后来那个病人还持续一段时间低烧、关节痛的状态，又用过芍药甘草汤、芍药甘草附子汤、桂枝芍药知母汤，都有一定效果，但还是解决不了病根。上星期他又感冒，又烧起来，我想这个烧是不是跟外感有关系，就让他买些小柴胡冲剂吃，结果是喝了确实有效，李老师讲过"不清不楚小柴胡"，看来小柴胡汤还是比较灵活，经方真是有很神奇的效果。

还有个更神奇的，我的一个朋友，生了一对双胞胎，一男一女，本来是很高兴的事情，不过因为是早产，小孩生出来就住院，大的是姐姐，因为肺炎住院，小的在温箱里面放了十天，出了温箱以后就低烧，在医院里的时候还没发烧，一回到家就开始发烧了，也是表现为下午开始，半夜高烧，到天亮自己就退了，每天如此。他家族里面有很多医生，就带到医院里面检查，没有什么阳性的发现，没有感染，白细胞不高，搞不清病因，医院就让留院观察两三天，结果住院期间烧就没了，可是出院以后又烧了。

后来他就给我打电话说这个问题，我就跟他说，这个很可能就是夏季热，因为是早产儿，早产儿的神经系统发育不完善，体温调节不灵活，先天不足，所以更容易发生夏季热。那怎么处理呢？我就说你只能在家里开空调，看看情况怎么样。于是家里空调开到25℃，果然烧降下来了，没有高烧了，37℃多，就这样开了几个月空调。但是总开空调也不是办法，我想只能慢慢等孩子神经系统发育完善了。

后来我回老家的时候亲自看了一下，发现那个小孩的发育真的不是太好，比较消瘦，营养不良，吃东西也少，但肚子很胀，大便烂，有时拉不出，还有就是比较烦躁，不容易睡觉，半夜总是哭闹，抱着不哭，一放床上就哭。这个状态就很不正常，发育迟缓，营养不良。除此以外，他还有疝气，腹疝，也是跟先天有关，疝气也会痛，所以这个小孩经常哭，这么小的年龄也不好做手术。我说腹疝这个不用急，到6岁以后可能自己就好了，不用开刀，后来这个疝气是3个月以后自己好了。我观察这个小孩的情况，脸色也不苍白，也没有汗出，夏季热本身是不出汗的，发烧是下午2点钟以后开始烧，半夜高，早上退，很规律。

其他中医开过的方子有清暑益气汤，包括王氏的和李氏的，有生脉饮，有竹叶石膏汤，都没有什么效果，而且吃了竹叶石膏汤以后肚子更胀。其实这个小孩子是脾胃不足，肾气不足，并不是暑热，不是阴液不足，而应该是阳虚，但寒的症状也不是很明显，舌象也没有明显阳虚的表现。

我看过一次之后，改过几次方都没有能解决问题。后来我就说只能靠天气吧，书本上说一到三个月，出了夏季就好了。结果几个月熬过去了，到了立冬以前还没有好。正好碰上了刚才那个风湿高烧的病例，我又突然想到这个病是不是一样的原理，先天不足后天也不足，还是虚寒的机理。于是就打电话给他开了一个方，甘草干姜汤，炙甘草用6克，3克干姜，不用大量，6个月的小孩子，应该是很安全的剂量。

第二天他打电话过来说："这个药反应很强烈，不敢给他吃啊！吃两口以后大喊大叫、全身冒汗，口渴喝水。"开错药了吗？凭我的感觉应该不会，我让他把药稀释到100～150mL，慢慢分几次再吃。就按这个方法，小孩子接受了，喝药以后最明显的反应是喜欢喝水了，以前是不想喝水，发烧不出汗，而现在想喝水了。所以这是由于土虚，津液不能上输于肺，脾虚不受水。又吃了一个星期，他打电话过来，说小孩子已经一个星期没烧了！

夏季热是中西医都很困惑的问题，西医是没办法，中医有办法，我看了很多书，很多方法都用过，补肾补阳气的都用过，效果都不好。唯独甘草干姜汤这个方法我没看到过先例，用这么简单的经方能把问题解决，效果真的很神奇。是不是天气凉了之后自己好的呢？也不太可能那么巧，开了空调室内温度也是二十几摄氏度都没有好，好像应该是药物的作用。西医解释说大脑发育不好，这个也不可能是吃两次药就发育好的。所以中医很有空间，很多西医搞不清楚的，中医能够解决问题。我从这两个病例中得益很深，在碰到疑难问题的时候，应该想到最根本的问题，即阴和阳的问题，用经方解决，不用想太多东西。

前面讲过阳明病、太阴病，今天讲到少阴病，我就回顾了一下脾胃与土，与阳明、太阴什么关系，结合我临床上的一些经验，总结下来跟大家分享一下。

胃为阳明，为燥土，为阳土。其中有两种情况：一种是实热，一种是虚寒。实热里面包括经热和腑实，经热用白虎汤，清法，腑实用承气汤，下法。阳明也有虚寒，就是我们讲的这个病案，用甘草干姜汤。胃也有阴，可以出现胃阴虚，在《伤寒论》中，用白虎汤退热后，余热未清的时候，有竹叶石膏汤，我认为它是胃阴虚的一个虚热证。

脾为太阴，为湿土，为阴土。其中有几个病：一个是偏于实热的，我认为是《伤寒论》的麻子仁丸。一个是脾阳虚，用理中汤，理中四逆辈。还有脾气虚，《伤寒论》里面讲到厚朴生姜半夏甘草人参汤，这个方补脾气，因为它有气滞，还有行气的药物，当然后世还有补中益气汤等方子。还有脾阴虚，如果表现在四肢，用芍药甘草汤，脾胃主四肢，脾阴不足，不能濡养造成四肢疼痛，芍药甘草汤专门治疗四肢疼痛；如果表现在内部，我认为是桂枝加芍药汤和桂枝加大黄汤这两个方，阴虚兼有阳亢，病人有腹痛、大便不通，是阳气过盛的表现，但阴虚是底。

以前我不会用桂枝加芍药汤，是后来读了《伤寒论》以后才慢慢有所体会。有个病人感冒发烧，是一个小孩子，同时有肚子痛，小孩子肚子痛很常见的，胃口也没受影响，没有拉肚子，只是肚子痛。如果从西医来看的话应该是胃肠痉挛，要用解痉止痛药，但是也不可能长期吃。中医的话，往往就是用桂枝加芍药汤，一般两三副就治好了，不需要维持。

还有个病人，经常出现肚子痛，时间从半小时到两小时不等，时轻时重，差不多隔半个月总要发一次。有次发病有点严重，就来找我看，仔细询问以后，他是平常在外面工作的时候没事，发病总是在家里的时候，而且总是在半夜痛，就是这样一个规律。西医也查不出什么原因，可能是腹痛型癫痫。后来就用桂枝加芍药汤，吃了两个星期药，现在已经几个月不犯了。

案例教学（一）

下面播放的视频是 2009 年的一个病例的视频。

病人是一位 86 岁的阿婆，5 月份入院，主诉是"反复腹痛、全身乏力半月，加重 4 天"，她在半月前就出现反复的发烧，然后全身乏力，在我们医院一内科治疗好转后出院。5 月 16 号出现腹胀不大便，吃了麻仁软胶囊之后大便烂一些，但是腹痛加重，还有想呕吐。在 5 月 20 号的时候吐出来很多东西，做腹部 X 光透视示小肠郁张，于是收到我们科。

病人有高血压病史 10 余年，还有糖尿病、冠心病，尿路感染、小便失禁有 4 年，病情比较复杂。入院时病人神志清楚，腹部隐痛，少腹部有点胀，全身乏力，有胸闷心悸，头晕，胃口不太好，小便失禁，大便几天未排，前次排大便很干。

体查腹部软，有广泛压痛，没有反跳痛，腹肌比较紧张。舌质暗红，苔黄腻，脉沉。实验室检查也有很多问题，血分析血象一万七，中性粒细胞高，血气分析提示有代谢性碱中毒，甲状腺功能检查提示有甲状腺功能减低症；小便检查有白细胞、隐血，尿培养提示有粪肠球菌感染。心电图提示房颤，心脏彩超提示瓣膜关闭不全，B 超提示双肾有积液，输尿管上段有扩张，考虑中下段有梗阻性的膀胱炎，CT 也显示肾脏积水和肝囊肿，动脉硬化，椎间盘有退行性变。

入院以后西医的综合处理包括：吸氧、消炎、胰岛素泵控制血糖、营养支持。中医辨证考虑是湿热，用了八正散。

治疗后症状没有改善，而且腹痛加重，还进一步出现了烦躁，手足无力。值班医生交班时讲到这个病人闹了一个晚上，同一个房间的病人甚至投诉影响到他们的休息，希望这个病人转床。

这个录像是 5 月 22 号查房时拍摄，当时病人手脚发凉，而且冷过肘膝关节，胸腹是灼热的，有腹痛，压痛很明显。口渴喜饮，而且要喝冰水。白天很安静，晚上很烦躁。舌质偏红，舌苔黄白黑都有。脉象偏沉且有力。

首先，同学们看完这个病人以后，要知道从所搜集到的资料怎么去综合分析，因为资料都是散的，我们要善于自己去归纳，抓住病人的病情特点。

第二是要回到《伤寒论》中来。《伤寒论》里面讲到多少腹痛，病机有哪些？有关烦躁的条文有哪些，方证有哪些？还有厥，《伤寒论》中讲"厥者，手足逆冷者是也"，病人这里的手脚发凉要怎么来分析。然后再思考分析前面医生用的八正散为什么没效。

通过这个病案讨论，希望大家能够把《伤寒论》的相关内容连贯起来，把相关知识融合在一起，从而使运用《伤寒论》的能力得到一个提升。

对这个案例我自己也做了一个小结，现在糖尿病人很多，每个病人的表现都不一样，每个阶段也都不一样，这个病人有什么特点呢？这个病人的特点是烦、腹痛、四肢厥逆，还有就是年龄较大，八十多岁，病程较长，高血压病史 10 年，糖尿病史 4 年。几个字概括了这个病人的特点，但这个病症却一点也不简单，否则就不会来住院了，而且是刚出院没多久又回来住院，前面用方效果又不好，病情必定复杂。

结合《伤寒论》又如何思考呢？从几个方面，寒热、四肢厥逆、腹痛。

讲到寒热，这是个挺关键的问题，仲景原文第 7 条就讲了辨阴阳之大纲"病有发热恶寒者，发于阳也；无热恶寒者，发于阴也"，其关键点是有发热的多属阳证，无发热的多为阴证。那么这个病人呢？手脚冰凉，过了肘膝关节，这种情况是不是一定就是寒厥？《伤寒论》的厥阴病篇中有专门论述四肢厥逆证的，讲了十多种厥证，结合这个病的特点，病人虽然四肢厥冷，但胸腹是灼热的，而且不喜欢盖衣被，病人常自己用手脚把被子拉开，同时喜欢冷饮，要喝冰水，而且不大便，大便是干的，舌象、脉象都反映是偏于实证，所以考虑这个厥是热厥，是真热假寒证。可以再结合《伤寒论》第11条讲的辨寒热真假："病人身大热，反欲得衣者，热在皮肤，寒在骨髓也；身大寒，反不欲近衣者，寒在皮肤，热在骨髓也。"说明欲与不欲是病人的真实表现所在。厥阴病篇讲到热厥的时候，说到热厥的特点是"热深者厥亦深，热微者厥亦微，厥应下之"。这里所说的"下"，不是单纯指攻下法，也包括了白虎汤的清法，也包括四逆散的畅气法，所以对这个病人我们考虑应该是气郁不达，应该用四逆散。

第二个说烦躁的问题。《内经》里面说："诸躁狂越，皆属于火。"但是从《伤寒论》来看，热证固然居多，但寒证也不少，需要认真地辨识。现在这个病人的烦躁是有昼夜差别的，昼而安静，夜而烦躁，而且烦躁的时候是走来走去，自己都不知道自己在干什么。《伤寒论》里面在讲干姜附子汤证的时候提到的是"昼日烦躁不得眠，夜而安静"，正好和这个病人相反。干姜附子汤证、茯苓四逆汤证都会出现烦躁，这种是阳虚的烦躁，心阳虚而心神浮越就会出现烦躁，但这种烦躁要有阳虚相关的症状。我们说烦躁有虚烦，有实烦，有阴烦，有阳烦，属于阳虚的烦躁，往往称之为阴烦。现在这个病人，是不是单纯的一个阴烦或阳烦呢？她固然有虚的一面，年岁长，病程长，病情复杂，脉还是偏沉的，所以说有虚的一面。但她又有实的一面，她的趺阳脉特别的弦大有力，所以考虑还是以邪实为主，结合其神志症状，让我们想到了《伤寒论》106条的桃核承气汤证，其病机为瘀热互结于下焦，表现为其人如狂，少腹拘急疼痛，这个病人就有腹痛。但用桃核承气汤这种攻伐药，还要适当考虑病人体质，这样的老人家，在攻邪的同时，正气很有可能也随之散掉，那就不妥了。所以在最终的治疗方案中，我们是以茯苓四逆汤打底，固正气，阴阳双补，再合桃核承气汤和四逆散。

第三个特点是腹痛，在《伤寒论》里面最典型的是太阴病和阳明病。

阳明病是里实热证，承气汤证系列，太阴病的腹痛，除了理中汤证，也包括了桂枝加芍药汤证、桂枝加大黄汤证，还有小建中汤证。一般老人家的腹痛以虚证居多，常有脾虚的问题。这个病人的腹痛特点，有偏实的一面，就是有压痛，但是腹肌不是很紧张，如果换个年轻人可能腹肌会很紧张，与老人家肌肉皮肤松弛有关系，所以应该是虚也有，实也有。

还有其他方面的症状，不大便、喜冷饮，再结合病人的体质，平素大便以偏干偏燥为主。舌苔黄厚浊，说明还夹有湿浊。再加上西医检查双肾有积液，膀胱炎，从中医来讲都是邪气所在。所以综合起来，其病情与燥热、气滞、血瘀、痰湿都有关系。最终的治疗方案除了刚才讲的几个合方，同时也加了薏苡附子败酱散。整个方子里面把化瘀通便、温阳利水、解毒散结几个方面综合起来运用。

经方的合用不是我们的发明创造，张仲景在他的著作里面就已经做了示范，比如说桂麻各半汤、桂二麻一汤、柴胡桂枝汤等，这给了后世医家一个很好的启发。现在临床病症非常复杂，尤其是城市里边，尤其是需要住院的，病情肯定不会是那么简单。比较典型的伤寒方证，往往在社区、乡村可能会见得比较多，因为没有经过药物或其他因素的干扰，呈现的是疾病发生发展的自然过程，这就可能和《伤寒论》比较吻合，所以很多基层医生会觉得伤寒方特别好用。但是在省城，病人的症状非常复杂，寒热虚实常常很难辨清楚，其实大多是同时存在，所以一定要合方应用。除了伤寒方和伤寒方的合用，还有伤寒方和金匮方的合用，还有伤寒方和温病方的合用，我在临床上就经常是这样思考的，综合运用。我们学习《伤寒论》，除了一方一法，具体的字面上的东西以外，还要善于从无字之处学习，没有讲的东西就隐含在字里行间，《伤寒论》的理念也要学习，这样才能取得好的疗效。

案例教学（二）

这个病案也是 2009 年的，我们先看一下视频。

患者贾某，女性，2009 年 6 月 3 日凌晨 2 点钟在卫生间跌倒，导致髋关节骨折，首先是到骨科，X 光检查显示右侧股骨颈骨折、肱骨大结节骨折，还有肩关节关节炎，入院就住在骨科。这个病人有 17 年的糖尿病史，有 10 年的高血压病史。收入骨科后准备做手术，但是因为血糖很高，所以从骨科转来我们科。

进来的时候主要是疼痛，大便干，小便多，血糖比较高，控制得不好，血压比较高，没有发烧。专科检查主要是骨科方面的检查，阳性体征很多。入院的时候血糖 32mmol/L，还有糖尿病酮症，所以通过急会诊从骨科转到我们科，进来以后就进行基础治疗，包括吸氧、胰岛素降糖、降压，中医开的方是以活血止痛为主，兼益气养阴清心火。

6 月 5 号的时候我查房，第一次见到这个病人，病人很胖，现在出现了恶寒发热，咳嗽，体温 38.5℃，关节疼痛，小便多，大便干，舌暗红，苔白腻，脉略偏浮滑。腹胀如鼓，叩诊真的像敲鼓的声音一样。实验室检查糖化血红蛋白十五点多，也就是说血糖控制得非常不好，经过治疗之后空腹血糖现在 12mmol/L 左右，酮体还有，白细胞 19000，C- 反应蛋白高，血沉也高，尿蛋白（+++），尿糖（＋）。

这个病人有什么特点呢？我们要善于把四诊的资料在脑子里面进行过滤，要综合归纳提炼。我总结这个病人的特点有几个：第一个是她从骨科转来，跨内科、骨科；第二个是这个病人特别的胖，重度肥胖，腰围 125

厘米，女性腰围超过 80 厘米本身就是糖尿病的危险因子，更何况她现在就是糖尿病，再加上打胰岛素的时间很长，也有一个发胖的不良反应，越胖就越不想动，越不想动就越胖；第三个是这个病人现在合并外感，有恶寒发热，虽然实证比较多，但是这个病人应该还是有虚象，有喘咳，有汗出，痰湿很盛，瘀血也很重，既要祛邪，也要照顾她的正气。

所以在确立治法时，我们应注意到几点：第一是表里双解的问题，第二是扶正祛邪的问题，第三是寒温并用的问题。

一般表里同病，急则治标，缓则治本。对于这个病人，糖尿病是基础病，是痼疾，目前又合并有骨折，又新出现了外感，但里证时间很长了，脏腑受损，应该考虑如何处理标本缓急。虽然原则上讲应该先表后里，但病人糖尿病时间很长，血糖也很高，应该是近一段时间来血糖控制很不好。那么，血糖状况、骨折、外感三者之间存在着密切的联系，骨折是一个应激反应，感冒也是一个应激反应，这两个都可以加重血糖的升高，降血糖当然是很重要的，但是不解决应激状态血糖也很难降下来。对于骨科，最急的当然是赶快手术，但是血糖控制不好又不敢做，一旦打开伤口，非常容易感染，伤口很难愈合。所以哪个环节都不能忽略。

当然，转到我们科的重点是降糖，骨科的相关治疗由骨科来指导。这个病人瘀血很明显，有局部的疼痛，又感受风寒之邪，但汗多又是不能峻汗的，要考虑到病人虚的一面，动则气喘，久卧伤气。要发表，但不能用麻黄汤，因为有汗出，有正气的不足，再加上经脉的循行部位受邪，也有瘀血比较明显，所以考虑用小柴胡汤，小柴胡汤既可以扶正，又可以畅通三焦，还能够通大便，这个病人有大便干结。病人有瘀血阻滞，部位为身体一侧，属少阳，通过调少阳，可以调气以活血，同时加用了一些活血的药，将行气与活血综合起来。

这个病人尽管有发烧，有表证，但结合舌苔厚腻的情况，应该是夹有湿邪，所以在小柴胡汤的基础之上，我们还合用了温胆汤，祛除痰湿，防止外邪和痰气纠结在一起，影响透表。本身小柴胡汤和温胆汤都是温热药与寒凉药合用，寒热并用之方；小柴胡汤和温胆汤合用，又是伤寒方与温病方的合用，也是寒温并用的。

　　解决发烧要考虑到正邪的问题，对于腹胀满也是要考虑正邪的问题。病人看起来很胖，无大便，腹胀满，这些都是实的表现，但是有时候她又是喜温喜按的，这个是虚的一面。正气不足的人患病，一般上午会好一点，下午会重一点，晚上更重，昼轻夜重，有这样一个特点，是因为人体需要借助大自然的阳气。即使正常人，我们很多人都可能感觉到，早上起来精神比较好，到下午就容易发困，晚上更困，尤其是年龄大的人特别突出，都说明人的正气跟自然界是同步的。

　　这个病人，既有实，又有虚，虚实夹杂，所以考虑厚朴生姜半夏甘草人参汤。汗多容易伤阳，发汗后也会损伤阳气，但到底损伤的是哪个部位的阳气，是因人而异的。我们在《伤寒论》太阳病篇的变证中，能够看到汗后的很多种变证，心阳虚、肾阳虚、脾虚，就是因为每个人体质不同，虽然都是误汗或误下，但一般最弱的地方也是最容易受邪的地方。这个人中焦肯定是虚的，汗多伤阳，腹胀满更甚，所以根据她的情况，考虑还是用厚朴生姜半夏甘草人参汤比较恰当，"三补七消"，而且变通剂量，方证对应。同时也加了四逆散，调少阳气机，调木土的关系。在此要特别谈到厚朴生姜半夏甘草人参汤剂量的问题，按书中原方的比例，是三补七消方，在这里我们用了5克的人参，而厚朴用到45克，半夏用到30克，比例稍做调整，补的力度小些，消的力度更大。

　　对于这种复杂的病人，不是单纯的虚证或实证，不是单纯的表证或里证，不是单纯的寒证或热证，临床情况复杂，所以治疗起来表里同治，攻补兼施，寒热并用。经过中药的调理和胰岛素的治疗，病人的症状很快得到了缓解，发热消除，血糖控制较好，并转科进行了手术。